临床护理指南丛书

名誉总主编　成翼娟　李继平
总　主　编　胡秀英　宁　宁

耳鼻咽喉-头颈外科护理手册

第 2 版

主　编　余　蓉　鲜均明　辜德英

科学出版社
北　京

内 容 简 介

《耳鼻咽喉－头颈外科护理手册》为《临床护理指南丛书》之一，主要内容包括七篇共四十四章，分别为：耳鼻咽喉科常见检查和治疗篇、耳科疾病护理篇、鼻科疾病护理篇、咽科疾病护理篇、喉科疾病护理篇、气管食管疾病护理篇及颈部疾病护理篇。本书几乎涵盖了所有的耳鼻咽喉－头颈外科疾病，并以耳鼻咽喉－头颈外科解剖位置划分来详尽描述各类疾病的护理。各类疾病内容包括概述、病因、病理、诊断要点、治疗、主要护理问题、护理目标、术前及术后护理措施、并发症的处理及护理、前沿进展、特别关注、知识拓展等13个板块。

本书适合广大护理同仁阅读，尤其适用于各级耳鼻咽喉－头颈外科护理人员阅读。

图书在版编目（CIP）数据

耳鼻咽喉–头颈外科护理手册 / 余蓉，鲜均明，辜德英主编. —2版. —北京：科学出版社，2015.6

（临床护理指南丛书 / 胡秀英，宁宁主编）

ISBN 978-7-03-044879-8

Ⅰ. 耳…　Ⅱ. ①余…　②鲜…　③辜…　Ⅲ. ①耳鼻咽喉科学－外科学－护理学－手册　②头－外科学－护理学－手册　③颈－外科学－护理学－手册　Ⅳ. R473-62

中国版本图书馆CIP数据核字（2015）第126856号

责任编辑：董　林　戚东桂 / 责任校对：鲁　素

责任印制：赵　博 / 封面设计：黄华斌

科 学 出 版 社 出版

北京东黄城根北街16号

邮政编码：100717

http://www.sciencep.com

北京凌奇印刷有限责任公司 印刷

科学出版社发行　各地新华书店经销

*

2011年1月第　一　版　开本：787×960　1/32

2015年9月第　二　版　印张：17　1/2

2015年9月第二次印刷　字数：370 000

POD定价：　68.00元

《临床护理指南丛书》编委会

何其英（四川大学华西医院）
胡秀英（四川大学华西医院）
黄　浩（四川大学华西医院）
黄　燕（四川大学华西第二医院）
黄雪花（四川大学华西医院）
黄桂玲（武汉大学中南医院）
贾晓君（北京大学人民医院）
蒋　艳（四川大学华西医院）
蒋玉梅（西安交通大学第一附属医院）
姜文彬（青岛大学附属医院）
江　露（第三军医大学西南医院）
冷亚美（四川大学华西医院）
雷春梅（西安交通大学第一附属医院）
李　卡（四川大学华西医院）
李　芸（四川大学华西医院）
李　敏（中国医科大学附属第一医院）
李　燕（泸州医学院附属医院）
李春蕊（中日友好医院）
李俊英（四川大学华西医院）
李秀娥（四川大学华西口腔医院）
李小麟（四川大学华西医院）
李尊柱（北京协和医院）
廖　燕（四川大学华西医院）
廖天芬（四川省人民医院）

黎贵湘（四川大学华西医院）
梁　燕（四川大学华西医院）
林　英（上海交通大学附属第一人民医院）
刘　玲（四川大学华西医院）
刘　俐（四川大学华西医院）
刘　霆（四川大学华西医院）
刘晓艳（四川大学华西医院）
刘智平（重庆医科大学附属第一医院）
罗春梅（第三军医大学新桥医院）
卢　敏（中国人民解放军成都军区总医院）
卢嘉渝（中国人民解放军成都军区总医院）
吕嘉乐（香港东区尤德夫人那打素医院）
马　婕（第四军医大学口腔医院）
马　莉（四川大学华西医院）
马青华（四川省人民医院）
宁　宁（四川大学华西医院）
倪　钊（美国杜克大学护理学院）
彭莉萍（深圳市南山区人民医院）
钱卫红（广州军区武汉总医院）
秦　年（四川大学华西医院）
任建华（四川大学华西第二医院）
申文武（四川大学华西医院）
孙丽华（贵阳医学院附属医院）
宋　敏（中国人民解放军成都军区总医院）

宋晓楠（北京协和医院）
史晓娟（第四军医大学西京医院）
唐承薇（四川大学华西医院）
田永明（四川大学华西医院）
童莺歌（杭州师范大学护理学院）
万群芳（四川大学华西医院）
王　英（四川大学华西医院）
王丽香（中国人民解放军成都军区总医院）
王春丽（北京大学口腔医院）
王黎梅（浙江省嘉兴市第一医院）
王海玲（首都医科大学宣武医院）
王晓云（山西省人民医院 ）
王颖莉（四川大学华西医院）
文　秀（澳门镜湖护理学院）
文艳秋（四川大学华西医院）
吴小玲（四川大学华西医院）
向明芳（四川省肿瘤医院）
鲜均明（四川大学华西医院）
谢徐萍（四川大学华西医院）
谢双怡（北京大学第一医院）
徐玉斓（浙江大学医学院附属邵逸夫医院）
许瑞华（四川大学华西医院）
武仁华（四川大学华西医院）
严　红（北京大学口腔医院）

杨　旭（北京协和医院）
杨　蓉（四川大学华西医院）
杨玲凤（中南大学湘雅医院）
杨小莉（四川大学华西医院）
袁　丽（四川大学华西医院）
游　潮（四川大学华西医院）
游桂英（四川大学华西医院）
余　蓉（四川大学华西医院）
余春华（四川大学华西医院）
张　琳（北京大学口腔医院）
张铭光（四川大学华西医院）
张明霞（北京大学人民医院）
赵佛容（四川大学华西口腔医院）
曾继红（四川大学华西医院）
曾子健（香港微创泌尿中心）
甄立雄（澳门仁伯爵综合医院）
周昔红（中南大学湘雅二医院）
周莹霞（上海交通大学医学院附属瑞金医院）
邹树芳（泸州医学院附属医院）
朱　红（四川大学华西医院）

总编写秘书　陈佳丽　吕　娟

《耳鼻咽喉－头颈外科护理手册》（第2版）编写人员

主　编　余蓉　鲜均明　幸德英

副主编　邹　剑　周　鹏　赵会玲

编　者　（按姓氏汉语拼音排序）

幸德英　顾　琴　纪小琴

李　燕　吕　丹　谭　敏

鲜均明　胥　科　徐　婷

余　蓉　张虹婷　张小燕

张馨元　赵会玲　周　鹏

周　琦　邹　剑

序

耳鼻咽喉–头颈外科是现代临床医学二级学科，它涉及听觉、平衡觉、嗅觉、发声与语言、呼吸及吞咽等器官的解剖与发育、生理与病理，以及疾病的诊断、治疗和预防等内容。耳鼻咽喉–头颈外科诸器官解剖关系较为复杂，上承颅脑，下通气管、食管，鼻之两旁比邻眼眶，咽喉两旁还有重要的神经干与大血管通过。在解剖上与邻近器官及全身诸系统的联系非常紧密。随着科学技术的日益进步，医学各科相互渗透和促进，拓展了耳鼻咽喉科的范畴。例如，鼻神经外科（前颅底外科）与耳神经外科的兴起，密切了与颅脑外科的关系；鼻面部创伤与畸形、颌骨与会厌骨或舌根肿瘤的诊治，常与口腔颌面外科交错；喉神经外科、咽喉肿瘤和颈部转移癌的根治性切除，以及下咽与颈段食管癌切除并选用胃咽吻合术或游离空肠移植术等手术，则与胸外科和普外科有着密切的联系。由于耳鼻咽喉–头颈外科诸器官解剖关系的特殊性，使其正经历着一个重新组合的阶段。目前，鼻科已逐渐分支出鼻神经外科、鼻内镜外科、前颅底外科等；咽科分支出鼾症及睡眠与呼吸障碍疾病科；此外尚有颅面整形外科等其他三级学科范畴。

耳鼻咽喉–头颈外科的细分及在国内极为迅速的发展，给专科护理带来了新的挑战和机遇。耳鼻咽喉–头颈外科医护人员必须在掌握基本理论的基础上，不断探索、更新，不停积累丰富的临床经验，才能提高耳鼻咽喉–头颈外科的医疗护理水平，适应耳鼻咽喉–头颈外科事业的发展。为此，四川大学华西医院耳鼻咽喉–头颈外科组织编写了《临床护理指南丛书》系列之《耳鼻咽喉–头颈外科护理手册》，众编者总结了自身丰富的临床经验，同时结合当前耳鼻咽喉–头颈外科护理的前沿进展，较为系统而全面地介绍了耳鼻咽喉–头颈外科各种常见疾病的基础知识及护理。本手册有以下特色：①特别注重理论性、实用性，与临床经验紧密结合；②对常见病、多发病的护理进行了全方位的论述，同时，强调不同疾病的护理重点、难点；③大量应用表格代替文字赘述，内容丰富却不显繁杂；④通过前沿进展、知识拓展两个板块介绍了每种疾病目前最新的诊治、护理方法，使本书内容更加丰满，读来更具趣味。

本手册旨在提高耳鼻咽喉–头颈外科护理人员业务水平的同时，培养护士浓厚的学习兴趣，从而促进耳鼻咽喉–头颈外科护理理论及实践水平的进一步发展。

刘世喜

2015 年 4 月

《临床护理指南丛书》前言

《临床护理指南丛书》（第 1 版）作为口袋书，小巧、实用，便于护理人员随身携带并查阅。本套丛书是在查阅大量国内外文献的基础上，结合作者丰富的临床护理经验编撰而成，贴近临床并适用于临床。自出版以来，本套丛书受到国内各大医院的临床护理工作者及护理院校师生的欢迎与追捧，获得了广大读者的肯定。为适应医学科学技术与临床护理工作的不断发展与变化，提升丛书质量，使丛书能够更好地为专科护理人员服务，满足不断增长的临床护理工作者的需求，我们对《临床护理指南丛书》中业界评价较高、读者反响较好的分册进行了再版。

《临床护理指南丛书》（第 2 版）共包含 24 个分册，内容涵盖了临床护理的各个专科，包括内科、外科、妇科、口腔等各临床护理领域。随着疼痛作为第五大生命体征的确立，全国各层次医院疼痛关爱病房的建立，疼痛护理已成为临床护理工作中不可分割的一部分，基于此，第 2 版新增《疼痛科护理手册》，以指导临床护理，促使疼痛护理更加规范、加速疼痛专科护理人才向专业化转型及学科发展。各分册在遵从丛书编写基本要求的基础上，遵循“专病专护”原则，结合各专科特色并融入快速康复理念，不断关注学科前沿进展，站在护理的角度辅以图文并茂的方式全面系统地展开了全书的编撰工作。

在编写形式上，本套丛书结构层次清晰，文字简洁、精练，紧密结合临床护理工作实际，以病人为中心，以具体疾病护理为纲，要点式地重点介绍护理措施，特别注意描述护理关键环节、难点及其对策和护理细节。在结构体系上彻底改变了护理学专业多数教辅资料按照护理程序编写的共同模式，根据医护人员的临床思维，在综合以往各专科护理常规与理论的基础上，发展符合现代临床需要的科学模式。本丛书的一大亮点还在于，遵循“科学、实用，通俗、易懂”的基本原则，兼顾不同地区、不同层次临床医护人员对各专科常见疾病、多发疾病临床护理的认识，同时结合案例、图片等多种编撰和展现形式，进一步提高本套丛书的可读性与临床实用性。整套丛书内容简要而不失详尽，浅显易懂又全面丰富，既包含临床知识技能，又纳入许多相关知识或科普故事，让全书不致过于严肃死板，读者在丰富临床理论之余，还能了解更多其他知识，使得临床各专科护理的学习变得更为生动有趣，提高读者学习阅读的积极性。

本丛书作为临床专科护理指南，对从事临床一线护理工作的护理同仁具有较大的参考价值，同时还可作为各级医院各专科新手岗前培训、规范化培训、继续教育及临床实习辅导丛书，从而从各个层次的专科人才培养着手，提高各专科临床护理水平，促进护理质量的进一步提高。

参加编写《临床护理指南丛书》（第 2 版）的作者除四川大学华西医院护理专家外，还有来自全国多家医学院校及医疗机构的临床护理专家，她们多在临床一线工作，在繁忙的临床和管理工作之余完成了本

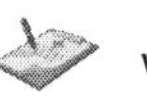

套丛书的编写工作，在此向她们表示衷心的感谢。

全体编者均以高度认真负责的态度参加了本丛书编撰工作，但由于编写时间仓促且涉及众多专科领域，各专科编写人员思维方式、知识层次、经验积累存在差异，因此书中难免存在不足之处，敬请广大读者给予批评指正！

编　者

2015年6月

第2版前言

为适应国家提出的加强护理人才队伍建设，提高护理人员业务水平，广泛开展护理从业人员继续教育，努力培养学习型护士的需要，考虑到护理人员临床工作繁忙，需要在护理工作过程中随时查看相关专业知识的特点，2010年我们出版了面向耳鼻咽喉－头颈外科临床一线护理工作者的《耳鼻咽喉－头颈外科护理手册》。本书问世以来，由于其便携性、实用性及创新性，受到了国内护理同行的广泛好评。随着学科的发展，以及基础理论和护理技术的进步，5年中专科护理从理论到技术、方法和手段，都有了深刻的变化，第1版某些内容已显陈旧，难以反映当下学科发展水平和现状。为满足读者需求以及紧跟学科发展的需要，我们对《耳鼻咽喉－头颈外科护理手册》进行了第2版的修订工作。

在编写《耳鼻咽喉－头颈外科护理手册》第1版时，我们根据耳神经外科临床技术的飞速发展、听力重建和听力康复手段的突破性进展、鼻内镜及其在相关疾病的广泛应用、头颈外科全面涉及头颈部和颅底多种疾病使手术日益精细和高效、喉显微外科及立体多维放疗技术的开展、更新的临床诊疗理念、对鼻窦炎和鼻息肉发病机制的深入认识等，结合耳鼻咽喉－头颈外科有极强的专业特点、病情观察难度大、监护护理复杂、对护理人员责任心和技术要求都很高，特别是婴幼儿气管护理矛盾突出等特点，对专科常见病、多发病的护理重点及要点进行了较为详细的介绍。

本书再版的宗旨是在反映耳鼻咽喉–头颈外科护理学科最新进展的基础上，重点突出临床护理实践部分，在编写及修订过程中，对第1版的基本编写框架予以保留，重点修改及增加了耳鼻咽喉–头颈外科新知识、新技术、新业务、护理新理念及新进展，以便于同行分享我们的护理经验。

本书编写组由长期工作在临床、教学、科研的教师组成。在第2版的编写中，对部分新老编委进行了更替，增加了一些年轻的学术带头人，为本书的编写补充了新鲜血液。在此亦对参加第1版编写的编委表示衷心的感谢和敬意。本书的编写在力求体现实用性与先进性相结合、基础理论与基本技能相结合的基础上，强调了高标准、高要求，以及严肃的态度、严谨的方法的原则。本书不仅可作为临床护士的工具书，也可作为各级护理专业院校学生的补充读物及临床教学参考之用，并对家庭护理、防治疾病增进健康有一定的指导作用。

本书各位编者均是在临床工作之余利用自己的业余时间参与编撰，每个人的构思与撰写风格难免有所差异，同时，由于编者经验有限，本书内容难免有不足及遗漏之处，衷心恳请各位同仁与读者对本书内容提出宝贵意见，以便3版时完善。

余　蓉

2015年4月

第1版前言

自气管切开术在16世纪成为标准手术以来，耳鼻咽喉–头颈外科取得了惊人的发展。随着耳神经外科临床技术的飞速发展、听力重建和听力康复手段的突破性进展、鼻内镜及其在相关疾病的广泛应用、头颈外科全面涉及头颈部和颅底多种疾病使手术日益精细和高效、喉显微外科及立体多维放疗技术的开展、更新的临床诊疗理念、对鼻窦炎和鼻息肉发病机制的深入认识等，我们可以预见崭新的学科前景。耳鼻咽喉–头颈外科有极强的专业特点，患者病情波动大，涉及婴幼儿至80岁以上高龄患者，除本专业外还需处理其他基础疾病。因此，病情观察难度大，监护护理复杂，对护理人员责任心和技术要求都很高，特别是婴幼儿气道护理矛盾突出。近年来，耳鼻咽喉–头颈外科开展了较多的新的治疗业务，而且技术更新特别快。同时，耳鼻咽喉–头颈外科的亚专业划分已相当精细。目前，医护一体化的趋势亦对耳鼻咽喉–头颈外科护理的发展提出更高要求。耳鼻咽喉–头颈外科护理人员一定要在良好的职业素质基础上，熟练掌握专业知识和技能，才能很好地完成临床护理工作，保证医疗护理质量。迄今为止，国内较为完整、系统的耳鼻咽喉–头颈外科护理著作较少，而且耳鼻咽喉–头颈外科的发展日新月异，不断有相关著作推陈出新，原有著作多已跟不上耳鼻咽喉–头颈外科的快速发展。鉴于此，我们组织编写了《临床护理指南丛书》之《耳鼻咽喉－头颈外科护理手册》，本书结合编者自身的长期临床实践以及目前国内外新进展，希望能对耳鼻咽喉－头颈外科临床护理工作起到指导作用。

本书以临床护理工作流程为主线，围绕护理常规，重点对本专业或亚专业如何开展护理工作，明确岗位职责，建立健全疾病应急抢救机制展开论述。本书不仅可作为临床护士的工具书，也可作为各级护理专业院校学生的补充读物及临床教学参考之用，并对家庭护理、防治疾病增进健康有一定的指导作用。

本书各位编者均是在临床工作之余利用自己的业余时间编写书稿，每个人的构思与撰写风格难免有所差异，同时，由于编者经验有限，书中内容难免有不足之处，衷心恳请读者对本书内容提出宝贵意见，让我们能在再版时予以改进和完善。

余　蓉　鲜均明

2010年9月

目　录

第一篇　耳鼻咽喉科常见检查和治疗

第二篇　耳科疾病护理

第三篇 鼻科疾病护理

第四篇 咽科疾病护理

第五篇 喉科疾病护理

第六篇 气管、食管疾病护理

第七篇 颈部疾病护理

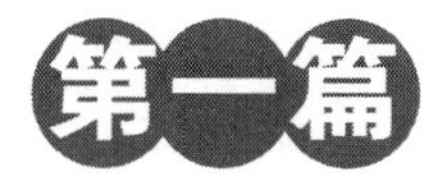

耳鼻咽喉科常见检查和治疗

第一章　耳鼻咽喉科常见检查的护理配合

第一节　临床听力学检查法

一、一般听力测试法

【概述】

听力测试法是临床听力学的一个重要组成部分，目的是测定受试者听觉功能是否正常、听力损失的程度、听力损失的类型及病变的位置等。临床听力检查法可分为主观测听法和客观测听法两大类。

主观测听法是指依靠受试者对刺激声信号进行主观判断，并做出某种行为反应的方法。由于主观测听法可受到受试者主观意识及行为配合的影响，故在某些情况下（如伪聋、功能性聋、婴幼儿等）其结果不能完全反映受试者的实际听觉功能水平。主观测听法包括语音检查法、表测试、音叉试验、纯音听阈及阈上功能测试、言语测听等。客观测听法无须受试者的行为配合，不受其主观意识的影响。常用的客观测听法有声导抗测试、耳声发射测试、听性脑干反应测试等。各种测试方法都有其特点与局限性，应合理应用与分析而获得可靠的结果。

【检查方法】

1. 语音检查法、表测试　不能准确评估听觉功能，故不能用于临床听力学诊断，仅在无听力检测设备情况下用做听力筛选，可用于简单体检。

2. 音叉试验　一种传统、简单的测听方法，是以音叉作为声源，检测气导和骨导以初步判定与鉴别耳聋的性质，但不能判断听力损失的程度。检查者手持叉柄，将叉臂向另一手的鱼际部、肘关节或髌骨处轻轻敲击，使其振动，迅速将振动的叉臂置于距受试外耳道口 1cm 处检查气导；检查骨导则将叉柄末端的底部压置于乳突区或颅面上。

（1）林纳试验（Rinne test，RT）：又称骨气导对比试验。比较受试耳气导和骨导的长短。先测试骨导听力，当受试耳不再听到音叉声时，立即测同侧气导听力，若又能听到，记录气导大于骨导（AC > BC）。若不能听到，则先测气导听力，再立即测骨导听力，若又能听到，记录气导小于骨导（AC < BC）。若不能听到，则气导等于骨导（AC=BC）。

（2）韦伯试验（Weber test，WT）：又称骨导偏向试验。比较受试者两耳的骨导听力。取音叉敲击后将叉柄底部紧压于颅面中线上任何一点（多为前额或颏部），判定骨导有否偏向。以偏右、偏左或居中记录检查结果。

（3）施瓦巴赫试验（Schwabach test，ST）：又称骨导比较试验。比较受试者与正常人的骨导听力，先测试正常人骨导，当不再听到音叉声时，迅速将音叉移至受试耳乳突区测试，再按反向测试。与正常人骨导比较，若受试耳骨导延长，以“（+）”表示，缩短则以“（－）”表示，两者相似以“（±）”表示。

（4）盖莱试验（Gelle test，GT）：用于检查鼓膜完整者镫骨是否活动。检查方法是将鼓气耳镜置于外耳道内，用橡皮球向外耳道内交替加、减压力，同时将振动音叉的叉柄底部置于乳突区。观察受试者有无声音强弱变化。

【临床意义】

1. 林纳试验　AC ＞ BC 示正常或感音神经性听力损失，AC ＜ BC 示传导性听力损失，AC=BC 示轻度传导性或混合性听力损失。

2. 韦伯试验　“=”示正常或两耳听力损失相等；“→”偏向患侧或听力损失较重侧，示病耳为传导性听力损失；“→”偏向健耳，示病耳为感音神经性听力损失。

3. 施瓦巴赫试验　“（+）”为传导性听力损失，“（－）”为感音神经性听力损失，“（±）”为正常。

4. 盖莱试验　若镫骨活动正常，受试者可以听到音叉声的强弱变化，为阳性（+）；而在耳硬化或听骨链固定时，音叉声无强弱波动变化，为阴性（－）。

5. 音叉试验结果与听力损失性质的关系　见表1-1。

表 1-1　音叉试验结果比较

试验方法	传导性听力损失	感音神经性听力损失
林纳试验	AC ＜ BC	AC ＞ BC
韦伯试验	“→”偏向患侧	“→”偏向健侧
施瓦巴赫试验	（+）	（－）

【注意事项】

（1）检查者应持音叉柄部而不要触及叉臂，以免影响音叉振动。音叉时，敲击叉臂的顶端1/3，用力要适当。

（2）测试时音叉要放在正确的部位，如检查气导时两叉臂应与外耳道口在同一平面，不触及耳郭、头发、皮肤。检查骨导时用力适当，以免产生疼痛。

（3）施瓦巴赫试验，对照耳必须正常。

二、纯音听阈测试

【概念】

听阈：能够引起听觉的最小有效声压级。在临床听力评估中，听阈定义为受试者能够识别至少50%声音信号的最小声压级。纯音听阈测试：是一种标准化的、用来了解受试者听觉敏度的主观行为反应测听，反映受试者在安静环境下所能听到的各个频率纯音的最小声音的能力。在临床上是最基本、最重要、最广泛使用的听力测试方法。

【检查方法】

测试应在隔音室中进行，一般先测试气导，然后测骨导。正式测试前选择听力正常或听力较好耳做熟悉试验。气导检查从1000Hz开始，以后按2000Hz、3000Hz、4000Hz、6000Hz、8000Hz、250Hz、500Hz顺序进行，最后再对1000Hz复查一次。骨导检查一般仅测试500Hz、1000Hz、2000Hz和4000Hz 4个频率。

刺激声强度可以从40dB HL开始，以10dB为步长逐步降低声强度直至无反应，以 5dB 为步长逐步增加强度，直至有反应。然后再重复“降 10dB，升 5dB”。在强度变化过程中，同一强度重复 3 次中 2 次反应，则为阈值。进行另一频率测试，起始强度为刚已测频率的阈上 30dB。

将各个频率的气导、骨导听阈记在听阈坐标图上，并连接成听力曲线，称听力图。听力图的横坐标示频率，纵坐标示声强。

双耳听力相差较大时，测试耳给的声信号通过振动颅骨及其内容物传至对侧耳蜗，产生听觉，称交叉听力。这种声信号从测试耳传至非测试耳过程中能量的衰减，称耳间衰减。压耳式耳机的最小耳间衰减值为 35 ～ 50dB，骨导的最小耳间衰减值为 0dB。当声信号减去耳间衰减大于对侧耳的骨导听力即可发生交叉听力，此时非测试耳需要加掩蔽声。纯音听阈测试掩蔽声选用窄带噪声，可使用平台法进行掩蔽。首先判断是否需要掩蔽，气导掩蔽时初始掩蔽在非测试耳气导阈值上加 10dB 窄带噪声，测试测试耳的气导阈值。测得阈值后，非测试耳噪声增加 5dB，测试阈值。继续以上步骤，直到连续 3 次提高掩蔽噪声强度，而测试耳的阈值不变就达到了平台，此时给的纯音强度即为测试耳的气导阈值。骨导掩蔽平台法和气导基本相同。

【临床意义】

1. 根据纯音听力图可对听力损失程度进行分级 世界卫生组织（WHO）建议成人以 500Hz、1000Hz、2000Hz 和 4000Hz 4 个频率的气导听阈平均值为对应依据，听力损失分级见表 1-2。

表 1-2　WHO 听力损失分级

分级	听阈均值 /dB HL
正常	25 或以内
轻度	26 ～ 40
中度	儿童：31 ～ 60，成人：41 ～ 60
重度	61 ～ 80
极重度	或更大

2. 传导性听力损失　骨导听阈正常或接近正常，气导听阈异常，气、骨导间距大于 10dB，但此间距一般不大于 60dB。

3. 感音神经性听力损失　骨导曲线与气导曲线呈一致性下降，一般高频听力损失较重。

4. 混合性聋　骨导曲线下降，气导曲线亦下降，而且低于骨导曲线，两线间有一定气导、骨导间距。

【注意事项】

（1）听力测试应在隔音室内进行，环境噪声不得超过 28dB。

（2）注意听力计的日常维护、校准与清洁。

（3）测试前需向受试者讲解测试要求。注意气导、骨导耳机的安放，外耳道是否塌陷。骨导耳机安放在测试耳的乳突，勿接触耳郭。

（4）在纯音听阈测试时，应注意判断是否需要掩蔽。掩蔽时选用正确的掩蔽方法。选用插入式耳机，可增加耳间衰减，减少掩蔽的可能。

三、声导抗测试

【概念】

声导抗测试是目前临床听力学诊断的基本方法之

一，包括声导抗、声反射。声导抗是客观检测中耳传音系统功能的方法。当声音通过外耳道，经鼓膜传导中耳时，一部分能量克服阻力传到中耳，另一部分能量顺着外耳道反射回来。通过鼓膜传到中耳的那部分能量与中耳的声阻抗有关。声导纳是声阻抗的倒数。声阻抗越大，克服阻抗进入中耳的能量越少；反之，声阻抗越小进入中耳的能量越多。所以，从反射回来的声能可以了解中耳传音功能情况。

测量外耳道压力逐渐变化过程中，中耳系统的声导抗值即鼓室导抗图。目前，临床上常用226Hz低频探测音进行鼓室声导抗测试。主要反映了中耳系统劲度因素的变化，质量因素可以忽视，其声导抗可以用声顺表示。可以根据鼓室导抗图类型了解中耳听骨链的活动情况。

声反射是客观测试引起镫骨肌反射的最小刺激声强度即声反射阈。镫骨肌声反射是指当人耳受到一定强度的声音刺激时，引起双侧镫骨肌收缩，以保护内耳免受损伤，是一种保护性反射。声刺激在内耳转化为神经冲动，经蜗神经传至脑干耳蜗腹侧核，经同侧或交叉后从对侧上橄榄核传向两侧面神经，再由面神经引起所支配的镫骨肌收缩，中耳劲度增加，顺应性减低而由声导抗仪记录。声反射阈是所能重复引出声反射的最小的刺激声强度。

【检查方法】

测试时，根据外耳道形状和大小，选择合适大小的耳塞，安置在仪器探头上后放入外耳道内并确定已密闭，然后开始测试。根据声导抗仪的操作程序，可以先测试鼓室导抗图，然后测量镫骨肌声反射，获得声反射阈。

【临床意义】

鼓室导抗图的峰压点位置、峰值的幅度及整体形态与中耳病变有密切关系。鼓室导抗图可分为A型图、B型图和C型图3种类型。A型图常见于中耳功能正常者；As型图常见于耳硬化症、听骨链固定和鼓膜明显增厚等中耳传音系统活动度受限时；Ad型图示鼓膜活动度增高，如听骨链的中断、鼓膜萎缩、愈合性穿孔及咽鼓管异常开放时；B型图示鼓室积液和中耳明显粘连；C型图示咽鼓管功能障碍。

正常人左右耳分别可引出同侧（不交叉）与对侧（交叉）两种镫骨肌声发射。镫骨肌声反射是传导性听力损失的敏感指标，有助于确定有无传导性听力损失存在。可以根据镫骨肌声反射阈值估计听阈。也可以对周围性面神经麻痹定位诊断和预后估计，对重症肌无力做辅助诊断及疗效评估。

【注意事项】

（1）注意声导抗测试仪器的日常维护、校准与清洁。

（2）测试前应常规检查外耳道并清除耵聍，受试者应安静端坐，不吞咽。

（3）相同的鼓室导抗图不都是相同的中耳病变，相同的中耳病变可有不同的鼓室导抗图。在进行临床诊断时，要结合其他检查，综合判断。

（4）镫骨肌声反射的判断时，注意可重复性、随刺激声增加曲线偏离幅度增大的特点。

（5）影响镫骨肌声反射的因素较多，未能引出镫骨肌声反射既要考虑镫骨肌反射弧的病变，也要考虑中耳的问题。

四、前庭功能检查

前庭功能检查主要目的在于了解前庭功能状况，并为定位诊断提供依据。由于前庭神经系统和小脑、脊髓、眼、自主神经等具有广泛的联系，临床上建立起一系列的检查方法。这些检查方法包括两个方面：平衡及协调功能检查和前庭眼反射的眼震检查。

（一）平衡及协调功能检查

【概念】

评估前庭脊髓反射、本体感觉及小脑平衡和协调功能的检查方法。主要有闭目直立检查、过指试验及行走试验等。

【检查方法】

1. 闭目直立　受试者直立，两脚并拢，两手手指互扣于胸前并向两侧拉紧，观察受试者睁眼及闭目时躯干有无倾倒。姿势描记法有助于取得客观而精确的检查结果。

2. 过指试验　检查者与受试者相对端坐，检查者双手置于前下方，伸出双示指。请受试者抬高双手，然后以检查者两示指为目标，用两手示指同时分别碰触之。测试时，睁眼、闭目各作数次，再判断结果。

3. 行走试验　受试者蒙眼，向正前方行走 5 步，继之后退 5 步。依法如此行走 5 次。观察其步态，并计算起点与终点之间的偏差角。

【临床意义】

1. 闭目直立试验　正常者站立平稳无自发性倾倒，异常者则依病变部位或程度的不同而有向不同方向的倾倒发生，如迷路病变偏倒向眼震慢相侧（前庭功能较低侧）、小脑病变者倒向病侧或向后倒。

2. 过指试验 正常者在睁闭眼状态下均无过指现象，迷路病变时双侧偏向眼震慢相侧，小脑病变时仅有一侧上臂偏移。

3. 行走试验 偏差角大于90°，示两侧前庭功能有显著差异。中枢病变患者常有特殊的蹒跚步。

【注意事项】

（1）平衡及协调功能检查，临床上常作为初步判断平衡功能的检查方法。

（2）应结合病史特点及其他相关检查，进行综合判断。

（二）眼震检查

【概念】

眼震检查为通过观察眼球运动来评估前庭眼反射的检查方法。眼震是眼球的一种不随意的节律性运动。前庭性眼震由交替出现的慢相和快相运动组成。慢相为眼球转向某一方向的缓慢运动，由前庭刺激所引起；快相则为眼球的快速回位运动，为中枢矫正性运动。因快相便于观察，故通常将快相所指方向作为眼震方向。眼震检查是临床前庭功能检查中最重要的观察指标。观察眼震可以用肉眼、Frenzel镜和眼震电图描记法。

【检查方法】

1. 自发性眼震检查法 自发性眼震指没有明显刺激下出现的眼震。检查者立于距受试者40～60cm的正前方。请受试者按检查者手指所示方向，向左、右、上、下及正前方5个基本方向注视，观察其眼球运动。观察的内容包括眼震的形式（水平型、垂直型、旋转型及对角型）、方向、振幅、强度、频率及时间。眼震强度可分为 3 度：Ⅰ度眼震仅出现于向快相侧注视时，Ⅱ度向快相侧及向前正视时均有眼震，Ⅲ度向前及向快、慢相注视时皆出现眼震。

2. 位置性眼震检查法　位置性眼震指当头部处于某一特定位置时方才出现的眼震。检查一般在暗室内，首先坐位时扭转头向左、右、前俯、后仰各 45° ～ 60°；其次为仰卧位时头向左、右旋转；最后仰卧悬头位时头向左、右扭转。变换位置时均应缓慢进行，每一头位观察记录 30 秒。

3. 变位性眼震检查法　变位性眼震是在迅速改变头位过程中或其后短时间内出现的眼震。检查方法即 Dix-Hallpike 法。受试者先坐于检查台上，头平直。检查者立于受试者右侧，双手扶其头，按以下步骤进行：坐位→头向右转 45° →仰卧右侧 45° 悬头→坐位→头向左转 45° →仰卧左侧 45° 悬头→坐位。每次变位应在 3 秒内完成，每次变位后观察记录 20 ～ 30 秒，注意潜伏期、眼震性质、方向、振幅、慢向角速度及持续时间等，记录有无眩晕感、恶心、呕吐等。如有眼震，应连续观察、记录 1 分钟，眼震消失后方可变换至下一体位。

4. 温度试验　指通过将冷、温水或空气注入外耳道内诱发前庭反应的一种检查方法。检查应在暗室内进行，让被检查者佩戴 Frenzel 镜以便于观察，或者用眼震电图仪进行描记。

（1）冷热试验：受试者仰卧，头前倾 30°, 分别向外耳道内注入 44℃和 30℃水（或空气）每侧持续注入 40 秒，先温水（空气）后冷水（空气），先检测右耳，后检测左耳，每次检测间隔 5 分钟，记录眼震。

（2）微量冰水试验：受试者正坐，头后仰 60°，从外耳道向鼓膜处注入 4℃水 0.2ml，保留 10 秒后偏头，使水外流，记录眼震。若无眼震，则每次递增 0.2ml 4℃水试之，当水量增至 2ml 仍不出现反应时，示该侧前庭无反应。5 分钟后再试对侧耳。前庭功能正常者 0.4ml 可引出水平性眼震，方向向对侧。

5. 视眼动反射检查 是检测视眼动反射及视前庭联系功能状态的方法。

（1）扫描试验：请受试者注视一个视标，然后将视线迅速转移到另一视标，眼震电图仪记录眼球运动的速度和精确度。

（2）平稳跟踪试验：受试者头部固定于正中位，注视距眼前 50 ～ 100cm 处的视标，该视标通常做水平向匀速的正弦波摆动，视线跟随视标运动而移动，并用眼震电图仪记录眼震曲线。

（3）视动性眼震：是当注视眼前不断向同一方向移动而过的物体时出现的一种眼震。检查时以等速运动或等加、减速度运动的黑白条纹相间的转鼓刺激，记录当转鼓正转和逆转时出现的眼震。

【临床意义】

1. 自发性眼震 根据自发性眼震的不同，可初步区分周围性、中枢性或眼性。周围性眼震多为水平型眼震，略旋转，方向一般不变换，在重复检查中，可出现疲劳现象，即眼震减弱或不再出现，常伴有眩晕及恶心、呕吐等自主神经症状。中枢性眼震多为垂直型、旋转型或对角线型，方向可变换，强度亦多变，自主神经症状可有可无。眼性眼震呈钟摆样，无快、慢相之分，强度不稳定，无自主神经症状。

2. 变位性眼震 见于良性阵发性位置性眩晕，病因是椭圆囊斑耳石脱落后刺激半规管壶腹嵴。

3. 温度试验　根据检查结果可以区别外周或中枢病变，是目前临床常用的判断外周前庭功能的主要定位方法。半规管轻瘫：在正常情况下，左耳对冷、热水反应的总时程应与右耳是基本相等的，如差别大于 40 秒，则示时值较小的一侧有半规管轻瘫现象，提示病变可能在半规管。优势偏向：在正常人冷热试验时，向右眼震的总时程应与向左眼震的总时程基本相等，如差别大于 40 秒表示有向总时程值较大一侧发生的优势偏向，提示对侧耳石器或同侧颞叶可能有病变。冰水试验无反应提示受检侧无前庭功能，如同时听力为全聋，可考虑被检耳功能可能已完全丧失。

4. 视眼动反射检查

（1）扫描试验：正常结果为快速上升及下降的方波。脑干或小脑病变时，眼球运动超过或落后于注视点，出现过冲或欠冲。

（2）平稳跟踪试验：正常曲线光滑，曲线异常主要见于脑干或小脑病变。

（3）视动性眼震：正常人的水平性视动性眼震其方向与转鼓运动的方向相反，两侧对称，速度随转鼓运动速度而改变。中枢病变者，眼震不对称、减弱、消失或方向逆反。

【注意事项】

（1）检查前应检查外耳道鼓膜，确保外耳道通畅。

（2）检查前 24 ～ 48 小时内禁止服用中枢神经兴奋或抑制类药物，避免饮用乙醇性饮料，以防因药物所致的前庭激惹或抑制现象出现。

（3）自发性眼震检查时，检查者手指向两侧移动时，偏离中线的角度不得超过 20° ～ 30°，以免引起生理终极眼震。若用眼震电图描记仪记录，受试者仅向前正视即可。引起自发眼震的原因除前庭系统原因外，先天性原因、药物等都可能出现，询问病史时，应了解有关情况。

（4）温度试验，鼓膜穿孔时，应使用冷、热空气代替冷、热水进行检查。使用眼震电图仪可自动进行半规管轻瘫和优势偏向的计算，有助于结果分析。

（5）注意判断是否为伪迹，如受试者注意力不集中、头部位置移动等所致。检查时，有的受检者可能会出现明显的自主神经反应，应予注意。

五、ABR 测试

【概念】

刺激听觉系统引起的中枢神经系统的生物电反应称为听觉诱发电位。听性脑干反应（auditory brainstorm response，ABR）主要产生于听神经和脑干，发出的潜伏期一般 10 毫秒以内，可由短声（click）刺激诱发。对于正常成年人，ABR 可见 5 ～ 7 个波，它们依次用罗马数字命名。ABR 是目前临床应用最广的听觉诱发电位，可用来评估听阈、听力筛查，进行听觉通路病变的鉴别诊断及术中监测。

【检查方法】

为了消除其他无关电位的影响，记录要在隔音屏蔽室内进行，被检者需要放松安静，不配合者及婴幼儿，可给予镇静药物，在人工睡眠下测试。用无水乙醇棉球将电极放置部位脱脂。记录电极置于前额正中近发际处，参考电极置于乳突或耳垂，鼻根部为地极。每个电极阻抗应小于 5000 欧姆。

根据测试的目的，设定诱发电位仪的刺激声参数、滤波带宽和记录条件等。通常情况下选用短声刺激，进行听阈评估时，应选用短纯音（tone burst）刺激，可获得具有频率特异性听阈。

【临床意义】

短声刺激引出的听性脑干反应的Ⅰ、Ⅲ、Ⅴ波较稳定，同一强度下至少记录两条重复波形曲线，记录各波的峰潜伏期、波幅，Ⅰ～Ⅲ、Ⅲ～Ⅴ、Ⅰ～Ⅴ波的间期。一般认为Ⅰ～Ⅴ波间期大于4.4毫秒，双耳Ⅴ波潜伏期差大于0.4毫秒，提示异常。

进行听阈评估时，从70dB nHL强度开始给刺激声，依Ⅴ波分化情况，可增加或降低刺激强度。每侧同一强度下至少记录两条重复波形曲线。确定能诱导出Ⅴ波的最小刺激强度即为阈值。

【注意事项】

（1）注意听觉脑干诱发电位仪的日常维护、校准与清洁。刺激声单位使用正常听力级，即dB nHL。

（2）进行听觉通路病变的鉴别诊断时应结合其他临床听力学检查综合分析。

（3）ABR能客观评估听阈，但所测阈值为电反应阈值，与纯音听阈测试结果是有区别的，可通过修正转换为预估听阈（eHL）。

第二节　内镜检查配合

一、耳内镜检查

【目的】

从不同角度对外耳道、鼓膜、中耳等进行检查或手术评估，观察手术显微镜不易观察到的部位，如上鼓室、后鼓室、鼓窦入口、咽鼓管鼓口等，发现中耳病变，降低病变复发率。

【适应证】

取耵聍、取外耳道异物、取活检、鼓膜穿刺、外耳道用药等。

【用物准备】

耳内镜、冷光源设备、鼓膜穿刺针、吸引器、1%～2%丁卡因溶液、纱布、无菌棉球、氧气、急救药品、盛有固定液的标本瓶等。

【检查配合】

（1）检查治疗前做好物资准备，保证各种仪器的正常运转。

（2）正确连接各种仪器，避免光导纤维折叠、扭拧，保证负压吸引畅通。

（3）协助患者取平卧头偏向一侧或健侧卧位（患耳向上）。

（4）外耳道耵聍较硬的患者，需要先进行耵聍软化，应告知软化的目的，教会患者及家属正确的外耳道滴药法，并告知滴药后会出现耳部胀痛感加重等症状，避免患者的不安。

（5）详细了解患者有无药物过敏史，需鼓膜穿刺者，协助医生以 1%～2% 丁卡因向耳内滴药 2～3 滴做局部浸润麻醉。

（6）穿刺时患者头部及身体不能晃动，确保固定，以防损伤鼓膜、听骨链及周围组织。

（7）严密观察患者有无不良反应，询问患者的感受，并做好记录。小儿患者需多安抚，固定好上肢，避免抓扯检查仪器。如患者出现眩晕、恶心等不适，应通知医生停止操作，静卧休息好转后再进行检查。

（8）术毕用无菌棉球轻轻塞住外耳道，避免灰尘进入。

（9）检查中或检查后出现不适的患者，应在检查室休息，密切观察患者情况，症状消失后方可离开。

（10）做好检查后的健康宣教，嘱患者避免用手挖耳、防止污水进入耳内、勿游泳、定期门诊随访、有异常及时就诊等。

【注意事项】

（1）检查前需了解有无严重的心肺功能异常及其他疾患。

（2）注意丁卡因的用量，一般不超过50mg的总量，以防丁卡因中毒。

（3）检查过程中要注意勿损伤外耳道壁，密切观察患者的情况，出现异常应告知医生立即停止检查，进行相应处理。

（4）操作中严格执行无菌技术，注意不要污染无菌器械。

（5）发生检查并发症的患者应视病情留院观察。

二、鼻内镜检查

【目的】

对鼻腔和鼻咽部甚至鼻窦内部结构进行检查。

【适应证】

（1）鼻腔、鼻咽活检，特别是对张口受限患者。

（2）鼻腔、鼻咽止血。

（3）鼻咽癌放疗后鼻腔、鼻咽脓痂清理。

（4）鼻腔、鼻窦术后冲洗、取活检、鼻咽部肿瘤定位等。

【用物准备】

鼻内镜、1% ～ 2% 丁卡因溶液、活检钳、氧气、急救药品、0.9% 氯化钠溶液、负压吸引装置、盛有固定液的标本瓶等。

【检查配合】

（1）检查治疗前做好物资准备，保证各种仪器的正常运转。

（2）介绍检查的目的、方法、意义、检查过程中的注意事项及配合要求，取得患者的配合。

（3）用 0.9% 氯化钠溶液棉签清洁鼻腔，详细了解患者有无药物过敏史，并告知患者麻醉药物的名称及可能出现的不良反应，配合医生以 1% ～ 2% 丁卡因进行表面麻醉，观察患者有无麻醉药物过敏等症状，必要时按医嘱建立静脉通道。

（4）协助患者去枕仰卧位，头部抬高与床头成 20° ～ 30° 角，以利鼻腔分泌物和血液的引流。

（5）正确连接各仪器，按顺序打开各仪器开关。

（6）操作中严格无菌技术，保持负压吸引畅通，术中不断补充用物，协助医生及时用 0.9% 氯化钠溶液冲洗吸引头，以免堵塞。

（7）严密观察患者的生命体征，特别是血压、脉搏、呼吸情况，发现异常应及时向医生反映，并遵医嘱用药，做好记录工作。

（8）检查、治疗后嘱患者休息片刻，无特殊不适方可离开。

（9）做好健康宣教。告知患者避免用手挖鼻，鼻腔内残留分泌物及痂壳可自行脱落，不可自行掏、挖；若鼻腔有活动性出血应及时就医。

【注意事项】

（1）检查前需了解有无严重的心肺功能异常及其他疾患。

（2）注意丁卡因的用量，一般不超过50mg的总量，以防丁卡因中毒。

（3）检查过程中要尽量避免损伤鼻腔黏膜，密切观察患者的情况，出现异常应告知医生立即停止检查，进行相应处理。

（4）发生检查并发症的患者应视病情留院观察。

三、纤维鼻咽喉镜检查

【目的】

对鼻咽部、喉咽部及喉部进行检查，可进行活检、声带小结或较小的声带息肉的手术治疗、取咽部异物等。

【适应证】

（1）间接喉镜检查不满意或直接喉镜检查不能耐受者。

（2）颈部有畸形、张口困难及年老体弱的患者。

（3）需要鼻咽、喉咽及喉部取活检者。

【用物准备】

纤维鼻咽喉镜、1%～2%丁卡因溶液、纱布、活检钳、氧气、急救药品、盛有固定液的标本瓶等。

【检查配合】

（1）嘱患者检查前禁食、禁饮 4 ～ 6 小时，避免术中误吸。

（2）告知患者检查的目的、过程及注意事项，检查过程中出现不适应及时告知医护人员。

（3）做好物资准备及检查，保证各种仪器的正常运转。

（4）详细了解患者有无药物过敏史，按医嘱给予术前用药，协助医生用丁卡因作鼻、咽、喉黏膜的表面麻醉，告知患者使用麻醉药物后的症状，减轻患者紧张情绪。

（5）协助患者仰卧于检查床上，保持体位舒适，为患者清洁双侧鼻腔。

（6）操作中严密观察患者的生命体征，特别是呼吸情况，若有喉痉挛表现应立即通知医生停止操作，嘱患者坐起做深呼吸。对过度紧张的患者，要进行心理安抚，保证检查的顺利进行。

（7）检查完毕扶患者坐于检查室休息区，观察半小时，无特殊不适后方可离开。

（8）检查中取了活检的患者应将口中分泌物吐出，观察分泌物的颜色、性质及量，如有异常需及时处理。

（9）告知患者术后 2 小时可进温冷软食，一般 3 日内禁食坚硬、辛辣、刺激性食物。

（10）指导患者合理用声，以减少声带充血，嘱患者遵医嘱用药。

（11）告知患者如有不适及时就医，门诊随访。

【注意事项】

（1）检查前需了解有无严重的心肺功能异常及其他疾患。

（2）注意丁卡因的用量，一般不超过 50mg 的总量，以防丁卡因中毒。

（3）检查过程中要密切观察患者的情况，出现异常应告知医生立即停止检查，进行相应处理。

（4）发生检查并发症的患者应视病情留院观察。

第三节　常用器械的消毒及保养

【目的】

（1）保证器械的完整性，随时处于备用状态。

（2）避免损坏，保证顺利使用，提高工作效率。

（3）保持器械清洁、无菌，杜绝交叉感染。

【消毒与保养】

（一）常用的检查器械

耳鼻喉科常用的检查器械包括异物钳、窥鼻器、间接喉镜、直接喉镜、枪状镊、膝状镊、喷枪、活检钳、电耳镜等。

（1）专科检查台前备装有含有效氯500mg/L的消毒液的容器，医生使用后立即将器械放入消毒液中浸泡30分钟，保证一用一消毒。

（2）器械取出后用流水冲洗，再送供应室清洗、消毒。

（3）器械在冲洗、运送的过程中要避免碰撞、过度震动，消毒包装前仔细检查有无损坏、锈迹，如有影响使用功能的需及时更换。

（4）器械的包装需根据使用量决定，一般除压舌板、窥鼻器、间接喉镜采用大包装外，其他器械最好使用独立包装。

（5）开包后的器械要及时使用，一般使用时间不超过24小时。

（6）定期检查器械的有效期，避免过期失效。

（7）严格执行无菌技术要求，污染或可疑污染的器械需再次消毒后方可使用。

（8）特殊疾病患者使用过的器械无须预初消毒，用有特殊标记的容器或垃圾袋包裹好，有再次使用价值的直接送供应室消毒，无再次使用价值的放入医疗废物中。

（二）精密检查器械

常见的有耳内镜、鼻内镜、纤维鼻咽喉镜、冷光源设备等。

（1）仪器连接导线用75%乙醇擦拭，光纤导线避免扭曲、折叠或放于重物下，以免损坏内部纤维降低光传导强度。

（2）内镜应轻拿轻放，不能碰及硬物及落地，以免损坏。

（3）所有器械均需做到一用一消毒。

（4）内镜使用后经预初消毒，再送供应室处理，消毒时需使用特定的容器包装，避免损坏或影响使用功能。

（5）使用中应正确连接各仪器，按顺序打开开关，避免仪器电路短路或机件内部损伤，使用后先关仪器开关，再关总电源，以延长仪器使用寿命。

（6）器械应存放于干燥通风处，专人管理，定时检查有效期，避免过期失效及损坏。

（7）光学镜头必须单独处理，禁止超声、润滑、加热干燥，硬性内镜头应注意避免碰撞，划伤镜面，应放入专用盒内存放。

（8）冷光源应待完全冷却后存放于阴凉干燥处的储物柜内，专人管理。

（9）定期检查各种仪器及器械，进行除锈保养。

（胥　科　赵会玲）

第二章　常用护理技术操作

第一节　咽鼓管吹张

【目的】

检查咽鼓管是否通畅，维护中耳正常生理功能，保持中耳与外界的气压平衡，诊治咽鼓管阻塞，引流中耳鼓室积液，提高听力，治疗分泌性中耳炎。

【用物】

（1）捏鼻鼓气法 1% 麻黄碱滴鼻液。

（2）波氏球吹张法 波氏球、温开水。

（3）导管吹张法 1% 麻黄碱、1% ～ 2% 丁卡因、咽鼓管导管、橡皮球、听诊管、电耳镜。

【操作方法】

（一）捏鼻鼓气法

（1）指导患者轻轻擤尽鼻涕，取仰卧垂头位。

（2）向每侧鼻腔滴入 1% 麻黄碱滴鼻液 2 ～ 3 滴，保持体位 2 ～ 3 分钟，坐起后轻轻擤尽鼻腔分泌物。

（3）指导患者用拇指和示指将两鼻翼向鼻中隔压紧，将口闭紧用力鼓气，促使气体自鼻腔进入鼻咽部达咽鼓管。告知患者此时如感觉耳内发胀、鼓膜突然向外膨出，似有轻微响声，立即放松手指，做吞咽动作。停止 1 分钟左右，待鼓膜恢复原位后，再次鼓气，如此反复多次，促进咽鼓管通畅。如果鼓气时耳内无任何感觉，则说明咽鼓管不通。

（二）波氏球吹张法

（1）指导患者轻轻擤尽鼻涕，取坐位。

（2）向患者解释操作目的和方法，消除紧张情绪，取得配合。

（3）指导患者将少量温开水含于口内，听到“吞”的口令再下咽。

（4）将波氏球前端的橄榄头塞于患者一侧前鼻孔，以手指压紧另一侧前鼻孔并固定橄榄头，念口令“吞”，在患者吞咽之际，操作者迅速挤压波氏球。

（5）询问患者感受。咽鼓管功能正常者，此时软腭上举、鼻咽腔关闭，同时咽鼓管开放的瞬间，从球内压入鼻腔的空气可逸入鼓室，患者会有空气入耳的感觉，操作者也可从听诊管内听到鼓膜振动声。

（6）如患者自述耳内有感觉，即停止操作；如自述没有感觉可重复一次，但切忌多次、反复吹张。

（三）导管吹张法

（1）指导患者轻轻擤尽鼻涕，吸净鼻咽部分泌物，取坐位。

（2）解释操作目的和方法，消除紧张情绪，取得配合。

（3）用电耳镜检查鼓膜厚薄，是否有内陷，以决定用力的轻重。

（4）用1%麻黄碱收缩鼻腔、1%丁卡因行鼻腔表面麻醉。

（5）操作者手持导管末端，前端弯曲部朝下插入前鼻孔，沿鼻底缓缓伸入鼻咽部。当导管前端接触咽后壁时，将导管向患侧旋转90°，并向外缓缓退出1cm左右，使导管越过咽鼓管隆突滑入咽鼓管开口处，再将导管向外上方旋转约45°后，以左手固定好导管，保持在当前位置，右手挤压橡皮球向导管末端吹气数次。

（6）以耳听诊管听音，根据听到的不同声音判断咽鼓管是否通畅、通畅的程度，有无鼓室积液等，“呼、呼”声表示咽鼓管通畅；“吱、吱”声表示咽鼓管狭窄；水泡声表示鼓室有积液；若听不到声音，则表示咽鼓管完全阻塞。

（7）操作完毕，将导管前端朝下方旋转，顺势缓缓退出鼻腔。

【注意事项】

（1）鼻腔、鼻窦急性炎症时，不宜行咽鼓管吹张。

（2）鼻腔或鼻咽部有分泌物时，应吸净后再进行咽鼓管吹张，以免分泌物进入中耳引起逆行感染。

（3）鼻中隔偏曲的患者，应注意波氏球橄榄头放置的位置不可抵住鼻中隔黏膜，以免引起出血。

（4）患者在进行波氏球吹张时，出现吞水压气时发生呛咳和嗳气要稍等片刻，待症状缓解后再进行操作。

（5）捏压橡皮球吹气时，用力要适度，不可用力过猛，以免导致鼓膜穿孔。

（6）向鼻腔内插入和退出导管时，动作要轻柔，做到顺势送进和缓缓退出，切忌使用暴力，以免损伤鼻腔黏膜和咽鼓管咽口的黏膜。

（7）鼻咽部有新生物的患者不宜使用咽鼓管吹张。

第二节　鼻窦负压置换法

【目的】

（1）利用负压吸引器，使鼻窦腔形成负压，吸出鼻窦内的分泌物。

（2）使药液进入窦腔内，达到治疗鼻窦炎症的目的。

【用物】

负压吸引装置、橡皮管、橄榄头、1% 麻黄碱滴鼻液、治疗盘、0.9% 氯化钠溶液、少许棉球、抗生素药液。

【操作方法】

（1）向患者解释操作的目的、方法及过程，取得配合。

（2）指导患者轻轻擤尽鼻涕，取去枕仰卧位，肩下垫枕，使下颌颏部与外耳道口之连线与床面垂直。

（3）嘱患者张口呼吸，分别向两侧鼻腔各滴 1% 麻黄碱滴鼻液 3 ～ 5 滴，用棉球按压鼻翼，使药液分布均匀，充分收缩鼻腔和鼻窦黏膜。保持头位不动 1 ～ 2 分钟后，再将抗生素药液滴入鼻腔数滴，每侧 2 ～ 3ml，淹没所有鼻窦开口。

（4）将连接在吸引器的置换橄榄头塞入一侧鼻孔，同时用手指按压对侧鼻翼使该侧鼻孔关闭，开动吸引器，嘱患者连续发出“开、开、开”的声音，此时软腭上提关闭鼻咽腔，使鼻腔处于负压状态，利用鼻腔与鼻窦腔内的压力差，将窦腔内脓液排入鼻腔并吸除。一般每次吸引 1 ～ 2 秒，重复 6 ～ 8 次。一侧吸净后，同法吸另一侧鼻腔。

（5）在治疗时，如鼻腔分泌物过多，需用 0.9% 氯化钠溶液冲洗橄榄头后再吸。

（6）吸引完毕，再次向鼻腔内滴入 1% 麻黄碱滴鼻液 2 ～ 3 滴，休息 3 ～ 5 分钟后坐起。

（7）协助患者擦净前鼻孔分泌物，告知治疗后注意事项。

【注意事项】

（1）严格遵守无菌操作，防止交叉感染，橄榄头用2% 戊二醛溶液浸泡消毒 30 分钟以上，用 0.9% 氯化钠溶液冲洗干净备用，引流导管尽量一次性使用。

（2）熟练掌握操作技术，操作做到稳、准、轻、快，治疗过程中要观察患者的反应及置换物的色、量、性质并询问患者的感觉，及时发现和处理问题，若置换物含有血液或患者自诉头痛、耳痛等不适，应立即停止操作。

（3）急性鼻窦炎、萎缩性鼻炎、鼻息肉、鼻前庭炎、鼻出血、鼻部手术后伤口未愈合、高血压、颈椎病患者不宜做负压置换治疗。

（4）每次抽吸时间不可过长，吸引器负压不超过 24kPa，以免负压过大引起鼻出血或真空性头疼。

（5）操作完毕做好清洗消毒，并告之患者 1 小时内不宜用力擤鼻，以免鼻黏膜损伤引起出血。

第三节　雾化吸入法

【目的】

利用氧气或压缩空气的压力，将药物溶液雾化成细小的雾粒或微粒。这些雾化颗粒或微粒悬浮于气体中，随着患者的吸气过程进入呼吸道和肺部并沉积，达到治疗目的。

耳鼻喉科临床上常用该方法治疗声带水肿，声带小结，急、慢性咽炎等。

【用物】

氧气雾化器或空气压缩雾化吸入机、长橡皮管、喷雾器、一次性口含嘴、雾化药物、5ml 注射器等。

【操作方法】

（1）向患者解释操作的目的和方法，取得配合。

（2）仔细核对、检查药物后，将雾化药物注入喷雾器内，用橡皮管连接好雾化器、喷雾器和一次性口含嘴。

（3）嘱患者吐出口中分泌物，取坐位，打开雾化器开关，指导患者将口含嘴放入口腔深部，以不刺激咽腔反射为宜。嘱患者闭紧口唇，保持喷雾器竖直向上，缓缓用口吸气、用鼻呼气，使药液气雾随呼吸进入喉部及气管内。

（4）告知患者如有不适，应停止雾化，及时通知医务人员。

（5）吸入完毕后，关闭开关，对用物进行消毒处理。

（6）指导患者用 0.9% 氯化钠溶液或温开水漱口。

【注意事项】

（1）治疗前，先检查雾化装置运行是否良好。

（2）压缩雾化器的空气压力不可过高或过低。

（3）声带充血或水肿患者治疗后，应告知禁食刺激性、辛辣食物，禁烟酒，并休声，以提高治疗效果。

第四节 癔症性失声治疗

【概述】

癔症性失声又称功能性失声，是一种以癔症为原因的暂时性发声障碍，是一种功能性改变，常以明显的心理因素为诱因，如惊恐、焦虑、气愤、悲伤、抑郁、紧张、委屈等。临床表现为突然失声，患者可完全丧失语言能力，或仅有口型无声，而患者咳嗽、哭、笑时声音可正常，喉部检查无器质性改变。

【目的】

通过针刺心理暗示治疗结合适当的健康教育，让癔症性失声患者恢复正常发音。

【用物】

银针。

【操作方法】

（1）告知患者治疗的目的，患者取坐位，头稍后仰。

（2）找到天突穴（颈前下部，胸骨柄上缘中点，左右胸锁乳突肌之间所形成的凹陷处），用安尔碘消毒局部皮肤，以左手固定穴位，右手持银针垂直刺入，当针尖穿破皮肤后再向斜下方沿胸骨柄刺入 2cm 左右，当患者感觉有胀痛感时，表明已刺入天突穴。

（3）告知患者胀痛感表示治疗起了作用，要求患者跟随治疗者大胆发音，先从数字开始进行发音练习，从 1 数到 10，连续高声发音 2 次或 3 次，患者发声功能常可骤然恢复正常，再鼓励患者说词组及句子，如大声呼叫亲人姓名，说“我今天吃早饭了”、“我很开心”等，如患者从 1 数到 10 仍不能恢复正常发音或完全不能说话，可将银针捻转、提插，并加强暗示，让患者跟随治疗者发单音，当发音成功后，应鼓励患者重复巩固数次，接着训练发简单词语，进行对话交流，待患者说话正常后即拔出银针。

（4）对治疗后发音恢复不理想的患者可次日继续治疗。

【注意事项】

（1）行针刺心理暗示治疗时，时间一般不宜超过 30

分钟，否则，患者容易疲劳，影响治疗效果。

（2）在进行治疗操作时应动作轻柔、全神贯注，密切观察病情，防止损伤临近器官及血管引起皮下血肿或出血等并发症。

第五节　鼻腔通气功能检测

一、鼻阻力检测

【概述】

通过测量鼻腔气流量和气流压力的值计算出鼻腔内气流阻力值，客观直接的显示出整个呼吸过程的通气情况。鼻阻力检测仪见图 2-1。

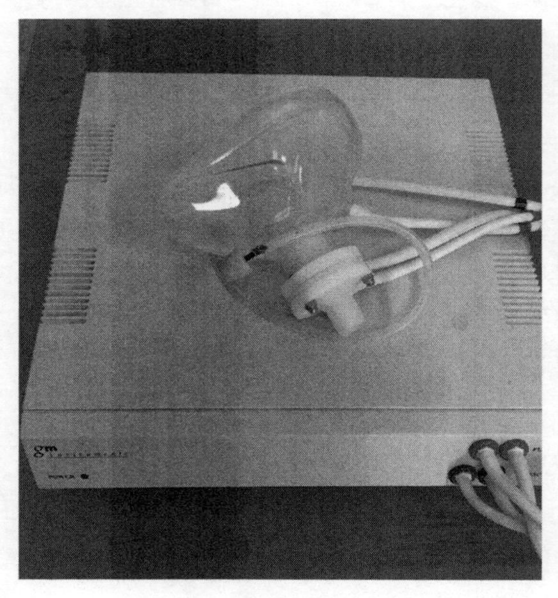

图 2-1　鼻阻力检测仪

【目的】

客观衡量鼻腔通气功能。主要判定鼻阻力大小、鼻道狭窄的部位、鼻道有效通气横截面积、手术及药物治疗疗效的评估。

【基本原理】

流体力学认为，空气阻力是在一定时间内将一定的体积的气体推动到一定距离所需的压力，据此原理鼻腔阻力等于鼻腔管道两端的压差除以流速，即 $R=\triangle P/V$，它可以作为衡量鼻腔通畅程度的客观指标。

【检查方法】

（1）受试者在检查前应静坐 15 分钟，摘去眼镜。

（2）开机，填写一般项目，选择窗口；点击 NR6 按钮，出现操作界面。

（3）选择合适大小的鼻塞，既不能漏气又不能使鼻翼变形，塞入非测量侧前鼻孔，然后将面罩严密扣住口鼻，勿挤压鼻翼及鼻腔的其他部位。

（4）嘱受试者正常平静呼吸，选择 left，点击红点按钮测左侧，设置 4 次呼吸过程，25 秒左右，自动停止，同样方法测右侧，结束后点击 close 到分析页面，挑选正确的曲线形成检查结果。

（5）如需多次测量，则在一次测量结束后，再打开 NR6 窗口继续重复以上测量步骤，测量完全结束后，挑选测试曲线形成检查结果再一并保存、打印。

（6）保存并打印结果。

【相关知识】

正常值：双侧总阻力为 0.126～0.328kPa·s/L。阻力的大小取决于鼻腔气道最狭窄处的截断面积（即鼻腔有效横断面积，NECA），其正常值为成人：（0.52+0.17）cm^2/（0.52－0.17）cm^2；儿童：（0.4+0.12）cm^2/（0.4－0.12）cm^2。

【注意事项】

嘱受试者在检查前鼻腔不使用减充血剂（如氯麻滴鼻液、地麻滴鼻液）或抗过敏药物（如氯雷他定、西替利嗪）等，以免影响检查效果。

二、鼻声反射检测

【概述】

鼻声反射测量是一种利用声波反射的原理评估鼻腔气道的客观检查方法，主要用于定量判断鼻咽腔容积、最小截面积，进而对鼻腔及鼻咽部疾病的病变程度、疗效，甚至疾病的性质作出客观的评价。鼻声反射检测仪见图 2-2。

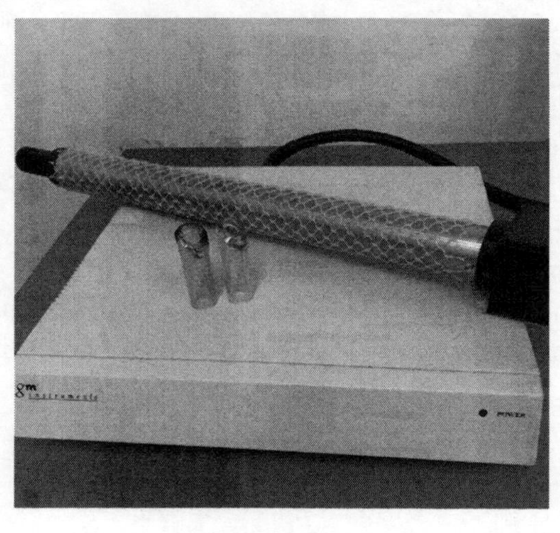

图 2-2　鼻声反射检测仪

【目的】

可以准确地反映鼻腔的几何形态和黏膜的充血状态。

【检查方法】

（1）开机，校正机器。

（2）检查前受试者静坐 15 分钟，摘去眼镜。

（3）受试者保持相对稳定的体位及头位（面向测试者，坐正），测量时保持不动；同一受试者重复测量时应尽量保持相同的体位及头位。

（4）选择合适大小的鼻腔探头，避免声波泄漏，必要时使用密封胶，不能挤压鼻孔使之变形。

（5）为了使鼻腔探头与前鼻孔密切接触，可适当调整声波管的方向和角度，但声波管的长轴应尽量与鼻梁保持基本平行；同一受试者重复测量时应尽量保持声波管的方向不变。

（6）嘱受试者先做深呼吸，再呼出一半，然后屏住呼吸。

（7）测量开始，声波反射至少 4 次后停止。

（8）必要时可重复测量，连续两次的测量结果之间的变异系数应小于 10%。

（9）注意事项：嘱患者晨起鼻腔不喷用减充血剂或抗过敏药物等，以免影响检查效果。

（10）保存结果。

【相关知识】

鼻腔容积及鼻咽部容积的正常值见表 2-1。

表 2-1　鼻腔容积及鼻咽部容积的正常值

对象	鼻腔容积（NV）	鼻咽部容积（NPV）
成人	$17.991cm^2$	$52.645cm^2$
儿童，少年（3～15 岁）	$9.175 \sim 17.213cm^2$	$22.158 \sim 52.228cm^2$

【注意事项】

嘱受试者在检查前鼻腔不使用减充血剂（如氯麻、地麻）或抗过敏药物（如氯雷他定、仙特明）等，以免影响检查效果。

三、鼻呼吸量检测仪

【概述】

鼻呼吸量检测仪客观测量在固定时间段内通过左右两侧鼻孔吸入、呼出的气体体积，通过比较，可以初步判定鼻腔的通气状况。鼻呼吸量检测仪见图 2-3。

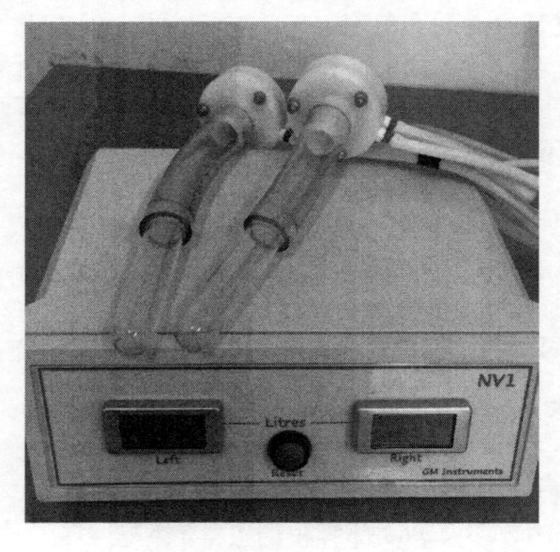

图 2-3 鼻呼吸量检测仪

【目的】

动态测试人体鼻腔固定时间段内的呼吸总体积值，为临床诊断提供了新的客观评估鼻通气的方法。

【检查方法】

（1）检查前受试者静坐 15 分钟，摘去眼镜。

（2）开机，填写一般项目，选择窗口；点击 spirometry 按钮，出现操作界面。

（3）选择合适大小的鼻腔连接管，嘱患者将两个连接管分别与左右鼻孔相接保持密封，但不能挤压鼻翼及鼻阈变形。

（4）嘱患者闭嘴平静呼吸，3~4 秒后点开始键，测量双侧鼻孔通气量。

（5）如需多次测量，则在一次测量结束后，再点开始键继续重复测量，测量完全结束后，挑选测试直方图检查结果再一并保存、打印。

【相关知识】

最新鼻通气程度客观量化指标：最新客观量化鼻中隔偏曲的程度（是否在正常范围）是否需要手术或其他医学介入治疗（“N”建议不适合外科手术，“Y”建议适合手术）。

【注意事项】

嘱受试者在检查前鼻腔不使用减充血剂（如氯麻、地麻）或抗过敏药物（如氯雷他定、仙特明）等，以免影响检查效果。

第六节　变态原皮肤点刺试验

【目的】

通过变态原皮肤点刺试验，确定变态原，为临床预防、治疗和护理提供有效的依据。

【用物】

变态原试剂液、点刺针、锐器盒、普通胶带、油性笔、薄棉纸、测量尺、抢救车、抢救床、抗过敏药、雾化器、氧气。

【适应证】

IgE 介导的过敏性疾病的诊断；结合病史及体格检查，明确变态原；过敏性疾病，抗原特异性免疫治疗前。

【禁忌证】

（1）72 小时内服用过抗组胺药物者。

（2）皮肤划痕症患者。

（3）孕妇。

（4）既往有过敏性休克史的患者。

（5）既往因严重变态反应住院治疗的患者。

【操作方法及护理指导】

（1）完成点刺前准备，询问患者有无过敏史、近期用药史等，检查局部皮肤情况，如有无皮炎、破损、瘢痕等。

（2）向患者介绍操作的基本过程，交代注意事项；告知患者可能发生的不良反应，征得患者同意，获得患者的良好配合。对于年龄较小的患者，应先给予心理安抚，争取患儿及家属配合，避免半途而废。

（3）检查点刺液及其他设备，确保点刺液在有效期以内。

（4）选择点刺部位，一般选择在前臂内侧，3 岁以下幼儿可选择背部皮肤。点刺部位皮肤必须干燥、清洁，没有涂抹化妆品，避开湿疹和红肿区域。嘱患者将前臂放松，掌心向上放于治疗台上，用 75% 乙醇溶液消毒试验区域的皮肤（乙醇过敏的患者可用 0.9% 氯化钠溶液清洁皮肤）。

（5）自肘部向远端将试验溶液按固定顺序，分别取一滴滴在皮肤表面，滴变态原液时滴管和瓶帽不得接触皮肤，每种药液之间的间隔距离应在 2cm 以上，便于测量风团大小。滴药的部位需避开肘关节和腕关节（图 2-4）。

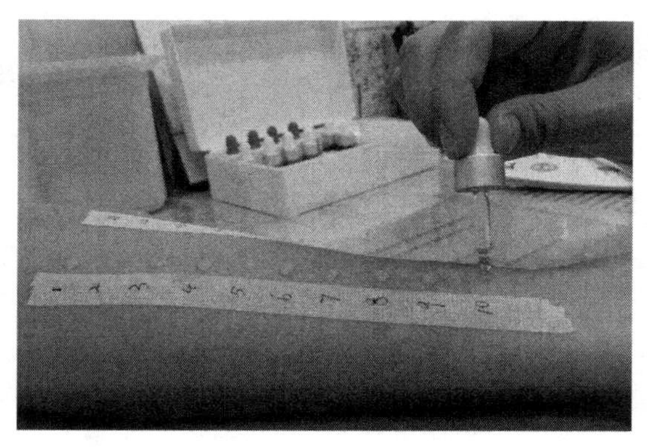

图 2-4　将各种不同的变应原间隔 2cm 以上滴在前臂掌侧皮肤上

（6）点刺时，用点刺针的尖端于皮肤表面呈 90°垂直通过试验溶液滴刺入皮肤表层，停顿 1 秒钟后垂直拔除点刺针，点刺每一个变态原及阴性和阳性对照时，必须更换新的点刺针（图 2-5）。

（7）点刺结束 30 秒后，用薄棉纸将皮肤上剩余的点刺液擦净，以避免点刺液混合污染。

（8）操作期间应密切观察患者情况，及时发现并处理不良反应，告知患者如有不适，应及时向操作者示意。

（9）操作结束后，等待 15 ～ 20 分钟观察结果，告知患者等待期间不得随意离开治疗室，利于病情观察。

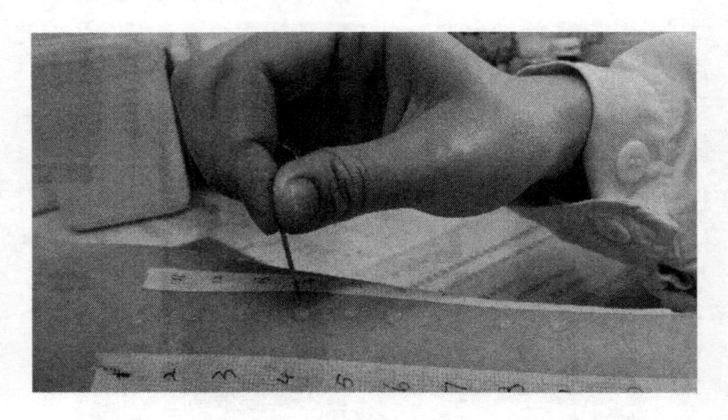

图 2-5　点刺过程

【结果读取】

点刺后 15 分钟观察结果，用油性尖笔，描绘风团轮廓，确保整个风团轮廓粘贴到有黏性的透明胶带上，将透明胶带从皮肤上移下，贴在报告单上，在报告单上读取反应结果，用有弹性的塑胶尺量取数值，用毫米单位记录测量结果，风团直径 =（最小横径 + 最大横径）/2，最小横径与最大横径之间的夹角呈 90°。

【结果判断】

变态原皮肤点刺试验结果判断见表 2-2。

表 2-2　变态原皮肤点刺试验结果判断

	欧洲（风团 / 组胺）	美国（风团 / 组胺）
阴性	无反应	无反应
+	＜1 / 2	1mm
++	1 / 2≤比值＜1	1～3mm
+++	1≤比值＜2	3～5mm
++++	≥2	＞5mm

【注意事项】

（1）严格执行无菌技术操作，防止交叉感染。

（2）不能在皮肤破损或有感染处进行试验。

（3）不要将不同的变应原混在一起使用。

（4）皮肤点刺试验前 3 日应停用抗组胺类药物，前 7 日停用糖皮质激素类药。

（5）妊娠期尽量避免做此试验。

（6）有过敏性休克史的患者严禁做此试验。

（7）应在治疗台准备 1 ∶ 1000 盐酸肾上腺素注射液，以备抢救发生过敏性休克的患者。

（8）完成点刺后，应分别盖好变应原溶液瓶，放在 2 ～ 8℃冰箱内保存。

【变态反应急救护理】

变态反应的急救护理见表 2-3。

表 2-3　变态反应的急救护理内容

项目	局部反应	轻度全身反应	严重全身反应
临床表现	皮丘直径大于 4cm	皮丘直径大于 4cm，并发鼻炎、结膜炎、哮喘、扩散性皮疹或荨麻疹	皮肤潮红、瘙痒，出现广泛的荨麻疹，胸闷、喘鸣、憋气、发绀，心悸、面色苍白
局部治疗	在变态原点刺部位上方扎止血带；局部用类固醇乳剂	在变态原点刺部位上方扎止血带；局部用类固醇乳剂	在变态原点刺部位上方扎止血带，以减缓药物的吸收

续表

项目	局部反应	轻度全身反应	严重全身反应
全身治疗	口服抗组胺药	建立静脉通道，静脉输入抗组胺药物；使用肾上腺素气雾剂；监测血压和脉搏	平卧，保持呼吸道通畅，给予高流量吸氧；立即给予肾上腺素 0.3 ～ 0.5ml 皮下或肌内注射，必要时 5 ～ 10 分钟重复一次；建立静脉通道，静脉输入抗组胺药物；监测血压和脉搏

第七节　特异性免疫治疗

【概述】

特异性免疫治疗又称脱敏治疗，是世界卫生组织推荐的唯一可以影响过敏性疾病机制，从而改变其自然进程的治疗方法。

脱敏治疗的完善疗程分为两个阶段：剂量累加阶段和剂量维持阶段。根据剂量累加阶段的不同，可将免疫治疗分为常规免疫治疗和集群免疫治疗。常规免疫治疗在剂量累加阶段需要每周注射 1 次变态原疫苗，需 16 周左右达剂量维持阶段；而集群免疫治疗每周就诊 1 次，每次注射 2 ～ 3 针，注射间隔 30 分钟，6 周左右即可达到剂量维持阶段。剂量维持阶段持续时间为 2 ～ 3 年，每 4 ～ 8 周注射 1 次变态原疫苗。

【目的】

通过规律性的皮下注射标准化变态原疫苗，使患者对此种变态原的耐受性增高，当再次接触变态原时，不再诱发疾病或减轻疾病发作程度。

【适应证】

（1）有明确的、但无法避免接触的变态原，如螨、花粉引起的过敏。

（2）有过敏的典型症状：流清涕、鼻塞、鼻痒和喷嚏。

（3）皮肤点刺试验结果显示（++）以上。

（4）血清特异性 IgE2 级以上。

（5）不愿接受药物治疗或药物治疗症状不能很好控制者。

（6）理解治疗的风险性和局限性。

（7）年龄在 5 ～ 70 岁。

【禁忌证】

（1）患者处于严重的免疫病理状态或患有恶性肿瘤。

（2）需长期服用 β 受体阻滞剂治疗的患者。

（3）严重心理失调的患者。

（4）5 岁以下儿童及妊娠期间禁止行免疫治疗。

（5）依从性差的患者。

（6）患者无法理解治疗的风险性和局限性。

【用物】

变态原疫苗、1ml 无菌空针。

【免疫注射操作方法】

（1）了解患者身体状况，对患者进行全面评估。

（2）向患者讲解免疫治疗的目的、意义、疗效、疗程及不良反应和风险，取得患者配合，签署知情同意书。

（3）注射变态原疫苗前，检查抢救设备及药品是否备齐，在治疗车上备好 1 ∶ 1000 盐酸肾上腺素。

（4）核对患者姓名、药物编号、药物浓度及剂量，确定脱敏次数，填写脱敏治疗卡。

（5）操作前，常规询问患者当日是否服用抗组胺药，忘记服药的患者，应立即补服，服药至少 30 分钟后才能注射变态原疫苗。

（6）抽吸药物前，轻轻颠倒药瓶 10 ～ 20 次，以充分混合变态原疫苗。

（7）选择注射部位。注射部位最好选在上臂远端 1/3 的外侧或前臂中 1/3 的背侧，注意注射点应避开皮肤破损、红肿、皮疹处。

（8）严格按皮下注射法操作。注射时两指按住皮肤，针头与手臂平行，与皮肤表面成 30°～ 60°，进针约 1cm，回抽无血后注药，每注射 0.2ml 回抽 1 次，注射必须缓慢，1 分钟注射约 1ml。

（9）如果回抽见血，应立即停止注射，记录已经注射的剂量，观察 30 分钟，如无异常再选取其他部位注射剩余剂量。

（10）建议左右臂轮流注射， 注意避免药物注射到皮内、肌内（图 2-6）。

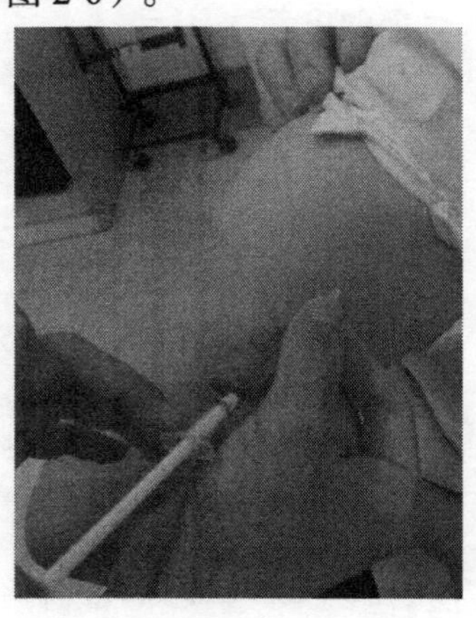

图 2-6　免疫治疗的注射方法

【安脱达免疫治疗方案】

1. 常规免疫治疗　剂量累加阶段疗程时间表（表2-4）。

表2-4　安脱达常规免疫治疗方案剂量累加阶段疗程时间表

瓶号	浓度 SQ-U/ml	周数	注射次	容量	剂量 SQ-U
1	100	1	1	0.2	20
1	100	2	2	0.4	40
1	100	3	3	0.8	80
2	1000	4	4	0.2	200
2	1000	5	5	0.4	400
2	1000	6	6	0.8	800
3	10 000	7	7	0.2	2000
3	10 000	8	8	0.4	4000
3	10 000	9	9	0.8	8000
4	100 000	10	10	0.1	10 000
4	100 000	11	11	0.2	20 000
4	100 000	12	12	0.4	40 000
4	100 000	13	13	0.6	60 000
4	100 000	14	14	0.8	80 000
4	100 000	15	15	1.0	100 000

2. 集群免疫治疗　剂量累加阶段疗程时间表（表2-5）。

表2-5　安脱达集群免疫治疗方案剂量累加阶段疗程时间表

瓶号	浓度 SQ-U/ml	周数	注射次	容量	剂量 SQ-U
1	100	1	1	0.1	10
2	1000	1	2	0.1	100
3	10 000	1	3	0.1	1000
3	10 000	2	4	0.2	2000

续表

瓶号	浓度 SQ-U/ml	周数	注射次	容量	剂量 SQ-U
3	10 000	2	5	0.4	4000
3	10 000	3	6	0.5	5000
4	100 000	3	7	0.1	10 000
4	100 000	4	8	0.1	10 000
4	100 000	4	9	0.2	20 000
4	100 000	5	10	0.2	20 000
4	100 000	5	11	0.4	40 000
4	100 000	6	12	0.4	40 000
4	100 000	6	13	0.6	60,000
4	100 000	7	14	1.0	100,000

3. 剂量维持阶段 当通过注射的累加阶段达到最大注射剂量时，需要逐步增加注射间隔的周数。隔 2 周、4 周、6 周，维持阶段可持续 3 ～ 5 年。

【免疫注射后观察】

（1）注射后，应严密观察患者情况至少 30 分钟。

（2）告知患者观察期间出现任何不适和异常症状都要立即报告医护人员。

（3）告诉患者在注射后的 24 小时内，应避免剧烈的体力活动，禁热水淋浴和饮酒。

（4）避免接触大量变态原。

【不良反应及处理】

1. 局部反应 注射后常出现局部红、肿胀、痒、痛。一般不需要处理，较重的局部反应可口服抗组胺药和给予局部冷敷。

2. 全身反应

（1）分为迟发型全身反应和速发型全身反应，欧洲变态反应和临床免疫学学会提出全身反应分级方案见表2-6。

表 2-6　欧洲变态反应和临床免疫学学会提出全身反应分级方案

不良反应	表现
0 级	无症状或非特异性症状
Ⅰ级	轻度全身不良反应 症状：局部荨麻疹、鼻炎或轻度哮喘，呼气峰流速（PEF）自基线下降小于 20％
Ⅱ级	中度全身不良反应 症状：发生缓慢（大于 15 分钟）的泛发的荨麻疹和（或）中度哮喘（PEF 自基线下降小于 40％）
Ⅲ级	重度（非致命性）全身不良反应 症状：快速发生（15 分钟以内）的泛发的荨麻疹、血管性水肿或严重哮喘（PEF 自基线下降 40％）
Ⅳ级	过敏性休克 症状：迅速发生的瘙痒、潮红、红斑、泛发性荨麻疹、喘鸣（血管性水肿）、速发型哮喘、低血压等

（2）全身不良反应的处理

1）轻度全身不良反应：局部荨麻疹、鼻炎、轻度哮喘可用抗组胺药物或支气管扩张剂治疗。

2）中度全身不良反应：中度哮喘、泛发性荨麻疹或血管性水肿，需要建立静脉通道，给予糖皮质激素和抗组胺药物治疗，监测血压和脉搏。

3）过敏性休克：呼吸困难的患者立即深部肌内注射 1 ∶ 1000 肾上腺素 0.5 ～ 0.8mg，给予仰卧位，建立静脉通道，遵医嘱给予糖皮质激素和抗组胺药物，高流量吸氧，监测血压、脉搏和血氧饱和度（SPO_2）。

【急救设备】

（1）1 ∶ 1000 肾上腺素、口服和注射的抗组胺药物、静脉用糖皮质激素和升压药物等。

（2）止血带、注射器、静脉输液用设备。

（3）听诊器、血压计。

（4）吸氧装置、气管插管、简易呼吸机及气管切开包。

【特异性免疫治疗的护理】

1. 心理护理

（1）告知患者免疫治疗的目的、意义、疗程、效果等，减少患者的不良情绪。

（2）免疫治疗时间长，应与患者建立良好的护患关系，多与患者沟通，取得患者的信任，提高其依从性。

（3）做好安慰解释工作，使患者树立战胜疾病的信心，处于积极、主动的心态来接受治疗。

2. 健康宣教

（1）告知患者尽量避免接触变态原，注意室内通风，保持空气新鲜，不用地毯，家中不养宠物，经常晒洗衣物被褥，打扫卫生时戴口罩。

（2）空调过滤器的滤网须经常清洗、更换。

（3）保持心情愉快，注意劳逸结合，加强身体锻炼，增强机体抵抗力。

（4）注意保暖，预防上呼吸道感染，减少诱发因素。

（张虹婷　赵会玲）

第二篇　耳科疾病护理

第三章　先天性耳畸形患者的护理

第一节　先天性耳前瘘管患者的护理

【概述】

先天性耳前瘘管（congenital preauricular fistula）是临床上常见的一种外耳畸形，国内调查资料显示该病发病率为1.2%，男女比例为1 ： 1.7，单侧与双侧发病之比为4 ： 1。

【病因】

先天性耳前瘘管为胚胎时期形成耳郭的第1、第2腮弓的6个小丘样结节融合不良或第一腮沟封闭不全所致，常单独发生而不伴有其他外耳畸形。

【病理】

先天性耳前瘘管为一狭窄的盲管，瘘道的开口多位于耳轮角前，少数可在耳甲腔或三角窝。瘘道深浅不一，常有分支，可深达耳轮脚或耳郭部软骨。管壁为复层扁平上皮，具有毛囊、汗腺、皮脂腺等组织，管腔内常有脱落上皮及细菌等混合而成的豆渣样物质，味臭。

【诊断要点】

根据症状和局部检查，一般诊断无困难。

1. 临床表现 一般无症状，按压时可有少许稀薄黏液或乳白色脂样物自瘘口溢出，味臭，局部可有瘙痒不适感。如继发感染，则局部及周围组织可发生红肿、疼痛，甚至形成脓肿。反复发作可致瘘口周围皮肤溃烂并形成瘢痕。

2. 检查 可见瘘管口多位于耳轮脚前，少数在耳屏间切迹及耳郭。常为盲管，深浅不一，可呈分支状，甚至深达耳郭软骨内。

【治疗】

（1）无感染或无任何症状者，常不需治疗。

（2）急性感染期须全身使用抗生素控制炎症，脓肿形成须切开引流。

（3）局部瘙痒伴分泌物溢出者，以及反复发生感染者，应行耳前瘘管切除术。

【主要护理问题】

1. 有感染的危险 与疾病性质有关。

2. 疼痛 与手术伤口疼痛及瘘管感染有关。

3. 焦虑 与担心手术及疾病预后有关。

4. 知识缺乏 缺乏疾病、手术及自我保健的相关知识。

【护理目标】

（1）患者耳前瘘管无感染。

（2）患者疼痛减轻或能耐受。

（3）患者了解疾病的治疗、护理及预后，焦虑缓解。

（4）患者及家属了解疾病、手术及自我保健的相关知识。

【术前护理措施】

1. 术前健康教育

（1）讲解有关疾病及手术的知识，让患者及家属以良好的心态对待疾病及手术。

（2）饮食指导：嘱患者禁烟酒，禁食辛辣、刺激性食物。

2. 病情观察及护理 见表 3-1。

表 3-1 术前病情观察及护理

项目	护理内容
预防瘘管感染	保持瘘管周围皮肤清洁、干燥，洗头后及时擦干耳周皮肤； 勿抓挠瘘管周围皮肤，忌自行局部涂抹不洁药膏、药水； 增强机体抵抗力，营养均衡，预防感冒
瘘管感染的护理	出现瘘管感染，脓肿形成，应先行脓肿切开引流，予 0.9% 氯化钠溶液或碘仿纱条填塞，以充分引流分泌物，控制感染 术后每日伤口换药，更换 0.9% 氯化钠溶液纱条，直至瘘管周围皮肤红肿消失 遵医嘱使用抗生素治疗，观察用药后反应及效果
皮肤准备	术前 1 日沐浴、洗头，注意勿污染瘘管处 备皮，剃除耳郭周围 7 ～ 10cm 的头发，长发患者剩余头发扎成马尾辫，偏向健侧，充分暴露手术部位

3. 术前常规准备

（1）协助完善术前相关检查：胸部 X 线片、心电图、肝肾功能、出凝血时间、血细胞分析、与输血相关的微生物检查等。

（2）术前 1 日遵医嘱行抗生素皮试，备亚甲蓝 1 支，以便术中染色用。

（3）全身麻醉者术前 6 ～ 8 小时禁食、禁饮。

（4）术晨更换清洁病员服，建立静脉通道，术前半小时遵医嘱使用抗生素等药物。

（5）与手术室人员核对患者信息、术中用药后将患者送入手术室。

【术后护理措施】

1. 体位护理　全身麻醉者去枕平卧 4 ～ 6 小时，头偏向一侧，全身麻醉清醒后可根据患者需求抬高床头，健侧卧位。

2. 饮食护理　全身麻醉患者术后 4 小时先饮水少许，如无不适，半小时后可进食软食，告知用健侧咀嚼。

3. 病情观察及护理　见表 3-2。

表 3-2　病情观察及护理

项目	病情观察及护理
伤口出血的观察	根据病情给予心电监护，监测生命体征的变化并及时记录 观察伤口敷料包扎是否完整、无松脱及渗血情况并及时记录 告知患者及家属伤口敷料加压包扎的重要性，嘱其勿自行拆除敷料
疼痛护理	评估患者疼痛情况、不舒适的程度 加强心理护理，如不能耐受遵医嘱慎用镇静药或镇痛药 指导其健侧卧位，防止伤口受压 提供安静舒适的环境

4. 健康宣教

（1）保持伤口清洁、干燥，伤口完全愈合前禁止游泳、淋浴。

（2）按时门诊复查、换药，直至伤口完全愈合。

（3）禁止用手搔抓耳前瘘管处。

【特别关注】

（1）耳前瘘管感染的预防及处理。

（2）出院健康教育。

【前沿进展】

传统术中用亚甲蓝标记的耳前瘘管切除术虽切除范围和深度可达到颞筋膜浅层或耳轮软骨膜，但术中用亚甲蓝易外溢，污染术野，不易辨别正常组织，易至瘘管残留复发。近来有文献报道，显微镜下手术安全有效，特别是对于术后复发、反复感染、感染期有脓腔及存在大量瘢痕组织的患者有明显的优越性。

【知识拓展】

先天性耳前瘘管，俗称米仓、仓屯。1829 年，Dzondi 首次描述了先天性耳前瘘管。该病发生部位除耳轮角前外，还可见于耳轮脚、耳轮、耳垂等处，其中 1916 年 Jenks 报告 1 例耳垂上的耳前瘘管。

第二节　先天性耳郭畸形患者的护理

【概述】

先天性耳郭畸形（congenital malformation of auricle）以单侧畸形多见，男性较女性多发。可因耳郭的大小、位置和形态不同而异。

【病因】

先天性耳郭畸形由第 1 鳃弓和第 2 鳃弓及两者之间的鳃沟发育异常所引起。

【分类】

1. 隐耳 耳郭部分或全部隐藏于颞侧皮下。

2. 小耳 耳郭发育不全且较正常者小，常伴外耳道及中耳畸形。

3. 副耳 耳屏前方或颊部或颈部可见一个或数个大小不一、形态各异的肉赘样突起，其内可能有软骨。

4. 招风耳 耳郭向前倾斜，耳郭与乳突部夹角增大，对耳轮和三角窝消失，耳郭上部扁平，而耳垂和耳屏的位置正常。

5. 杯状耳 耳轮向前过度弯曲，对耳轮和三角窝明显内陷，耳郭形如杯状。

6. 移位耳 耳郭向下或向前等各个方向移位，形态基本正常或有轻微畸形。

7. 大耳 耳郭某一部分过度发育，全耳郭肥大少见。

8. 猿耳 耳郭上缘与后缘交界处出现一向后的三角形突起，如猿耳之耳尖部，属返祖现象。

【诊断要点】

（1）耳郭病变根据视诊和触诊即可确诊，但须询问患者家中是否有类似病例及母亲妊娠时有无染病或服药史。

（2）须全面检查排除是否伴发其他畸形。

（3）根据具体情况行听力学检查，包括纯音测听、声导抗、耳声发射及脑干诱发电位等。

（4）影像学检查包括耳部 CT 或 MRI，了解有无合并中耳、面神经及内耳畸形。

【治疗】

（1）因耳郭畸形影响外观要求治疗者，可根据病情于 5~6 岁安排耳郭整形术，因为此时患儿的耳郭与成年相比仅差数毫米，加之其肋软骨也已够取做支架，手术可降低容貌对患儿心理的负面影响。

（2）双耳重度畸形伴外耳道闭锁者，为改善听力可在学龄前行外耳道及鼓室成形术（图 3-1）。

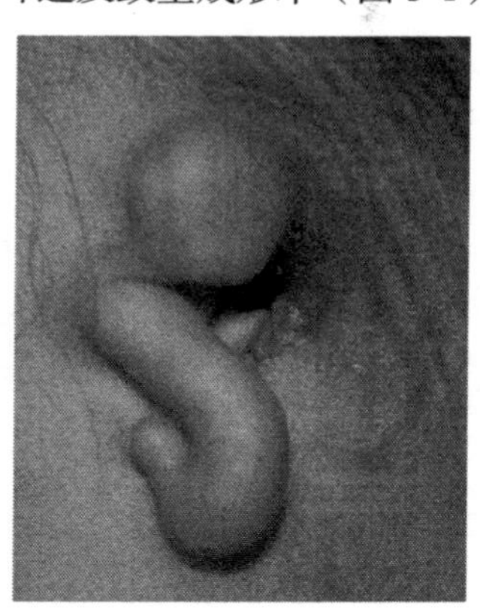

图 3-1　外耳道成形术后

【主要护理问题】

1. 知识缺乏　缺乏疾病及手术相关知识。

2. 语言交流障碍　与听力差有关。

3. 舒适的改变　与伤口疼痛、耳道内纱条填塞、耳部加压包扎有关。

4. 伤口出血加重的危险　与手术创伤有关。

5. 焦虑　与耳郭畸形、缺乏疾病相关知识及对手术期望值过高有关。

【护理目标】

（1）患者或家属了解疾病及手术相关知识，能正确对待自身的缺陷，积极配合治疗及护理。

（2）通过提高音量、使用写字板等，患者能与外界进行沟通交流。

（3）伤口无活动性出血发生或发生出血后能及时处理。

（4）患者不舒适感减轻或消失。

（5）患者压力缓解，能正确理解手术的目的，接受手术效果。

【术前护理措施】

1. 术前健康教育

（1）做好入院健康教育，向患者及家属讲解疾病及手术的相关知识，讲解同种疾病的手术效果及预后。

（2）了解患者的心理状态，加强心理社会支持，鼓励患者表达自身的感受，教会患者自我放松的方法，缓解压力，找回自信。

（3）向患者及家属讲解术前注意事项，使患者积极配合手术。

2. 病情观察及护理

（1）了解患者外耳道闭锁的程度，听力有无损害；在与听力下降的患者沟通时，应提高音量；若听力损害程度严重，应教会患者简单的手势与外界交流，会写字的患者，可为其准备写字板。

（2）观察患者耳道内有无流脓、流液等感染或中耳炎的征兆，并及时报告主管医生。

3. 术前常规准备

（1）协助完善相关术前检查：耳部CT、心电图、肝肾功能、出凝血实验等。

（2）术前1日遵医嘱做抗生素皮试，沐浴、洗头，剃除术侧耳郭周围7～10cm的头发。留长发的患者应将剩余头发扎成辫子，偏向健侧，禁用钢夹之类金属头饰固定头发，充分暴露出手术部位。

（3）全身麻醉者术前6～8小时禁食、禁饮。

（4）术晨更换清洁病员服，建立静脉通道（一般为健侧上肢），术前半小时遵医嘱使用抗生素等药物。

（5）患者由病房接入手术室时，与手术室人员核对患者信息后将患者送入手术室。

【术后护理措施】

1. 术后护理常规　见表3-3。

表3-3　常规护理内容

项目	护理内容
全身麻醉术后护理常规	了解麻醉和手术方式、术中情况 持续低流量吸氧 持续心电监护，严密监测生命体征变化 床档保护防坠床
体位及活动	全身麻醉未清醒前去枕平卧，头偏向健侧；麻醉清醒后予平卧位，6小时后可自主体位休息，鼓励早期活动，无头晕、呕吐者可在搀扶下于病室内活动，无不适可以适当增加活动量
饮食护理	全身麻醉清醒后4小时可饮水50ml，无不适即可进食软食，3日以后逐步过渡到普食 如患者出现频繁呕吐，应暂禁食或少量多次饮水，待病情好转后逐步从流质过渡到普食
疼痛护理	评估疼痛的部位及性质、程度、发作时间及规律 讲解引起疼痛的原因，安慰患者，加强心理护理 留陪护，加强生活护理及心理支持，指导患者采用松弛疗法 遵医嘱使用镇静、镇痛药物，可使用一次性镇痛泵持续镇痛，镇痛药物主要是芬太尼 为患者提供安静、舒适的休息环境

2. 病情观察及护理

（1）观察耳部伤口渗血情况：包括渗血的颜色、性质及渗血量。

（2）保持耳部敷料包扎完整，告知患者耳部加压包扎的重要性及可能引起的不适，嘱勿自行拆除耳部敷料，以免引起伤口出血。

（3）予健侧卧位，避免术耳受压，进食时用健侧咀嚼，以免引起伤口出血及加重疼痛。

3. 健康宣教 见表 3-4。

表 3-4 出院健康教育内容

项目	护理内容
复查	术后一般 7 日拆线，14 日抽出外耳道填塞纱条，以后根据病情由医生决定复查时间 出现耳道出血、流脓，切口疼痛、红肿等异常情况应及时门诊复查
注意事项	术后 1 个月内避免剧烈活动或重体力劳动 保持耳部清洁，勿自行挖耳，勿用力擤鼻 掌握正确的擤鼻及滴鼻药方法 忌游泳，洗头、沐浴时要避免污水入耳

【特别关注】

（1）术后耳部观察及护理。

（2）心理护理。

（3）出院健康宣教。

【前沿进展】

软带 Ponto 为软带式骨导助听器的一种，有助于双侧先天性小耳畸形并外耳道闭锁婴幼儿早期听觉发育，通过一条弹性头带将声音处理器固定于耳后，其原理及效果类似于传统骨导助听器。因软带 Ponto 舒适不易移位，

3 月龄的婴儿即可佩戴，可作为植入式 BCHD 前过渡时期听力干预方法，改善双侧外耳道闭锁婴幼儿听力的可行而有效的方法，但为了满足言语发育更高听力要求，患儿仍需行植入式 BCHD 手术。

【知识拓展】

根据外观形态表现对先天性外中耳畸形分度。Ⅰ度：耳郭的大部分解剖结构存在，但轮廓较正常侧小；Ⅱ度：耳郭的多数解剖结构消失或无法辨认，残留的结构尚存部分耳垂，形态各异，但大多数外观呈现花生状、腊肠状和舟状，大多伴耳道闭锁、耳甲腔消失，此类型最多见；Ⅲ度：残留组织仅仅呈现小的赘皮、凸起，也称小耳症。先天性外中耳畸形常伴发同侧下颌骨、颧骨及颞骨发育不良，同时偶有伴发同侧面神经发育不良所致面神经部分功能障碍。

（张馨元　邹　剑）

第四章 外耳疾病患者的护理

第一节 耳郭软骨膜炎患者的护理

【概述】

耳郭软骨膜炎分为非化脓性耳郭软骨膜炎和化脓性耳郭软骨膜炎（suppurative perichondritis of auricle）。非化脓性耳郭软骨膜炎又名耳郭假性囊肿（aural pseudocyst）、耳郭软组织积液、耳郭浆液性软骨膜炎，是指耳郭软骨夹层内的非化脓性浆液性囊肿。化脓性耳郭软骨膜炎是耳郭软骨膜和软骨的急性化脓性炎症。

【病因】

1. 耳郭假性囊肿

（1）耳郭受到机械刺激，引起局部循环障碍所致。

（2）胚胎第1、第2鳃弓的6个耳丘融合异常遗留潜在的组织间隙，造成了发生耳郭非化脓性浆液性囊肿的组织基础。

（3）与自身免疫有关。

2. 化脓性耳郭软骨膜炎

（1）化脓性耳郭软骨膜炎造成感染的原因有创伤、冻伤、针刺、手术及皮肤不清洁等，常见致病菌依次为：铜绿假单胞菌、金黄色葡萄球菌、链球菌、大肠埃希菌等。

（2）耳郭假性囊肿治疗不当，也可能导致化脓性耳郭软骨膜炎，遗留耳郭畸形。

【病理】

1. 耳郭假性囊肿 囊肿位于软骨夹层而并非在软骨

膜与软骨之间，实为软骨间积液，故与真性囊肿不同。显微镜下可见从皮肤到囊壁的组织层次为皮肤、皮下组织、软骨膜及与其密切相连的软骨层。

2. 化脓性耳郭软骨膜炎　耳郭感染后，皮肤与软骨膜紧贴，发生出血渗出，随之软骨膜下炎性渗出物积聚，软骨因血供障碍、细菌毒素入侵引起坏死，形成瘢痕挛缩，导致耳郭畸形。

【诊断要点】

1. 耳郭假性囊肿

（1）临床表现：患者常偶然发现耳郭局限性无痛性隆起，可有肿胀感、波动感或痒感。

（2）检查：隆起多位于舟状窝、三角窝，偶可波及耳甲腔。肿胀范围清楚，皮肤色泽正常，透光度较好，穿刺可抽出淡黄清液，培养无细菌生长。

2. 化脓性耳郭软骨膜炎

（1）临床表现：早期症状为耳郭灼热感，继而局部肿胀剧烈疼痛，伴体温升高，后期脓肿形成。炎症期后软骨坏死、耳郭失去支架，导致挛缩畸形。

（2）检查：耳郭红肿，触痛明显，红肿常局限于耳郭软骨部，耳垂可正常，脓肿形成后有局部波动感。

【治疗】

1. 耳郭假性囊肿

（1）早期可行红外线照射或超短波等物理治疗，以减少渗液与促进吸收。

（2）囊肿穿刺抽液，囊内注射药物，局部加压包扎治疗，负压引流。

（3）手术治疗，切除囊肿前壁，加压包扎。

2. 化脓性耳郭软骨膜炎

（1）早期未形成脓肿时：全身应用足量抗生素，加以局部理疗。

（2）脓肿形成后：宜在全身麻醉下手术治疗，引流脓液，并清除坏死组织和软骨。

（3）耳郭严重畸形者可行整形手术。

【主要护理问题】

1. 舒适的改变　与炎症刺激有关。

2. 体温过高　与炎症引起的全身反应有关。

3. 焦虑 / 恐惧　与担心疾病预后等有关。

4. 潜在并发症　耳郭软骨坏死、耳郭畸形等。

5. 知识缺乏　缺乏疾病治疗及护理知识。

【护理目标】

（1）患者耳郭疼痛缓解，能耐受。

（2）体温恢复正常。

（3）患者恐惧心理消除，配合治疗及护理。

（4）无相关并发症发生。

（5）患者和家属了解疾病相关知识，积极配合治疗和护理。

【护理措施】

1. 术前病情观察及护理

（1）密切观察患耳的颜色、皮温、肿胀程度等。

（2）观察患耳有无渗液，渗液的颜色、性质、量及气味，并及时记录。

（3）保持患耳干燥，及时更换耳部敷料。

（4）及时修剪指甲，勿用手搔抓患处。

2. 脓肿切开引流术后的护理　见表 4-1。

表 4-1 脓肿切开引流术的护理

项目	护理内容
伤口观察及护理	观察耳部敷料有无浸血、浸液，渗出物的颜色、性质、量 保持引流通畅，观察引流液的颜色、性质、量及气味 观察耳郭颜色及皮温等，如耳郭颜色变深或变黑，应及时通知医生清创处理 予红外线烤灯照射患耳，每日 2 次，每次 30 分钟，促进炎症吸收 遵医嘱合理使用抗生素
注意事项	保持耳部敷料包扎完好，清洁、干燥、无松脱，如敷料浸湿，应及时更换 嘱患者健侧卧位休息，防止患耳受压

3. 疼痛的护理

（1）评估疼痛的程度，向患者讲解引起疼痛的原因，安慰患者，加强心理护理，向患者讲解疾病的原因、治疗、护理的相关知识、配合要点及预后，鼓励患者积极配合治疗及护理。

（2）遵医嘱予以镇静、镇痛药物，并讲解镇痛药的作用及不良反应，观察用药后效果。

（3）加强生活护理，尽量满足患者的合理需求。

（4）为患者提供安静舒适的休息环境。

4. 健康宣教

（1）告知患者该疾病的发病原因，如有耳郭外伤或感染、发炎等，应及时就医。

（2）耳郭或外耳道长疖时切勿挤压，以免感染引起耳郭软骨膜炎。

（3）告知患者勿用手牵拉或搔抓耳部，定时修剪指甲。

（4）避免非专业的穿耳，以免伤口感染导致耳郭软骨膜炎的发生。

【并发症的处理及护理】

并发症的处理及护理见表4-2。

表4-2 并发症的处理及护理

常见并发症	临床表现	处理及护理
耳郭软骨坏死	耳郭皮肤发紫或变黑 耳郭疼痛感觉减退或消失，皮温低 有脓性或暗红色分泌物渗出，异味重	手术清除坏死软骨 全身运用抗生素治疗
耳郭畸形	耳郭失去原有的形状	积极心理护理 手术行耳郭成形

【特别关注】

（1）脓肿切开引流术后护理。
（2）疼痛的护理。
（3）出院健康教育。

【前沿进展】

创面使用封闭式负压引流（vaccumassistedclosure, VAC）是一项创面愈合的新技术，国内外相关研究显示VAC除了发挥持续有效的排除积液、积血的作用，消除组织水肿，进而增加新生毛细血管密度，促进肉芽组织生长，加速创面修复。

【知识拓展】

耳郭假性囊肿病理检查发现，囊肿外壁由皮肤、皮下组织、软骨膜和新生软骨构成，底壁由耳郭软骨、软骨膜及其背后的皮肤构成，中间为浆液性渗液。当软骨膜生成整块软骨时，浆液性渗出即终止。最后软骨间积液被吸收、机化，新生软骨与耳郭软骨粘连，耳郭增厚、变形，遗留耳郭畸形。

第二节　外耳道异物患者的护理

【概述】

外耳道异物（foreign bodies in external acoustic meatus）多见于儿童玩耍时将物品塞入耳内所致。成人则多发生于挖耳或外伤时小物体遗留于外耳道或昆虫侵入。由于外耳道是一个细长狭窄的管道状器官，成人的外耳道直径仅 8mm 左右，小儿的外耳道就更狭窄，且有 2 处，一处位于骨部与软骨部交界处；另一处位于骨部距鼓膜约 0.5mm 的外耳道峡部，导致进入外耳道的异物容易嵌顿，不易取出。

【病因】

1. 植物性异物　谷粒、豆类或麦粒等。

2. 动物性异物　昆虫、水蛭等。

3. 非生物性异物　铁屑、玻璃珠、石子等。

4. 医源性异物　手术后将棉片或纱条留于外耳道。

【诊断要点】

根据病史及检查所见即可诊断。

1. 临床表现

（1）小而无刺激的非生物性异物可不引起症状。

（2）豆类等植物性异物遇水膨胀，阻塞外耳道可引起耳闷塞感、耳痛及听力下降。

（3）尖锐异物可损伤鼓膜及外耳道，引起耳痛或反射性咳嗽。

（4）活的昆虫类异物可在耳内爬行骚动，引起耳痛、噪声，甚至损伤鼓膜。

2. 检查

（1）外耳道异物一般经耳镜检查多能发现，但外耳道有肿胀时，可能看不清异物。

（2）外耳道底壁和鼓膜下缘交接处比较隐蔽，细小异物在此不易被发现，检查时需格外仔细。

【治疗】

（1）异物未超过外耳道峡部且未嵌顿者，可用耵聍钩直接钩出。

（2）活的昆虫类异物可用油类、乙醇等将昆虫麻醉或杀死后取出。若盲目夹取，严重时可将外耳道及鼓膜抓伤抓破，导致鼓膜穿孔或继发性中耳炎。

（3）植物性异物被水泡胀后，可先用95%乙醇使其脱水后再取出。

（4）外耳道继发感染者，应先抗感染，待炎症消退后再取异物。

（5）异物较大且嵌顿较紧者，需在全身麻醉下取异物，必要时需做耳内切口，甚至磨除部分骨性外耳道，以利于异物取出。

（6）生石灰入耳，不可用水冲，应用耵聍钩取出。

【主要护理问题】

1. 恐惧　与异物意外进入外耳道有关。

2. 知识缺乏　缺乏疾病相关知识。

3. 潜在并发症　鼓膜穿孔、外耳道感染。

【护理目标】

（1）患者恐惧情绪消除。

（2）患者及家属了解疾病的预防及保健知识。

（3）未发生鼓膜穿孔、外耳道感染等。

【术前护理措施】

1. 术前健康宣教

（1）向患者或家属了解异物的种类、性状和大小，异物的位置，观察外耳道有无肿胀。

（2）遵医嘱对症处理：如为活的异物，如昆虫，应用油剂或者 2% 的双氧水滴入外耳道，以杀死异物，便于取出；如为石灰，应禁止向耳内滴药，以免引起烧伤。

（3）如需手术，嘱患者禁食禁饮，等待急诊手术，遵医嘱急查血细胞分析、出凝血时间、血常规、心电图、胸部 X 线等。

（4）主动与患者沟通，告知疾病的治疗及预后，安抚患者，消除其恐惧心理。

（5）嘱患者勿自行挖耳，以免将异物推向外耳道深处，加大手术的难度或引起鼓膜穿孔。

（6）如外耳道肿胀明显或伴急性炎症，应遵医嘱使用抗生素抗感染治疗。

【术后护理措施】

（1）了解麻醉和手术方式、术中情况，有无取出异物，异物的种类，外耳道有无损伤等。

（2）持续心电监护及低流量吸氧 6 小时，监测生命体征的变化。

（3）观察外耳道有无出血、肿胀，有无渗血、渗液。

（4）注意倾听患者的主诉，了解有无外耳道疼痛或听力下降等。

（5）遵医嘱合理使用抗生素。

（6）全身麻醉麻醉未清醒前或儿童患者应加床档保护，防坠床。

【健康宣教】

（1）向家属讲解可能引起儿童外耳道异物的原因，嘱家属勿将细小物品放置于儿童能触及的地方；禁止小孩玩弄有细小零件的玩具。

（2）禁止自行或由非专业人员挖耳。

（3）在有可能导致异物入耳的场所工作时，应做好防护措施，如戴安全帽或耳罩。

（4）佩戴耳环时，注意固定牢固，睡前要取下，防止脱落后滑入外耳道。

（5）如有异物入耳，应及时到医院就诊，禁止自行挖耳。

【并发症的处理及护理】

并发症的处理及护理见表4-3。

表4-3 并发症的处理及护理

常见并发症	临床表现	处理及护理
外耳道感染	外耳道瘙痒、胀痛、偶有堵塞感	保持外耳道清洁、干燥，及时、正确滴耳药 遵医嘱及时准确用药
鼓膜穿孔	突然听力下降、闭塞感	保持耳道清洁，避免污水入耳，禁止游泳 定期复查，观察其自然愈合情况 不能自愈者行手术修补

【特别关注】

（1）病情观察。

（2）健康教育。

【前沿进展】

目前助听器可以充分满足佩戴的舒适性，配置订制式助听器需要取耳印模；而取耳印模时发生外耳道、中耳异物的风险则随之增加，尤其是已有耳部结构异常者，最终需要手术干预取出异物。因此助听器实际验配时应获取专业、客观、较为全面的患者耳部情况，避免盲目操作带来的外耳道甚至中耳异物风险。

【知识拓展】

坊间有将抗生素药粉和中药粉往外耳道里吹，认为可以治疗中耳炎，其实，粉剂阻塞了外耳道，不仅使中耳引流不畅，而且会影响外耳道的清洗、引流及局部用药效果，严重者还可能引发脑脓肿等颅内外并发症，甚至危及生命。

第三节　外耳道感染患者的护理

【概述】

外耳道感染指外耳道炎症，可分为局限性外耳道炎，即外耳道疖(furuncle of external acoustic meatus)和弥漫性外耳道炎（otitis externa）。坏死性外耳道炎（necrotizing external otitis）又称恶性外耳道炎，是一种特殊类型的弥漫性外耳道炎，糖尿病和身体衰弱者易患此病。

【病因】

（1）外耳道疖是外耳道皮肤毛囊或皮脂腺的局限性化脓性炎症，病原菌主要是葡萄球菌。

（2）弥漫性外耳道炎是外耳道的弥漫性炎症，外耳道皮肤外伤或局部抵抗力下降时易发病，常见致病菌为金黄色葡萄球菌、链球菌、铜绿假单胞菌和变形杆菌。

（3）坏死性外耳道炎主要致病菌为铜绿假单胞菌，约占90%，其他有葡萄球菌、链球菌等。

【病理】

（1）外耳道疖为外耳道软骨部皮肤毛囊或皮脂腺被葡萄球菌等细菌感染所致，外耳道骨部皮肤无毛囊及腺体，故不会发生疖肿。

（2）急性弥漫性外耳道炎病理表现为局部皮肤水肿或多核白细胞浸润，上皮细胞呈海绵样变或角化不全。

（3）坏死性外耳道炎是发生在外耳道和颞骨的一种罕见疾病，可破坏外耳道皮肤、外耳道骨部和软骨部，可向颅底蔓延，导致颅底骨质的骨髓炎，并可破坏周围血管、神经和组织，危及生命。

【诊断要点】

1. 外耳道疖

（1）临床表现：耳部剧烈疼痛，可在咀嚼或说话时加重，阻塞外耳道可引起听力下降，疖肿溃破后可有脓液流出。

（2）检查：有明显的耳郭牵拉痛，外耳道软骨部可有局限性红肿隆起，或在肿胀的中央有白色脓栓。

2. 弥漫性外耳道炎

（1）临床表现：急性弥漫性外耳道炎发病初期为耳内灼热感，随着病情发展，疼痛逐渐加剧，甚至坐卧不安。慢性弥漫性外耳道炎患者常表现为耳痒不适，不时有分泌物流出。

（2）检查：急性弥漫性外耳道炎患者外耳道弥漫性充血、肿胀、潮湿，有明显的耳屏压痛和耳郭牵拉痛。

慢性弥漫性外耳道炎患者外耳道皮肤多增厚，有痂皮附着，撕脱后外耳道皮肤呈渗血状。

3. 坏死性外耳道炎

（1）临床表现：起病急，耳痛，多是持续性，逐渐加剧，如引起脑神经受累可有相应的脑神经症状，如面瘫、颈静脉孔综合征等。

（2）检查：耳周软组织肿胀，外耳道红肿及蜂窝织炎，可见水肿的肉芽或坏死物，以及脓性或脓血性分泌物。颞骨 CT 检查可见外耳道骨部或颅底有骨质破坏。

【治疗】

（1）应用抗生素控制感染，可根据细菌培养和药物敏感试验结果选用敏感抗生素。

（2）使用镇静、镇痛药治疗，局部可进行理疗，促进炎症消散。

（3）疖肿成熟后可及时行脓肿切开引流。

（4）慢性炎症者可用抗生素与糖皮质激素合剂或霜剂局部涂覆，不宜太厚。

（5）坏死性外耳道炎应积极控制血糖，提高全身免疫力，并使用敏感抗生素，必要时可行手术治疗。

【主要护理问题】

1. 体温过高 与感染有关。

2. 舒适的改变 与耳部疼痛有关。

3. 知识缺乏 缺乏疾病相关知识。

4. 营养缺乏——低于机体需要量 与患者食欲缺乏有关。

【护理目标】

（1）体温降至正常，无发热。

（2）耳痛缓解，患者感到舒适。

（3）患者了解疾病相关知识，控制血糖在正常范围。

（4）患者食欲恢复，营养状况良好。

【护理措施】

1. 心理护理

（1）向患者讲解该疾病发病的原因、治疗、护理，鼓励患者积极配合。

（2）讲解该疾病可能引起的不适，如外耳道发痒、疼痛等，鼓励患者表达其不适，并遵医嘱予对症治疗。

（3）与患者沟通，了解其心理动态，有针对性地进行心理护理。

2. 病情观察

（1）询问患者有无外耳道发痒、疼痛等，观察外耳道有无充血、肿胀，嘱患者勿用手搔抓外耳道；如外耳道发痒无法忍受，可用手按压耳屏，以减轻其不适感。

（2）保持外耳道清洁、干燥，遵医嘱使用滴耳药，教会患者正确的滴耳方法，滴耳后观察患者有无眩晕等症状。

（3）遵医嘱合理使用抗生素，血糖高的患者，监测血糖，严格用药，观察用药后的反应及效果。

（4）加强基础护理及生活护理，满足患者的合理需求。

（5）患者耳痛剧烈无法耐受时，应遵医嘱运用镇痛药物。

3. 健康宣教

（1）指导患者正确使用滴耳药。

（2）告知患者在疾病未完全康复前禁止游泳，避免污水进入外耳道。

（3）嘱患者勿自行挖耳，外耳道有耵聍或有异物进入，应及时到医院就诊。

（4）有污水进入外耳道应及时用无菌棉签或干净的纸巾擦干；或者患耳向下，用同侧手牵拉耳郭，蹦跳几下，让水流出后擦干。

（5）如有糖尿病、慢性肾炎、贫血、内分泌紊乱、中耳炎等疾病的患者应该积极治疗。

【特别关注】

（1）病情观察及护理。

（2）出院健康教育。

【前沿进展】

坏死性外耳道炎诊断中，常规CT扫描对于病理过程的显示有一定的局限性。有研究提出，在有条件作镓的闪烁显像扫描法，应作为检查的首选。因为，镓可被网状内皮系统的巨噬细胞所吸收，用这种放射性元素扫描可敏感的显示病变过程。

【知识拓展】

上呼吸道感染引发的小儿急性外耳道感染是临床常见的小儿疾病之一，外耳道出现灼热、疼痛、耳鸣感，严重者伴全身发热、耳后淋巴结肿大，如果没有及时治疗，导致腮腺炎、耳聋耳鸣等并发疾病，现临床多采用炎琥宁注射液进行治。

第四节　外耳道胆脂瘤患者的护理

【概述】

外耳道胆脂瘤（external auditory canal cholesteatoma，EACC），主要为阻塞于外耳道骨段的含有胆固醇结晶的脱落上皮团块。本病并不罕见，多发生于成年人。

【病因】

目前病因尚不明。一般认为外耳道受各种病变长期刺激而产生慢性充血，致局部皮肤基底细胞生长活跃，角化上皮脱落增多，堆积于外耳道，形成胆脂瘤。

【病理】

外耳道皮肤鳞状上皮侵入或侵蚀骨性外耳道局部区域后，覆以复层鳞状角化上皮。角化上皮脱落，在外耳道堆积且排出受阻，又形成对外耳道的持续压力，在溶胶酶原的作用下，使外耳道壁内段不断扩大，形成外小内大的外耳道腔。脱落的角化物团块堆积于外耳道内段，其中央部分因缺氧而腐败分解，产生胆固醇结晶。

【诊断要点】

1. 临床表现 病变初期有时无症状，随着胆脂瘤体积的增加，出现外耳道堵塞感及耳痛、耳鸣、听力下降等症状。合并感染时外耳道内可有脓性分泌物或肉芽形成，局部触痛。

2. 检查 典型的外耳道胆脂瘤可见外耳道内段白色胆脂瘤样物堵塞，清除后可见外耳道皮肤糜烂，骨质暴露且有缺损，甚至有死骨形成，鼓膜通常完整。

3. 外耳道胆脂瘤常被误诊为耵聍栓塞或中耳胆脂瘤，长期耵聍栓塞本身可引起外耳道胆脂瘤，其外端也可形成耵聍栓塞。

【治疗】

治疗的唯一途径是手术彻底清除病变和胆脂瘤上皮。治疗原则是彻底清除胆脂瘤和死骨，防止胆脂瘤的残留和复发。

（1）未合并感染且外耳道骨质破坏不严重时，胆脂瘤用耵聍钩较易取出。

（2）合并感染时应先控制感染，再行胆脂瘤取出。

（3）感染严重且外耳道骨质破坏明显时，胆脂瘤取出较困难，可在全身麻醉及手术显微镜下进行。

【主要护理问题】

1. 舒适的改变　与耳部疼痛，堵塞感有关。

2. 焦虑　与听力下降有关

3. 知识缺乏　缺乏疾病相关知识。

【护理目标】

（1）患者不适感减轻，疼痛消失。

（2）患者焦虑缓解，积极配合治疗。

（3）掌握疾病相关的自我保健知识。

【护理措施】

1. 心理护理

（1）讲解外耳道胆脂瘤形成的原因、疾病的治疗及护理要点，鼓励患者积极配合。

（2）向患者讲解该疾病可能引起的不适，以消除患者的焦虑情绪。

2. 耳部症状的观察及护理

（1）观察外耳道胆脂瘤情况，协助医生处理，如胆脂瘤嵌顿较紧，应给予油剂滴耳，待胆脂瘤松动后取出。

（2）需手术取出胆脂瘤者，应做好相应的术前准备。

（3）取出胆脂瘤的过程中如有外耳道损伤或有外耳

道感染时，应遵医嘱及时合理使用抗生素治疗。

（4）外耳道有纱条填塞者，应告知患者纱条填塞的重要性及取出纱条的时间，防止患者自行将纱条取出。

3. 出院健康教育

（1）告知患者保持外耳道清洁、干燥，避免污水进入外耳道，1个月内禁游泳，洗澡或洗头时，有污水进入外耳道应及时用无菌棉签或干净的纸巾擦干，或使患耳向下，蹦跳几下，让水流出后擦干。

（2）告知患者该疾病容易复发，应按时复诊，如发现有上皮堆积，应及时清理。

【特别关注】

（1）耳部症状的观察及护理。

（2）出院健康宣教。

【前沿进展】

目前认为，当外耳道胆脂瘤累及的位置或深度与周围重要的结构关系密切时，必须行影像学检查。尤其是随着高分辨颞骨CT在临床中的广泛应用，该技术对于术前辨别胆脂瘤与重要解剖标志如面神经、鼓室天盖、颅底和乳突气房的关系，以及手术方式的选择有重要意义。

【知识拓展】

外耳道胆脂瘤最早由Toynbee于1850年报道，称之为传染性软疣，Piepergerdes等给外耳道胆脂瘤下定义，并和外耳道阻塞性角化病（KO）做了详细的鉴别，阻塞性角化病是脱落的角质碎片聚集阻塞外耳道，表现为急性剧痛和传导性听力下降；而外耳道胆脂瘤是鳞状上皮增生形成的胶质碎片聚集侵犯骨性外耳道。

第五节　耵聍栓塞患者的护理

【概述】

耵聍也称耳垢或耳屎，是外耳道软骨膜部皮肤耵聍腺的分泌物，有保护外耳道皮肤及粘附灰尘或异物等作用。耵聍栓塞（impacted cerumen）为外耳道耵聍积聚过多形成团块堵塞外耳道所致。

【病因】

（1）因外耳道炎症等刺激致耵聍腺分泌过多。
（2）尘土等异物进入外耳道与耵聍混积成块。
（3）挖耳时将耵聍推入外耳道深部。
（4）外耳道狭窄、畸形、肿瘤、瘢痕致耵聍排出受阻。
（5）老年人肌肉松弛，下颌关节运动无力。

【诊断要点】

1. 临床表现　外耳道未完全阻塞者，多无症状。完全阻塞者可引起听力减退、耳痛、耳鸣、眩晕等。

2. 检查　外耳道可见棕黑色或黄褐色块状物堵塞，质地不等，可松软如泥，可坚硬如石。

【治疗】

（1）未完全堵塞外耳道的耵聍，可用耵聍钩取出。
（2）已有外耳道炎者，应先控制感染，再取耵聍。
（3）首次就诊取出困难者，可先滴入 5% 碳酸氢钠或 3% 过氧化氢，使耵聍软化后再取。
（4）外耳道冲洗法。

【主要护理问题】

1. 舒适的改变 与耳部闷塞感有关。

2. 焦虑 与听力下降有关。

3. 知识缺乏 缺乏预防与自我保健知识。

【护理目标】

（1）患者不适感降到最低，闷塞感消失。

（2）患者焦虑缓解，积极配合治疗。

（2）患者及家属掌握有关疾病的预防及保健相关知识。

【护理措施】

1. 心理护理

（1）向患者讲解耵聍栓塞的原因、治疗及护理要点，鼓励患者积极配合。

（2）告知患者取出耵聍前后可能引起的不适，如耳部闷胀感、耳鸣、耳痛等，以消除患者的焦虑情绪。

2. 治疗护理

（1）协助医生及时为患者取出耵聍，用物准备充分，固定好体位，安抚患者，保证顺利取出。

（2）较硬的耵聍，应指导患者用3%过氧化氢滴入外耳道，使其软化后再协助取出。告知患者，滴药后患耳胀痛可能有明显的加重，这是正常现象，嘱患者不必紧张。

（3）在耵聍取出的过程中有外耳道损伤者，应遵医嘱使用抗生素。

3. 健康宣教

（1）大多数人的耵聍会借咀嚼、张口等动作自行排出，不用自行挖耳，如外耳道耵聍过多，无法自行排除时，应及时到专科医院就诊，避免非专业人员掏耳。

（2）皮脂腺分泌旺盛的患者，应尽量减少摄入含油脂量高的食物。

（3）耵聍取出后，如有声响过高，可用无菌棉花堵塞外耳道口，待好转后取出。

（4）如出现外耳道出血、耳痛、流脓、溢液等异常症状，应及时复诊。

【特别关注】

（1）正确使用滴耳药软化耵聍。

（2）健康宣教。

【前沿进展】

临床上取外耳道耵聍常在无麻醉下进行，但有难度的外耳道耵聍栓塞，取时因疼痛不合作，操作稍不慎往往易损伤外耳道壁、鼓膜引起继发感染，现可采用耳神经局部麻醉，取出耵聍。

【知识拓展】

外耳道冲洗时，冲洗液的温度应在38~42℃，以免刺激内耳的迷路神经引起眩晕等症状；冲洗方向须斜对外耳道后上壁，避免损伤鼓膜或将耵聍冲至外耳道深部；如双耳冲洗，需先治疗一侧耳结束后再治疗另一侧耳；有急、慢性化脓性中耳炎或鼓膜穿孔的患者忌用此方法。

第六节　鼓膜炎患者的护理

【概述】

鼓膜炎（myringitis）指发生于鼓膜的急、慢性炎症，可由外耳道及中耳的急性炎症蔓延而来，也可原发于鼓膜本身。急性炎症中较常见的是急性鼓膜炎和大疱性鼓膜炎，慢性炎症多见于慢性肉芽性鼓膜炎，又称特发性慢性鼓膜炎，是以鼓膜表面的肉芽性损害为特点的鼓膜慢性炎症性疾病。急性鼓膜炎多伴发于急性外耳道炎和急性中耳炎，内容详见相关章节。

【病因】

（1）大疱性鼓膜炎由病毒感染引起鼓膜及邻近外耳道皮肤急性炎症所致，多伴有上呼吸道感染，多见于儿童。

（2）慢性肉芽性鼓膜炎病因不清，可能与细菌或真菌感染、慢性炎症刺激（如挖耳、慢性外耳道炎症）、表皮抵抗力降低等有关。

【诊断要点】

1. 大疱性鼓膜炎

（1）临床表现：以耳深部剧烈疼痛为主要症状，疱疹破裂后耳痛可缓解。常伴耳闷胀感及听力下降。

（2）检查：鼓膜松弛部充血，疱疹多位于鼓膜后上方，呈圆形或椭圆形，多个小疱疹可融合成大疱疹。疱疹溃破后，局部呈暗红色，可有少量渗血，一般鼓膜不会穿孔。

2. 慢性肉芽性鼓膜炎

（1）临床表现：患者有耳漏、耳痒、耳闷胀感，一般无耳痛，伴外耳道水样脓液，少数有轻度听力下降。

（2）检查：鼓膜轻度充血，鼓膜表面可见微小颗粒状肉芽或表浅溃疡。颞骨高分辨 CT 示鼓室及乳突正常。

【治疗】

1. 大疱性鼓膜炎

（1）大疱未破者可在无菌条件下用尖针刺破。

（2）大疱已破者可用抗生素滴耳液滴耳。

（3）抗病毒，缓解耳痛。

2. 慢性肉芽性鼓膜炎

（1）局部0.9%氯化钠溶液清洗后，用抗生素滴耳液滴耳。

（2）肉芽表面可用10%～20%硝酸银烧灼。

（3）肉芽增生明显者，可在表面麻醉下刮除肉芽。

【主要护理问题】

1. 舒适的改变　与炎症刺激、疼痛有关。

2. 焦虑　与疼痛有关。

3. 体温过高　与炎症引起的全身反应有关。

4. 知识缺乏　缺乏疾病治疗及护理的相关知识。

【护理目标】

（1）患者疼痛减轻，能耐受。

（2）患者焦虑缓解。

（3）患者体温恢复正常。

（4）患者了解疾病治疗及护理的相关知识。

【护理措施】

1. 心理护理

（1）向患者讲解疾病的相关知识及预后，安慰患者，鼓励其积极配合治疗及护理。

（2）耐心倾听患者的主诉，讲解引起耳部疼痛的原因，指导患者采用松弛疗法，必要时，可遵医嘱运用镇痛药物。

2. 治疗护理

（1）遵医嘱合理使用抗生素抗感染治疗。

（2）指导患者正确使用滴耳药滴耳，观察用药后的效果及反应。

（3）体温过高的患者，应积极降温处理。

（4）密切观察耳部症状，重视患者主诉，及时发现异常并处理，避免并发症的发生。

3. 健康宣教

（1）积极治疗耳部的急慢性炎症及流感等病毒感染性疾病。

（2）教会患者正确的滴耳方法。

（3）保持外耳道的清洁、干燥，及时清理进入外耳道的污水。

（4）劳逸结合，营养均衡，适当进行体育锻炼，增强体质，预防上呼吸道感染。

【特别关注】

（1）耳部并发症的观察及护理。

（2）健康教育。

【前沿进展】

大疱性鼓膜炎为自限性疾病，合并分泌性中耳炎的很少，发生鼓膜色素沉着更少，易与胆固醇肉芽肿相混淆或误诊。在治疗大疱性鼓膜炎的同时，注意咽鼓管的功能和有无分泌性中耳炎的合并，并及早采取措施，控制胆固醇肉芽肿的形成。同时，在没有使用抗菌药物的指征时，尽量不全身使用抗菌药物，以免促进炎性黏膜的渗血和微小出血。

【知识拓展】

慢性肉芽性鼓膜炎主要临床表现为耳内瘙痒或不适，流少许脓液，临床上可能会误诊为慢性化脓性中耳炎。根据病史，借助耳内镜观察鼓膜是否完整，以及颞骨高分辨 CT 检查，不难鉴别。

（张馨元　邹　剑）

第五章　耳外伤患者的护理

第一节　耳郭外伤患者的护理

【概述】

因耳郭为头部显露部位，易单独遭受各种外力的直接损伤，同时需警惕颌面及颅脑部位损伤。

【病因】

常见病因多为机械性损伤，如挫伤、割伤、撕裂伤、咬伤或火器伤。

【诊断要点】

根据病史及检查所见即可确诊。挫伤轻者表现为局部皮肤擦伤、肿胀，重者可有皮下血肿形成。割伤一般伤缘收缩、软骨暴露。咬伤伤口常不规则，软骨破碎。耳郭撕裂伤轻者仅为一裂口，重者可造成耳郭撕裂缺损，甚至完全离断。

【治疗】

（1）耳郭血肿在伤后24小时内可先冰敷，如渗出较多，可在无菌条件下穿刺抽出积血、加压包扎，并使用抗生素抗感染。

（2）正确处理完全离断耳郭，耳郭撕裂伤应在患者全身情况允许的条件下，尽早清创缝合。创面应彻底清洗，严格消毒，并清除异物及坏死组织，皮肤对位缝合。

【主要护理问题】

1. 舒适的改变　与外伤后耳部疼痛有关。

2. 焦虑　与担心疾病预后有关。

3. 知识缺乏　缺乏疾病治疗、护理及预后的相关知识。

4. 潜在并发症　耳郭畸形、软骨坏死、感染等。

【护理目标】

（1）患者不适感降到最低或消失。

（2）耳部伤口未发生感染，或感染无扩散。

（3）了解疾病的相关知识，焦虑程度减轻。

（4）未发生耳郭畸形等并发症。

【护理措施】

1. 心理护理

（1）向患者及家属了解耳郭外伤的原因、发生的时间、程度及耳部出血的情况，有针对性的进行心理护理，减轻患者的焦虑情绪。

（2）向患者及家属讲解疾病的治疗及护理要点、注意事项等，鼓励患者积极配合治疗，促进疾病康复。

（3）主动与患者交谈，了解心理变化，给予适时疏导。

（4）指导情绪不良的患者采用松弛疗法，分散注意力，及时调整情绪。

2. 耳部伤口的观察及护理　见表 5-1。

表 5-1　耳部伤口的观察及护理

项目	观察及护理内容
术前观察	观察外伤的范围、耳郭断离的程度，脱落耳郭的保护程度 监测生命体征的变化 观察外伤部位的出血情况，出血明显者应进行压迫止血 保护患耳及周围的组织，为修复准备条件

续表

项目	观察及护理内容
手术准备	紧急完善相关术前检查，根据病情合血、备血 尽快剃除伤耳周围头发，皮肤损伤较重的备好对侧大腿内侧的皮肤，做好植皮准备 做好急诊手术准备，尽快送手术室行伤口清创、止血及缝合术
术后观察	观察修复后患耳的颜色、皮温，有无渗血、渗液，渗出液的颜色、性质、量及气味等 予健侧卧位，以免影响患耳的血供 耳部伤口缝合后需加压包扎 48 小时，告知患者勿自行拆除包扎的敷料 敷料拆除后，应充分暴露伤口，保持清洁、干燥，勿用手搔抓患耳及伤口 予红外线灯照射患耳，每次 15 ～ 20 分钟，每日 1 ～ 2 次，以促进耳部血液循环及渗出液的吸收 观察耳道内有无透明无色水样液体流出，如有应积极检查是否系脑脊液耳漏

3. 出院健康指导

（1）注意保护患耳，避免用手搔抓、牵拉患耳以及外力撞击耳郭；冬天注意耳部保暖，防止冻伤耳郭。

（2）遵医嘱继续使用药物治疗及复查。

（3）出院后出现耳郭红肿、疼痛加重、耳道内有透明无色水样液体流出等异常情况应立即就诊。

（4）耳郭缺损、面瘫的患者应积极治疗，避免病程迁延。

【并发症的处理及护理】

并发症的处理及护理见表 5-2。

表 5-2　并发症的处理及护理

常见并发症	临床表现	处理及护理
感染	耳郭皮肤颜色变紫或变黑色，渗液较多，有臭味	加强耳部换药，及时清理坏死组织 及时、正确使用扩血管药物 取分泌物做药物敏感试验，选用敏感的抗生素
软骨坏死	耳郭变黑、塌陷 耳郭疼痛感觉减退，皮温低 伤口有脓性或暗红色分泌物渗出，异味重	手术清除坏死软骨 使用敏感抗生素 局部理疗
耳郭畸形	耳郭瘢痕形成，失去正常的形状	加强心理护理 手术行耳郭成形或修复术

【特别关注】

（1）耳部伤口的观察及护理。

（2）出院健康指导。

【前沿进展】

耳郭完全撕脱伤的处理应尽可能使撕脱部位再附着，并确保全层皮肤复合移植。血小板抑制因子、抗凝剂、高压氧等，均可以用于提高再植部分耳郭的存活率。如果是全耳郭撕脱伤则必须行显微血管吻合。而对于不能行一期再植的耳郭撕脱部分，则应先行伤口清创缝合，再行二期耳郭再造。

【知识拓展】

耳郭撕裂伤的全层缝合必须使用极细的具有张力的单纤丝线对位缝合软骨膜及耳皮肤。人或动物咬伤引起的耳郭撕裂伤需要敏感抗生素预防感染。即使相对清洁的伤口，也应该用敏感抗生素预防软骨膜炎的发生。

第二节　鼓膜外伤患者的护理

【概述】

鼓膜虽位于外耳道深部，但因其菲薄易受直接外力和间接外力冲击而破裂。

【病因】

1. 直接外伤　针、棒直接戳伤，如挖耳、外耳道异物或取外耳道耵聍及异物时，造成鼓膜直接损伤。

2. 间接外伤　空气压力急剧改变之时，如爆炸空气波冲击伤、掌击耳部均可造成鼓膜破裂。

【诊断要点】

1. 临床表现　单纯鼓膜外伤一般出血不多，伤后即有耳痛，但通常不剧烈。受伤后常伴有不同程度的听力下降及耳鸣。

2. 检查

（1）耳镜检查：可见外耳道及鼓膜血性痂壳或瘀斑存在，鼓膜穿孔大小及形态不一，穿孔多呈裂隙状、三角形或不规则性。

（2）听力学检查：纯音测听结果常为轻度传导性听力下降。声导抗检查可见外耳道容积扩大，鼓室图为典型的鼓膜穿孔图像。

（3）影像学检查：耳部 X 线片或 CT 检查可了解鼓室、鼓窦、乳突是否正常。

【治疗】

（1）耳内未发生化脓性感染时，保持外耳道干燥，禁止耳道内冲洗及滴药，可全身使用抗生素预防感染。

（2）耳内发生化脓性感染时，需全身抗感染及局部清洗，可滴用抗生素滴耳液。

（3）无继发感染，外伤性鼓膜穿孔多能自行愈合，以保守治疗为主，如后遗长期不愈合的鼓膜，可行鼓膜修补术。

【主要护理问题】

1. 舒适改变　与耳痛、耳鸣有关。

2. 知识缺乏　缺乏疾病治疗、护理及预防保健的相关知识。

3. 潜在的感染　与鼓膜外伤有关。

4. 焦虑　与听力下降、担心疾病预后有关。

【护理目标】

（1）患者不适感降到最低或消失。

（2）患者了解疾病相关知识，焦虑情绪缓解，积极配合治疗及护理。

（3）患者外耳道及中耳无感染发生。

（4）患者焦虑状况减轻。

【护理措施】

1. 心理护理

（1）及时了解鼓膜外伤的原因、发生的时间，有无耳痛、听力下降等，告知患者相关自护知识。

（2）介绍疾病的治疗、护理要点及预后，告知患者要保持良好的心理状态，积极配合治疗和护理，促进穿孔愈合及听力恢复，使患者消除焦虑，恐慌心理，增强患者战胜疾病的信心。

2. 治疗护理 见表5-3。

表5-3 治疗护理

项目	治疗护理内容
保守治疗的护理	观察患耳有无出血及出血的量，有无溢液或流脓，少量的出血、溢液可用无菌棉球放于耳道口，污染后及时更换 告知患者3周内外耳道不可进水和滴药 避免感冒，教会正确擤鼻方法，以防来自鼻咽部的感染 根据医嘱使用抗生素
鼓膜修补术的护理	术前向患者介绍手术的目的、方法及经过，促进患者配合 术后观察耳部是否有出血、流脓，如有异常应及时处理 耳道内填塞的碘仿纱条一般于2周后取出，应告知患者填塞的目的、意义，避免自行拔出 避免感冒、用力擤鼻、咳嗽、打喷嚏，以免修补鼓膜的硅胶片或筋膜脱落，导致手术失败

3. 健康宣教

（1）严禁患者用发夹、火柴棍、发卡等锐器挖耳。家长不应掌击小孩耳部，也应教育孩子不能用尖锐玩具攻击他人。

（2）取外耳道耵聍或异物时要细心、适度，避免伤及鼓膜。

（3）在高气压、高噪声的环境工作时，可用棉花或手指塞耳，应戴防护耳塞。

（4）预防感冒，教会患者正确的擤鼻方法。

（5）鼓膜外伤后1个月内禁止游泳、跳水及潜水，以防污水入耳，引起中耳感染。

（6）鼓膜修补术后应注意防止感冒，避免中耳、咽部感染。

【特别关注】

（1）治疗护理。
（2）出院健康指导。

【前沿进展】

外伤性鼓膜穿孔早期及时去除外耳道内脱落的鳞状上皮和溢液，可以促进穿孔的愈合。在穿孔的鼓膜上放置纸片可以为穿孔愈合提供支架。目前研究表明。许多干预方法，从激光焊接到运用生长因子均可促进鼓膜愈合，如纤维蛋白胶、氰基丙烯酸脂、藻酸钙片、转化生长因子、表皮生长因子缓释胶片、角化细胞、碱性成纤维细胞、血小板来源生长因子等。

【知识拓展】

用显微镜清除组织碎片和血凝块，对伤情判断非常重要。若伤及内耳，出现眩晕、眼球震颤或感音神经性听力下降者，需要在全身麻醉状态下检查。一般鼓膜穿孔的自愈率与穿孔大小成反比，约 88% 鼓膜穿孔在 3~10 个月内自行愈合。有关前瞻性研究表明，鼓膜穿孔的面积与传导性听力下降成正比，而穿孔的部位与听力下降的关系不明确，听力下降主要集中在低频区。

（周　琦　邹　剑）

第六章　中耳炎性疾病患者的护理

第一节　分泌性中耳炎患者的护理

【概述】

分泌性中耳炎（secretory otitis media）是以中耳积液及听力下降为主要特征的中耳非化脓性炎性疾病。中耳积液可为浆液性分泌液或渗出液，也可为黏液。分泌性中耳炎可分为急性和慢性两种。慢性分泌性中耳炎是由急性分泌性中耳炎未得到及时而恰当的治疗，或由分泌性中耳炎反复发作、迁延、转化而来。本病很常见，小儿的发病率比成人高，是引起小儿听力下降的重要原因之一。

【病因】

（1）咽鼓管功能障碍是导致分泌性中耳炎的主要原因，引起咽鼓管功能障碍的原因又可分为机械性阻塞（如小儿腺样体肥大）及功能障碍（如司咽鼓管开闭的肌肉收缩无力）。

（2）中耳的一种轻型或低毒性细菌感染，细菌产物内毒素在病变迁延为慢性的过程中起重要作用。

（3）小儿免疫系统发育尚不成熟，是导致小儿分泌性中耳炎发病率高的可能原因之一。

【病理】

中耳分泌液来自咽鼓管、鼓室及乳突气房黏膜，咽鼓管功能障碍时，外界空气不能进入中耳腔，中耳腔内原有气体逐渐被黏膜吸收形成腔内负压，导致中耳黏膜静脉扩张，血管壁通透性增强，中耳腔内出现漏出液。

【诊断要点】

1. 临床表现

（1）听力下降，伴有自听增强。

（2）急性者可有耳痛，慢性者耳痛不明显，主要为耳内闷塞感，伴低音调间歇性耳鸣。

2. 检查

（1）鼓膜表现：急性期常表现为鼓膜松弛部及紧张部周边充血，紧张部内陷。鼓室积液时，鼓膜呈淡黄色或琥珀色，慢性者可呈乳白色或灰蓝色。若积液为浆液性且未充满鼓室，透过鼓膜可见液平面。

（2）听力检查：音叉试验及纯音测听结果显示传导性听力下降，下降程度不一。声导抗检查对诊断有重要价值，B 型（平坦型）鼓室图为分泌性中耳炎的典型曲线。

（3）颞骨 CT：鼓室内有低密度影，乳突部分或全部气房内积液。

【治疗】

1. 非手术治疗

（1）全身使用抗生素、糖皮质激素及稀化黏液类药物。

（2）有鼻塞症状时使用鼻腔减充血剂喷鼻。

（3）咽鼓管吹张，改善咽鼓管通气引流。

2. 手术治疗

（1）鼓膜穿刺抽液，必要时鼓室内注入糖皮质激素。

（2）鼓膜切开术。

（3）鼓膜置管术（图 6-1）。

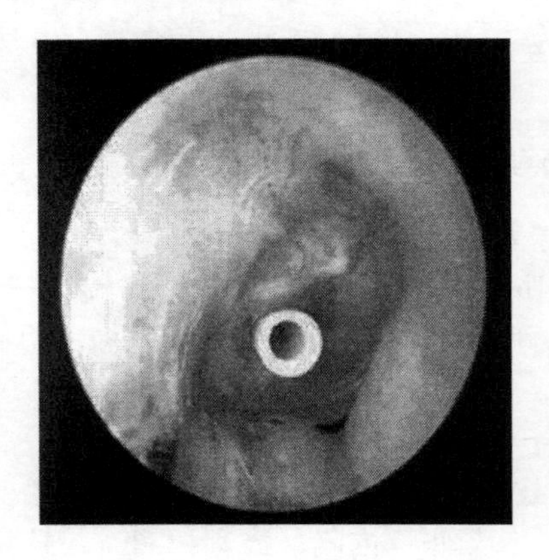

图 6-1 鼓膜置管

3. 相关疾病的治疗 积极治疗鼻咽或鼻－鼻窦疾病。其中腺样体切除术在儿童分泌性中耳炎的治疗中应受到足够的重视。

【主要护理问题】

1. 舒适的改变 与耳痛、耳闷胀感有关

2. 知识缺乏 缺乏疾病、手术及自我保健知识。

3. 潜在并发症 通气管脱落、继发感染、鼓膜持久性穿孔。

【护理目标】

（1）患者不适感降到最低或消失。

（2）了解分泌性中耳炎的预防及术后的自我保健知识。

（3）未发生相关并发症或并发症发生后得到及时的治疗。

【术前护理措施】

1. 心理护理及健康教育

（1）讲解有关疾病及手术的知识，让患者及家属以良好的心态对待疾病及手术。

（2）加强与患者及家属的沟通，了解患者的心理状态，鼓励患者积极配合术前检查。

（3）12 岁以下小孩留陪护，加强心理支持。

2. 非手术治疗的护理

（1）遵医嘱予呋麻滴鼻液滴鼻或盐酸羟甲唑啉喷鼻，保持鼻腔及咽鼓管通畅。

（2）遵医嘱给予抗生素、类固醇激素类药物，控制感染及减轻炎性渗出及机化。

（3）嘱患者避免进食辛辣、刺激性食物，预防上呼吸道感染。

（4）教会患者正确的滴鼻和擤鼻方法。

（5）告知患者保持咽鼓管通畅的重要性，给予正确的咽鼓管吹张治疗，及时评价治疗效果。

3. 术前常规准备

（1）协助患者完善术前常规检查，如血细胞分析、肝肾功能、出凝血时间、与输血相关的微生物检查、心电图、胸部 X 线片。

（2）术前 1 日遵医嘱做抗生素皮试，手术当日术前半小时静脉滴注抗生素。

（3）术前 1 日根据需要剃除耳部周围 5 ～ 7cm 头发。

（4）局部麻醉者术晨进少量软食，全身麻醉者术前 6 ～ 8 小时禁食。

（5）术晨更换清洁病员服，建立静脉通道。

（6）术晨与手术室人员核对患者信息、药物后，将患者送入手术室。

【术后护理措施】

1. 鼓膜置管术后护理常规 见表 6-1。

表 6-1 鼓膜置管术后护理常规

项目	护理内容
体位及活动	全身麻醉未清醒前去枕平卧，头偏向一侧 局部麻醉及全身麻醉清醒后采取自动卧位休息，逐步下床轻微活动 头部适当制动，勿过度活动、摇摆
病情观察	密切观察 T、P、R、Bp、SPO_2 的变化，酌情心电监护及低流量吸氧 观察外耳道有无血性液体流出，告知患者及家属有少许渗血属正常现象，如有活动性出血，应及时通知医生 外耳道放置的消毒棉花要保持清洁，勿用手及其他物品挖耳、塞耳 保持外耳道清洁、防污水入耳 勿用力擤鼻、咳嗽、打喷嚏 正确使用滴鼻药
饮食	局部麻醉术后 2 ～ 4 小时，全身麻醉术后 4 ～ 6 小时，无恶心、呕吐即可进食，先饮温开水 50ml，无不适可进食温冷的软食 养成良好饮食习惯，勿躺着进食、喝水 饮食宜清淡、易消化，禁食辛辣、刺激性、坚硬的食物

2. 健康教育

（1）分泌性中耳炎行鼓膜置管者，其通气管留置时间最短为 6 ～ 8 周，最长可达半年或一年，在此期间，患者勿剧烈活动（学龄儿童应暂停上体育课），以免通气管脱出影响手术效果。如出现通气管脱出应及时就诊。

（2）通气管拔出前，禁止游泳，洗头沐浴时要避免污水入耳。

（3）营养均衡，增强体质，预防感冒。防止复发关键是预防感冒，感冒是导致复发的最常见的因素。

（4）需要早期清除鼻、咽部病灶，如上呼吸道感染、扁桃体炎、鼻窦炎等。

（5）出院后勿自行挖耳，勿用力擤鼻，掌握正确的擤鼻方法。

（6）遵医嘱坚持用药，保持鼻腔及咽鼓管通畅，教会患者或家属正确的滴耳方法。

（7）听力损失严重者，可佩戴助听器。

【特别关注】

（1）鼓膜置管患者的健康教育。

（2）非手术治疗的护理。

【前沿进展】

咽鼓管功能障碍是导致分泌性中耳炎的重要原因，在引起咽鼓管功能障碍的各种原因中，胃食管反流成为最近备受关注的热点之一。其发生机制可能归因于反流后酸性环境下的黏膜炎症、胆汁酸的毒性及酸的渗透作用，尤其是胃蛋白酶的水解破坏作用。

【知识拓展】

鼓膜穿刺抽液术是由 Riolan 医师在为患者清理外耳道时不慎刺穿鼓膜反倒使患者听力改善时发现的。由于鼓膜会自然愈合，故曾有许多材质被用来放在穿刺处保持鼓膜开放。学者 Armstrong 于 20 世纪开始推广中耳通风管的运用。通过临床实践证明，药物保守治疗联合鼓膜置管术疗效确切，无明显不良反应，是分泌物性中耳炎的有效治疗方法，值得推广应用。

第二节　急性化脓性中耳炎患者的护理

【概述】

急性化脓性中耳炎（acute suppurative otitis media）是中耳黏膜的急性化脓性炎症。主要致病菌为肺炎链球菌、流感嗜血杆菌、乙型溶血性链球菌等。本病冬春季多见，好发于儿童，亦是小儿听力损失的常见疾病。

【病因】

1. 咽鼓管途径

（1）急性上呼吸道感染或急性传染病期间，鼻咽部分泌物中的致病菌经咽鼓管侵入中耳。

（2）在不洁净的水中游泳，不恰当的擤鼻或咽鼓管吹张，亦可经咽鼓管导致病菌的继发感染。

（3）婴幼儿咽鼓管管腔短、内径宽、鼓室口位置低，哺乳位置不当时，乳汁可经短而宽的咽鼓管流入中耳，继发感染。

2. 外耳道 – 鼓膜途径　鼓膜外伤、不符合无菌操作的鼓膜穿刺或鼓膜置管，可引起致病菌经外耳道侵入中耳，引起感染。

【病理】

早期的病理变化为黏膜充血，常累及咽鼓管、鼓室及乳突气房，之后发展为黏膜及黏膜下水肿，黏液腺分泌增加，黏膜增厚。鼓室内开始为浆液性渗出物聚集，以后变为浆液脓性或脓性。鼓室内压力随脓液增多而增加，鼓膜受压而贫血，加之炎症波及鼓膜，最终局部坏死，鼓膜穿孔，耳流脓。

【诊断要点】

1. 临床表现

（1）耳痛：多数患者鼓膜穿孔前耳部剧烈疼痛，烦躁不安，鼓膜穿孔流脓后疼痛减轻。仅少数患者无明显耳痛症状。

（2）听力下降及耳鸣：患者常有波动性耳鸣，听力逐渐下降。病变侵入内耳，可出现眩晕或感音神经性听力下降。

（3）耳漏：鼓膜穿孔后有液体流出，初为浆液血性，以后变为黏液性，乃至脓性。

（4）全身症状：小儿全身症状较重，可有畏寒、发热、食欲缺乏、呕吐等，鼓膜穿孔脓液引流后，全身症状可减轻。

2. 检查

（1）耳镜检查：早期鼓膜松弛部充血，继之鼓膜弥漫性充血。炎症未能及时控制，即发展为鼓膜穿孔（图6-2），可有脓液从穿孔处溢出。

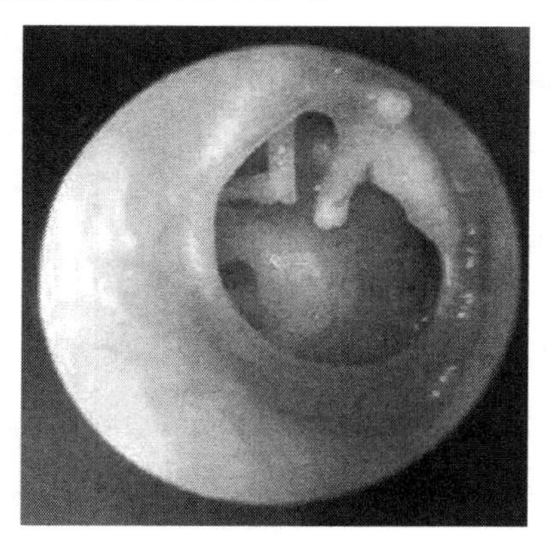

图 6-2　鼓膜穿孔

（2）耳部触诊：乳突部及鼓窦区可有压痛。

（3）听力检查：多为传导性听力下降，少数累及内耳可表现为混合性或感音神经性听力下降。

【治疗】

1. 全身治疗 早期应用足量抗生素，可根据脓性分泌物细菌培养及药物敏感试验结果，选择敏感抗生素。

2. 局部治疗

（1）鼓膜穿孔前可用 2% 酚甘油滴耳，消炎止痛。血管减充血剂滴鼻，改善咽鼓管通畅度。中耳腔脓液引流不畅，可行鼓膜切开术，以利于通畅引流。

（2）鼓膜穿孔后可先用 3% 过氧化氢清洗外耳道后，局部使用抗生素滴耳液滴耳治疗。不主张采用粉剂，以免与脓液结块，影响引流。

3. 病因治疗 积极治疗鼻腔、鼻窦及鼻咽部病变，如腺样体肥大、慢性鼻窦炎、慢性扁桃体炎等，减少疾病复发。

【主要护理问题】

1. 舒适的改变 与炎症刺激、耳痛有关。

2. 体温过高 与急性炎症引起的全身反应有关。

3. 相关知识 缺乏疾病治疗、护理知识。

4. 自理能力下降 与耳痛有关。

5. 潜在并发症 急性乳突炎、耳源性脑脓肿等。

【护理目标】

（1）患者耳痛缓解，不适感降到最低。

（2）患者及家属了解疾病的相关知识，积极配合治疗和护理。

（3）生活自理能力提高。

（4）体温恢复正常。

（5）无相关并发症发生。

【护理措施】

1. 心理护理及健康教育

（1）向患者解释疾病发生的原因、预后，鼓励患者积极配合治疗及护理。

（2）向患者讲解该疾病可能引起的不适，以缓解患者的焦虑情绪。

（3）加强生活护理，尽量满足患者的合理需求。

2. 病情观察及护理　见表 6-2。

表 6-2　病情观察及护理内容

项目	护理内容
耳部观察及护理	观察耳部有无流脓，脓液的颜色、性质及量、气味等并及时记录 了解患者有无头昏、耳鸣、听力下降等不适主诉 鼓膜未穿孔的患者可遵医嘱予 2% 酚甘油滴耳或予血管减充血剂滴鼻，保持咽鼓管通畅，减轻疼痛 鼓膜穿孔后可遵医嘱予 3% 过氧化氢清洗外耳道后，局部使用抗生素滴耳液滴耳 根据分泌物细菌培养及药物敏感试验结果使用敏感抗生素，观察用药效果及反应 观察耳后有无红肿、压痛等，如出现恶心、呕吐、剧烈头痛、烦躁不安等症状时，应警惕并发症的发生
疼痛护理	观察耳痛的部位及程度，鼓励患者表达疼痛的感受 加强心理护理，告知疼痛的原因，指导患者采用松弛疗法，分散患者注意力 疼痛不能耐受的患者，可遵医嘱使用镇静、镇痛药物 做好鼓膜切开的准备，配合医生行鼓膜切开术

续表

项目	护理内容
高热的护理	向患者及家属讲解引起高热的原因 鼓励患者多饮水，如伴有呕吐、腹泻，应遵医嘱予补液治疗，注意防止电解质紊乱 高热者予以物理降温或药物降温
基础护理	协助患者完成晨、晚间护理、生活护理 进食易消化、富含营养的软食，保持大便通畅

3. 健康宣教

（1）指导母亲正确的哺乳方法及哺乳姿势，避免溢奶、呛咳。

（2）嘱患者加强体育锻炼，增强体质，如患上呼吸道感染或鼻咽部疾病时应及时治疗。

（3）教会患者正确的擤鼻和滴耳的方法（图 6-3）。

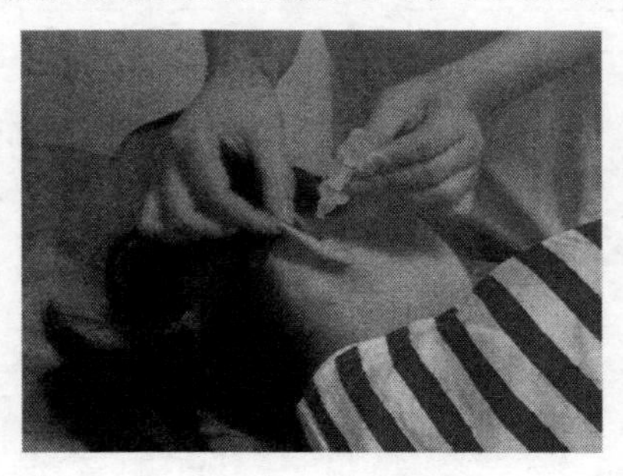

图 6-3　滴耳药

（4）及时清除外耳道脓液，禁止游泳，避免污水入耳。

（5）积极治疗，坚持完成疗程，定期随访，以免病程迁延为慢性。

【并发症的处理及护理】

并发症的处理及护理见表 6-3。

表 6-3　并发症的处理及护理

常见并发症	临床症状	处理及护理
急性乳突炎	高热或超高热 耳部流脓多，为黏液脓 耳深部疼痛，伴同侧头痛 鼓膜穿孔	早期、足量、全程使用抗生素 及时清除耳道分泌物，保持引流通畅 积极降温处理
耳源型脑脓肿	颅内高压症状：恶心、呕吐或喷射状呕吐、视乳头水肿 头痛、颈项强直或抬头抵抗 高热 瞳孔不等大、等圆，对光反射减弱或消失 偏瘫，嗜睡、昏迷等	手术治疗 脓肿引流 对症、支持疗法 遵医嘱降颅内压 大剂量抗生素治疗

【特别关注】

（1）病情的观察及护理。
（2）并发症的观察及预防。

【前沿进展】

许多新技术被用于中耳炎的诊断，A 型超声波已被用来侦测中耳积液，有研究表明其准确度高达 96%，而且能 100% 区别浆液性与黏液性，但仍无法区别出黏液性与化脓性。

【知识拓展】

鼓膜切开并置管术是在美国最常见的儿童全身麻

醉手术。据报道，在美国约7%的儿童在3岁前接受过鼓膜置管手术。该手术的适应症包括慢性中耳积液、复发性急性中耳炎、咽鼓管功能异常及持续性鼓膜凹陷等。

第三节 慢性化脓性中耳炎患者的护理

【概述】

慢性化脓性中耳炎(chronic suppurative otitis media)是中耳的化脓性炎症，可累及黏膜、骨膜或深达骨质。主要症状为长期间歇性或持续性耳流脓，常伴有听力下降。罹患者多是青壮年，40岁以后很少发生。

【病因】

（1）急性化脓性中耳炎未及时彻底治疗，迁延为慢性。

（2）急性坏死性中耳炎致组织破坏严重，病变深达骨膜或骨质，延续为慢性。

（3）全身慢性疾病或传染病致全身或局部抵抗力下降。特别是婴幼儿身体免疫力差，急性中耳炎易演变为慢性。

（4）鼻部或咽部的慢性病变，也是引起中耳炎迁延不愈的原因。

【病理】

慢性化脓性中耳炎依据病理变化的轻重可分为单纯型、骨疡型和胆脂瘤型。单纯型：病变主要位于中鼓室的黏膜层，以黏膜充血、水肿，有炎性细胞浸润及中性粒细胞为主。骨疡型：鼓室除黏膜充血、水肿外，出现增生、肥厚，甚至黏骨膜破坏，病变深达骨质。胆脂瘤型：病变为鼓室及乳突腔内的囊性结构，囊的外层是一层厚薄不一的纤维组织，内壁是胶质鳞状上皮、角化物和胆固醇结晶 (图 6-4)。

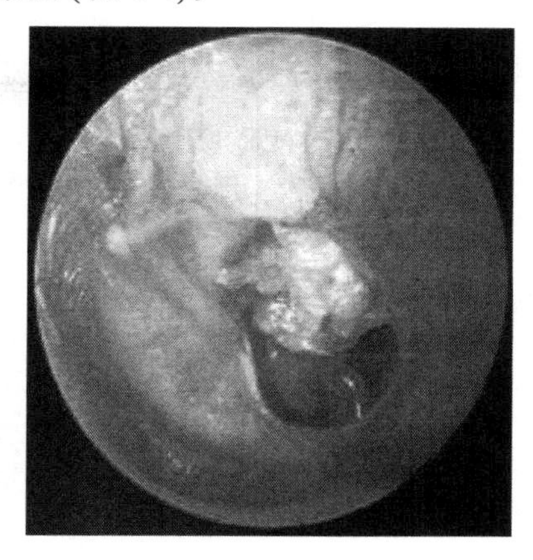

图 6-4　胆脂瘤型中耳炎

【诊断要点】

1. 临床表现

（1）耳溢液：性质可为黏液性、黏液脓性或为纯脓，表现为间歇性或持续性、脓量多少不等。

（2）听力下降：常表现为不同程度的传导性或混合性听力下降，主要与病变的范围和程度有关。

（3）耳鸣：部分可有耳鸣，耳鸣的性质与病变部位有关。

2. 辅助检查

（1）听力学检查：包括纯音测听、声导抗、咽鼓管功能检查。

（2）影像学检查：颞骨高分辨薄层 CT 扫描。

（3）其他检查：耳内镜检查、分泌物培养及药敏试验等。

【治疗】

1. 药物治疗 在引流通畅的前提下，首先局部使用抗生素滴耳液或抗生素与糖皮质激素的混合滴耳液。可在用药前先做脓性分泌物培养及药敏试验。

2. 手术治疗 根据病情选择经乳突径路鼓室成形术、改良乳突根治术或乳突根治术。

【主要护理问题】

1. 知识缺乏 缺乏疾病及手术相关知识。

2. 语言交流障碍 与听力下降有关。

3. 舒适的改变 与头痛、伤口疼痛，耳道内油纱条填塞有关。

4. 跌伤的危险 与术后眩晕及直立性低血压有关。

5. 生活自理能力下降 与头痛、伤口疼痛及听力下降有关。

6. 潜在伤口出血 与手术创伤有关。

7. 潜在并发症 急性乳突炎、耳后骨膜下脓肿、耳源性脑脓肿、耳源性面神经麻痹、耳源性脑膜炎、乙状窦血栓性静脉炎等。

【护理目标】

（1）掌握疾病及手术的相关知识。

（2）患者了解耳部纱条填塞的重要性，疼痛降到最低，患者感舒适。

（3）患者无跌伤。

（4）患者能与外界有效的交流。

（5）伤口无活动性出血。

（6）无并发症发生。

【术前护理措施】

1. 心理护理及术前健康宣教

（1）入院时热情接待患者，并安置床位，介绍病区环境，介绍主管医生及责任护士，告知患者医生的工作经验与治愈的病例，提高患者信任度，介绍同病室病友，以缓解环境陌生所产生的焦虑情绪。

（2）了解患者对所患疾病的认知程度、压力应对及家庭支持系统情况，并有针对性地进行心理护理。

（3）讲解手术的目的、必要性，介绍同种疾病患者的康复情况，以增强患者战胜疾病的信心。

（4）根据患者的年龄及病情落实陪护人员。

（5）讲解术前、术后的注意事项及术后可能引起的不适，鼓励患者积极配合术前检查。

2. 耳部准备

（1）对于耳部流脓的患者，入院后要保持外耳道清洁，可遵医嘱予 0.9% 氯化钠溶液或过氧化氢清洗外耳道。

（2）术前 1 日沐浴、洗头，备术侧耳部周围皮肤，一般应剃除耳郭周围 5 ～ 7cm 的头发。如患者为女性，应将剩余头发扎成辫子，偏向健侧，充分暴露出手术部位。如需取皮，应备手术对侧大腿内侧上 1/3 的皮肤。

（3）遵医嘱备术中需使用的纳吸棉，放冰箱保存。

3. 病情观察及护理

（1）观察患者耳部有无流脓，脓液的颜色、性质，脓液流出的时间，并及时记录。

（2）观察患者有无面瘫，以及其相关的症状并及时记录。

（3）观察患者有无颈项强直、头痛，以及头痛的性质，有无恶心、呕吐，有无颅内高压的表现。

4. 术前常规准备

（1）协助患者完善术前常规检查：如血细胞分析、肝肾功能、出凝血时间、与输血相关的微生物检查（包括乙肝两对半、甲肝、梅毒、艾滋病）、心电图、胸部X线片。

（2）指导或协助患者保持个人卫生 做好“六洁”——头发、胡须、口腔、皮肤、手足、会阴清洁，无异味；保持“两短一适中”——指（趾）甲短，胡须短，头发长短适中、不凌乱。

（3）术前1日遵医嘱做抗生素皮试；术中需输血者，应做好血型检查及交叉配血试验。

（4）术晨更换清洁病员服，取下所有随身饰物，在患者健侧肢体建立静脉通道，手术当日术前半小时静脉滴注抗生素。

（5）局部麻醉者术晨进少量软食，全身麻醉者术前6～8小时禁食、禁饮。

（6）手术当日与手术室人员核对患者信息、术中药物后，嘱患者排空大小便，将患者送入手术室。

【术后护理措施】

1. 外科护理常规 见表6-4。

表6-4 常规护理内容

项目	护理内容
全身麻醉术后护理常规	了解麻醉和手术方式、术中情况 持续低流量吸氧及心电监护，严密监测生命体征的变换 使用床档保护防坠床
伤口观察及护理	观察耳部伤口渗血情况。包括渗血的颜色、性质及量；如渗出的血液将敷料浸湿，应及时报告主管医生 观察耳部伤口敷料有无松脱，告知患者耳部加压包扎的重要性，嘱其勿自行拆除耳部敷料，以免引起伤口出血

续表

项目	护理内容
疼痛护理	评估患者疼痛的部位及性质、程度、发作时间及规律，鼓励患者表达其主观感受 讲解引起疼痛的原因，安慰患者，加强心理护理 鼓励患者看书或报纸，以分散其注意力 遵医嘱给予镇静、镇痛药物 给予舒适的卧位 为患者提供安静舒适的环境
基础护理	做好口腔护理、定时变换体位、协助进食及患者清洁；注意保暖，防止感冒

2. 病情观察及护理　见表 6-5。

表 6-5　病情观察及护理

项目	护理内容
耳部护理	保持耳部敷料包扎完整，如有松脱，应及时与医生联系予以更换 保护术耳，予健侧卧位，防止受压，进食时用健侧咀嚼，以免引起伤口出血，加重疼痛
观察并记录	观察耳部伤口有无渗血，渗血的性状、颜色、量；正常情况下有少许浸血，量逐渐减少，颜色逐渐变淡。若有活动性出血，应通知医生，给予止血处理或重新加压包扎 观察有无面瘫及其症状。要注意观察面瘫的进展情况，加强心理护理，并遵医嘱用药。眼睑闭合不全者，日间可予氯霉素眼药水滴眼，夜间可予红霉素眼膏涂眼或眼部予盐水纱布覆盖、带护眼罩，以防角膜干燥致溃疡、结膜炎的发生。口角歪斜者，指导缓慢进食，加强口腔护理，防止口腔溃疡或感染，做好面部按摩，必要时可行理疗 观察患者有无恶心、呕吐，呕吐的性质及时间，如术后出现频繁的呕吐，应遵医嘱使用止吐药物；予侧卧位休息，呕吐后协助患者漱口，保持床单位清洁；嘱患者多做深呼吸及吞咽动作，少量多餐

续表

项目	护理内容
观察并记录	观察患者有无眩晕。多倾听患者主诉，如有眩晕，应嘱患者卧床休息，加床档；留陪护；有条件的可转入单人病室，减少陪伴及探视；为患者创造良好的休息环境；避免声光的刺激 观察有无头痛、意识改变等，警惕颅内并发症的发生

3. 饮食护理 见表 6-6。

表 6-6 患者饮食护理

时间	进食内容	进食量
术后当日	局部麻醉术后 2 小时 全身麻醉术后 4 ～ 6 小时，进食温冷的软食	首次饮水 50ml；半小时后进流质或软食，每次 200 ～ 300ml
术后第 1 日	流质或软食，宜温冷，健侧咀嚼	患者自定，少量多餐
术后 2 ～ 3 日	软食，宜温冷，健侧咀嚼	患者自定，少量多餐
3 日以后	逐步过渡至普食，注意营养丰富、忌过热过硬；禁辛辣、刺激性食物；禁烟酒	患者自定，少量多餐

注：恶心、呕吐的患者应为其准备偏凉，清淡的饮食，且少量多餐。

4. 体位及活动 见表 6-7。

表 6-7 患者体位及活动

时间	体位与活动
手术当日（全身麻醉清醒前）	去枕平卧位，头偏向一侧
手术当日（全身麻醉清醒后）	平卧位或头高卧位，头偏向健侧
术后第 1 日	半卧位为主，可床上运动或在搀扶下在床旁活动

续表

时间	体位与活动
术后第2日	半卧位为主，可在屋内活动
术后第3日起	适当增加活动度

注：活动能力应当根据患者个体化情况，循序渐进，对于年老或体弱患者应推后活动进度。如有头晕，应卧床休息，直至症状缓解

5. 健康教育　见表6-8。

表6-8　慢性化脓性中耳炎术后患者的出院健康宣教

项目	健康宣教内容
饮食	四要：要温冷、要健侧咀嚼、要营养均衡、要容易消化 四忌：忌辛辣刺激性食物、忌坚硬食物、忌过热食物、忌烟酒
活动及习惯	术后1月内避免剧烈或重体力活动 养成良好的生活习惯，避免过度劳累 保持生活和工作环境的清洁和通风 保持鼻腔通畅，如有上呼吸道感染或咽部疾病应及时治疗 保持大便通畅，勿用力屏气
用药	掌握正确滴鼻及滴耳的方法 遵医嘱准确用药
复查	定期门诊复查。复诊时间：术后一般7日拆线，14日抽出外耳道填塞纱条，以后根据病情由医生决定复查时间
注意事项	出院后勿自行挖耳，勿用力擤鼻，掌握正确的擤鼻方法（见第六章第一节） 术后干耳前切勿游泳，洗头沐浴时要避免污水入耳 如术后出现耳痛、耳流脓等应及时就诊 避免自己或经非专业人员挖耳

【并发症的处理及护理】

并发症的处理及护理见第四节。

【特别关注】

（1）病情观察及护理。

（2）慢性化脓性中耳炎术后患者的出院宣教。

【前沿进展】

目前中耳炎手术在术式的选择上形式多样，需要结合患者个体的情况，包括乳突发育情况、病变范围，听力损失情况，咽鼓管功能，患者的经济条件，术后随诊的依从性等进行综合的考虑和决策。如何既能保留或恢复中耳的正常结构，又能彻底清除病灶、减少复发；如何有效的建立咽鼓管的功能；如何有效的治疗中耳的广泛粘连及严重的鼓室硬化，如何提高患者的远期疗效等，都是需要思考和解决的问题。个体化的选择适当的手术方式对于患者听功能的恢复有极其重要的意义。

【知识拓展】

胆脂瘤这一名词由 Johannes Muller 于 1838 年最先提出，用以描述颞骨含气腔内，出现一种表皮包含性囊肿的结构，是角化的复层扁平上皮异位存在于正常由低立方上皮覆盖的中耳腔内。鳞状上皮包含胆脂瘤“基质”，该“基质”周围包绕炎性纤维组织。与先天性胆脂瘤不同，后天性胆脂瘤常由慢性中耳炎所致，常伴炎性病变，其危害在于对周围骨性结构的破坏。慢性化脓性中耳炎及中耳胆脂瘤，若获得及时和正确的诊断和治疗，是可能完全治愈、不留痕迹的，即不遗留任何功能和结构的异常。但有时，由于病变的类型，致病菌的毒力，患者抵抗力下降或局部引流不畅，可以诱发一系列的耳源性颅内、颅外并发症。

第四节　化脓性中耳乳突炎并发症患者的护理

一、颅外并发症患者的护理

【概述】

化脓性中耳乳突炎颅外并发症包括耳后骨膜下脓肿、颈部贝佐尔德脓肿（Bezold's abscess）及迷路炎。迷路炎又可分为局限性迷路炎、浆液性迷路炎和化脓性迷路炎。

【病因】

（1）脓液通过破坏的骨壁或乳突尖骨皮质，流入耳后骨膜下形成耳后骨膜下脓肿。

（2）乳突尖气房发育良好时，其内侧骨壁一般较薄，脓液蓄积于此，可穿破该处骨壁，流入胸锁乳突肌深面，形成脓肿，称为贝佐尔德脓肿。

（3）中耳化脓性感染破坏迷路骨壁可引起迷路炎。

【诊断要点】

1. 耳后骨膜下脓肿

（1）临床表现：除中耳炎症状外，常有耳痛、高热，小儿症状更明显。

（2）检查：耳后红肿明显隆起，触之有波动感，多位于耳郭后上方，耳后沟消失（图 6-5）。

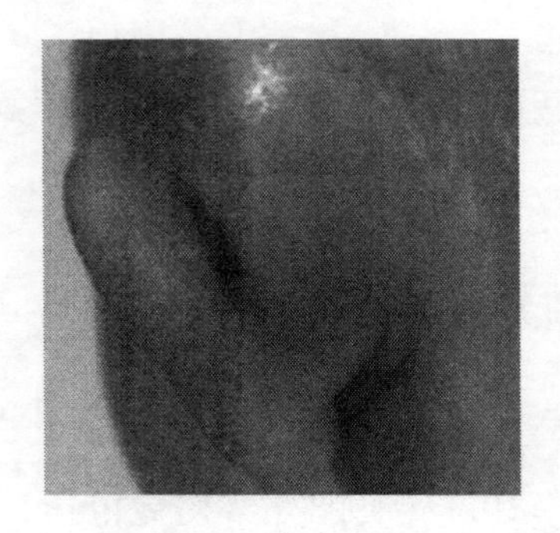

图 6-5　耳后骨膜下脓肿

2. 贝佐尔德脓肿

（1）临床表现：同侧颈部疼痛，运动受限。

（2）检查：颈部乳突尖至下颌角水平处肿胀，压痛明显。

3. 迷路炎　除化脓性中耳炎临床表现外，局限性迷路炎、浆液性迷路炎及化脓性迷路炎症状和体征见表 6-9。

表 6-9　不同类型迷路炎症状及体征

并发症	局限性迷路炎	浆液性迷路炎	化脓性迷路炎
眩晕	阵发性，伴恶心呕吐，中耳炎急性发作时症状加重	明显的眩晕，伴恶心呕吐	严重的持续性眩晕，伴阵发性剧烈恶心呕吐
听力下降	性质和程度与中耳炎病变程度一致	较重的可有感音神经性听力下降	听力迅速下降并丧失
瘘管试验	瘘管试验阳性，如瘘管被肉芽或其他病变阻塞时，瘘管试验可为阴性	瘘管试验阳性	因迷路已破坏，瘘管试验阴性

【治疗】

1. 耳后骨膜下脓肿　并发于急性化脓性中耳炎者可行单纯乳突切开术；并发于慢性化脓性中耳乳突炎者，根据情况行乳突根治术或改良乳突根治术。

2. 颈部贝佐尔德脓肿　应及早行脓肿切开引流术，乳突根治术中应彻底清除乳突尖病变。

3. 迷路炎　急性发作期可给予抗生素、糖皮质激素及镇静等对症治疗，应在足量抗生素控制下行乳突手术，注意水和电解质平衡。

【主要护理问题】

1. 知识缺乏　缺乏疾病治疗及护理的相关知识。

2. 焦虑　与担心疾病预后有关。

3. 生活自理能力下降　与耳痛、眩晕等有关。

4. 舒适的改变　与头痛、手术创伤等有关。

【护理目标】

（1）掌握疾病的治疗及护理的相关知识。

（2）焦虑情绪缓解，积极配合治疗及护理。

（3）患者不适降至最低，在家属及护士的协助下生活能部分自理。

【护理措施】

1. 心理护理

（1）向患者讲解疾病相关知识，鼓励患者配合治疗及护理。

（2）留陪护，提供必要的心理及经济支持。

（3）加强基础护理，满足患者的合理需求。

2. 颅外并发症的观察及护理 见表 6-10。

表 6-10 颅外并发症的观察及护理

项目	护理内容
耳后骨膜下脓肿或瘘管的观察及护理	观察脓肿的大小，积极协助医生行脓肿切开引流 保持引流通畅，观察引流物的颜色、性质及量 及时换药，保持敷料清洁、干燥 遵医嘱使用足量、敏感抗生素
贝佐尔德脓肿	观察颈部有无红肿、肿胀的程度，有无压痛及呼吸困难 颈部疼痛明显、不能耐受的患者，应遵医嘱予镇静、镇痛药 高热患者护理见第六章第二节表 6-2（高热的护理） 床旁备气管切开包，如患者出现气紧、呼吸不畅，应警惕窒息的发生 脓肿切开引流术后，应注意保持引流通畅，观察引流物的颜色、性质及量；保持敷料清洁、干燥 遵医嘱使用足量、有效的抗生素
迷路炎	观察眩晕、恶心、听力下降的程度，有无眼震及眼震的类型，呕吐的性质 提供安静舒适的休息环境，减少陪护、探视，嘱患者卧床休息，加床档，防坠床 眩晕明显的患者，应绝对卧床休息，并给予镇静药物及对症治疗 呕吐频繁或进食困难的患者，应遵医嘱补液，注意保持电解质平衡 遵医嘱按时、足量使用抗生素治疗

3. 健康教育

（1）积极治疗慢性中耳炎，预防颅外并发症的发生。

（2）注意劳逸结合，加强体育锻炼，增强体质，预防感冒，避免剧烈咳嗽、打喷嚏等。

（3）营养均衡，进食高热量、高蛋白、富含维生素的饮食，保持排粪通畅。

【特别关注】

（1）病情的观察及护理。
（2）健康教育。

【前沿进展】

多数学者认为炎症直接压迫裸露的面神经是急性中耳炎所致面瘫的原因，然而手术探查发现并非所有的面神经都存在面神经管缺损。目前认为病因更可能是感染产生的神经毒性因子，通过一些自然形成的小裂隙或血管进入面神经管而损伤面神经。

【知识拓展】

耳源性颅内外并发症主要的评估手段是增强 CT 扫描，可以显示脓肿及感染区域，并能显示血管是否有血栓形成，同时应注意乳突的气化情况。脑膜炎更常并发于急性中耳乳突炎，其 CT 扫描常无特异性表现，可在腰椎穿刺之前做 MRI 检查。

二、颅内并发症患者的护理

【概述】

化脓性中耳乳突炎颅内并发症包括硬膜外脓肿、耳源性脑膜炎、耳源性脑脓肿及乙状窦血栓性静脉炎。

【感染途径】

（1）炎症经破坏的骨壁或随血栓性静脉炎侵入颅内，在硬脑膜及骨板间形成硬膜外脓肿。
（2）感染经破坏的骨壁或未闭的骨缝直接或间接侵

犯软脑膜及蛛网膜引起脑膜炎。

（3）细菌直接通过骨质侵蚀破坏的鼓室盖、乳突盖导致大脑颞叶脓肿。

（4）中耳感染侵入乙状窦周围，形成乙状窦周围炎或脓肿，累及窦壁，出现乙状窦血栓性静脉炎。

【诊断要点】

1. 硬膜外脓肿

（1）临床表现：小脓肿多无症状，脓肿发展较快或较大时，可有病侧头痛，严重时表现为全头痛。

（2）检查：可出现脑膜刺激征，头部 CT 检查可见脓肿的位置及大小。

2. 耳源性脑膜炎

（1）临床表现：剧烈头痛，伴喷射性呕吐等颅内压增高表现，脑膜刺激征阳性。常有高热等全身中毒症状。

（2）检查：脑脊液压力增高、浑浊，查见白细胞，细菌培养可为阳性。头部 CT 及 MRI 有利于诊断。

3. 耳源性脑脓肿

（1）临床表现：典型的病例可经历起病期、潜伏期、显症期及终末期 4 个病情由轻到重的阶段，可出现头痛、恶性呕吐、意识障碍及呼吸心跳骤停等表现。

（2） 检查：头部增强 CT 及 MRI 可发现脓肿的位置、大小、数目及脑室受压情况。

4. 乙状窦血栓性静脉炎

（1）临床表现：出现病侧耳痛，剧烈头痛及颈部疼痛，常伴有寒战、高热、恶心、呕吐等全身中毒症状。

（2）检查：Tobey Ayer 试验阳性，眼底检查可见视神经乳头水肿，视网膜静脉扩张。头部 CT 及 MRI 有助于诊断。

【治疗】

耳源性颅内并发症治疗原则如下。

（1）根据情况及早行乳突根治术或改良乳突根治术。

（2）早期足量使用抗生素，可根据细菌培养及药物敏感试验选择有效抗生素。

（3）脓肿应及时穿刺、冲洗及切开引流。

（4）对症治疗，注意水及电解质平衡。

【主要护理问题】

1. 体温过高　与感染引起的全身反应有关。

2. 疼痛　与手术创伤及炎症刺激有关。

3. 焦虑　与担心疾病预后有关。

4. 知识缺乏　缺乏疾病的治疗、护理相关知识。

5. 生活自理能力下降或缺陷　与疾病导致的头痛、恶心、呕吐有关。

【护理目标】

（1）患者体温降至正常或发热时能得到及时处理。

（2）患者及家属掌握有关疾病治疗及护理的相关知识。

（3）患者焦虑情绪缓解，能积极配合治疗及护理。

（4）患者不适程度降到最低，能耐受疼痛。

（5）在陪护及护士的协助下，生活部分自理。

【护理措施】

1. 心理护理

（1）向患者讲解疾病治疗及护理的相关知识，鼓励患者配合。

（2）留陪护，提供必要的心理及经济支持。

（3）加强基础护理，满足患者的合理需求。

（4）向患者讲解疾病可能引起的不适，鼓励患者表达其内心想法，并有针对性地进行心理护理。

2. 病情观察及护理

（1）设专人护理，观察患者耳部有无搏动性流脓，脓液的颜色、性质及量。

（2）密切观察患者生命体征的变化，尤其是体温的变化，如出现持续高热，应遵医嘱予糖皮质激素静脉滴注。

（3）注意观察患者全身情况，呕吐频繁者应少量多餐，并注意保持水及电解质平衡，如患者出现脱水或营养不良，应遵医嘱予补液支持治疗。

（4）根据细菌培养及药物敏感试验选择有效抗生素，保证药物及时、正确使用，观察用药后效果及反应。

（5）观察患者头痛的部位、程度，呕吐的性质，如出现剧烈头痛、喷射性呕吐、血压升高等症状，应警惕发生颅内高压。

（6）观察患者瞳孔及意识变化，警惕脑疝的发生，遵医嘱予脱水治疗。

（7）行腰椎穿刺时，放脑脊液的速度不可过快，以防发生脑疝；术后嘱患者平卧 6 ～ 8 小时，以免引起头痛。

（8）脑脓肿患者绝对卧床休息，减少活动，防止脑脓肿破溃进入脑室发生脑疝。嘱患者尽量避免咳嗽，必要时给予止咳药，同时保持大便通畅，避免腹压升高时颅内压。行脓肿切开后要注意保持引流通畅，观察引流物的颜色、性质及量并及时记录。注意观察患者神志、瞳孔及生命体征的变化。

（9）只要患者有慢性中耳炎病史，一旦出现颅内高压或感染的症状，均应协助配合检查，尽快实施手术治疗。围手术期的护理参照慢性中耳炎的护理相关内容。

（10）昏迷患者，按昏迷护理常规护理。

3. 健康宣教

（1）积极治疗慢性化脓性中耳炎，预防颅内并发症的发生。

（2）劳逸结合，适当锻炼身体，增强体质；预防感冒。

（3）养成良好的生活习惯，营养均衡，进食高蛋白、高热量、富含维生素的食物，保持排粪通畅。

【特别关注】

病情观察及护理。

【前沿进展】

乙状窦血栓性静脉炎治疗包括经静脉滴注广谱抗生素，并紧急行彻底的乳突根治术。但术中是否需要处理形成的血栓仍有争议。此外，是否使用抗凝剂也存在争议，对于那些可能出现远端血管散播及有潜在栓子栓塞影响心血管系统的患者，一般认为应该使用抗凝剂。

【知识拓展】

随着医疗条件改善及诊治水平提高，耳源性颅内外并发症的发病率已明显降低，但仍是耳鼻喉科的急重症之一。慢性化脓性中耳乳突炎患者对疾病的重视程度不够，常因发病初期未得到及时有效地治疗而引起颅内并发症，甚至危及生命，加之大量抗生素、激素、脱水剂等药物的不规范应用等，使中耳炎的颅内外并发症的临床症状、体征变得不典型，常延误对此病的诊断和治疗，需要加以重视。

（周　琦　邹　剑）

第七章　前庭系统疾病患者的护理

第一节　眩晕患者的护理

【概述】

眩晕（vertigo）是因机体对空间定位障碍而产生的一种运动性或位置性错觉，感觉自身或外界景物发生运动，是人体平衡系统功能障碍的一类复杂疾病。

【分类】

传统的眩晕分类包括耳源性与非耳源性眩晕；真性（旋转性）与假性（非旋转性）眩晕；外周性眩晕与中枢性眩晕等，临床上常见分类如下。

（一）前庭性眩晕

1. 前庭外周性眩晕

（1）耳蜗前庭疾病：①迷路内，如梅尼埃病等；②迷路外，如氨基糖苷类耳中毒。

（2）前庭疾病：①迷路内，如良性阵发性位置性眩晕；②迷路外，如前庭神经元炎。

2. 前庭中枢性眩晕　包括：①血管性；②肿瘤；③外伤；④变性疾患。

（二）非前庭性眩晕

非前庭性眩晕包括：①眼性眩晕；②颈性眩晕；③循环系统疾病引起的眩晕；④血液病性眩晕；⑤内分泌及代谢性疾病引起的眩晕；⑥精神性眩晕。

【诊断要点】

1. 病史采集　病史是眩晕诊断的最重要依据。病史的采集应注意以下方面：眩晕发作的形式、眩晕发作的时间过程、发作的次数及眩晕发作时的情况和伴发症状。了解发病前的诱因及患病的既往史及家族史，对眩晕的诊断有重要意义。

2. 检查

（1）耳鼻咽喉专科检查：注意耳部、鼻腔鼻窦及鼻咽部病变。

（2）听力学检查：协助眩晕的定性诊断及定位诊断。

（3）前庭与平衡功能检查：包括平衡试验、协调试验、眼震检查、瘘管试验、甘油试验等。

（4）全身检查：包括神经系统检查及精神心理状态评估，以及眼科检查和颈部血管检查等。

（5）影像学检查：根据情况安排颞骨薄层 CT 扫描、头部 CT 或 MRI 检查、经颅多普勒检查等。

【治疗】

1. 一般治疗　急性发作期应绝对卧床休息，根据情况予以适当的镇静治疗。主张低盐饮食，避免含咖啡因饮料、烟、酒等。

2. 心理治疗　眩晕常让患者感到恐惧，避免劳累及不良精神心理状态，需给予患者心理支持，减少患者忧郁情绪。

3. 病因治疗　眩晕病因明确后应积极对因治疗。

4. 对症治疗　包括前庭神经抑制剂、抗胆碱药及血管扩张药和钙离子拮抗剂，治疗时应根据个体差异反应进行调整。

5. 外科治疗 眩晕的外科治疗取决于对患者手术适应证的掌握及手术类型的选择。

6. 前庭康复治疗 根据不同患者的前庭中枢代偿状态及姿势平衡缺陷的不同模式，进行个体化前庭康复治疗。

【主要护理问题】

1. 舒适的改变 与眩晕发生有关。

2. 跌伤的危险 与眩晕、站立及走路不稳有关。

3. 知识缺乏 缺乏疾病治疗及护理相关知识。

【护理目标】

（1）不适感降到最低或能耐受。

（2）患者病情好转，未发生跌伤等不良护理事件。

（3）患者掌握疾病治疗、护理的相关知识。

【护理措施】

1. 心理护理

（1）向患者及家属讲解疾病发生的原因、治疗、护理要点及预后，鼓励患者积极配合治疗及护理。

（2）24 小时留陪护，提供必要的心理、社会支持，减少忧郁情绪。

（3）主动与患者沟通，及时告知病情，加强基础护理及床旁护理，尽量满足患者的合理需求。

（4）为患者提供安静、舒适的休息环境，减少陪伴及探视人员。

2. 病情观察及护理

（1）观察眩晕发作的形式，发作的时间、过程，发作的次数及发作时的伴发症状，为选择有效的治疗方案提供依据。

（2）抗眩晕药物有多种，遵医嘱用药，观察用药后的反应及效果，便于医生根据个体差异反应进行药物调整。

3. 一般护理　见表 7-1。

表 7-1　眩晕患者的一般护理

项目	护理内容
休息与活动	嘱患者绝对卧床休息，避免下床活动 保持病室安静，减少干扰，避免声、光刺激 床上大小便，加床档保护，防止跌伤
药物护理	遵医嘱予镇静、扩血管药物治疗 协助完成相关检查，对因治疗 观察用药后的效果及反应
饮食指导	鼓励患者进食流质或软食，少量多餐 呕吐剧烈或拒绝进食的患者，应遵医嘱补液，保持水、电解质平衡
健康宣教	告知患者病情稳定后，可适当进行体育锻炼，以增强体质 养成良好的生活习惯，劳逸结合，避免过度劳累 嘱患者戒烟戒酒，保持良好心态，避免情绪波动过大 遵医嘱坚持进行病因治疗及前庭康复治疗 眩晕发作频繁者，应避免从事高空作业、驾驶等

【特别关注】

（1）心理护理。

（2）急性发作期的休息与活动。

【前沿进展】

自 20 世纪 80 年代以来，国外研究已经证实个体化前庭康复治疗的方法对治疗眩晕疾病是有效的。我国学者于 2008 年提出了“眩晕疾病个体化综合治疗”的概念，其核心思想是将眩晕的药物治疗、手术治疗和个体化前庭康复治疗有机整合到“眩晕个体化综合治疗”之中。根据眩晕患者的病因和定位、定性诊断，以及在眩晕疾病不同阶段的代偿状态和姿势平衡中的感觉整合缺陷模式，制订综合治疗方案。

【知识拓展】

源于20世纪50年代的Cawthorne-Cooksey前庭康复方法被认为是目前最为经典的一般康复方法（表7-2）。

表7-2　Cawthorne-Cooksey 练习方法

体位	练习方法
卧位	眼球运动——先快后慢
	上下运动
	从一边到另一边
	眼睛跟随手指从离面部1m处移动到1尺（0.33m）处
	头部运动——先快后慢，最后闭眼
	前驱和后仰
	左右扭转
坐位	同卧位练习方法
	耸肩及转肩
	向前弯腰从地上拾物
站位	同卧位练习方法
	耸肩及转肩
	睁眼与闭眼的状态下从坐位到站位
	高于眼平面双手互掷小球
	膝盖平面以下双手互掷小球
	从坐位到站位并同时转身
移动	环形围住1人，在圆圈中心的人扔出大球，接球者再扔回
	先睁眼后闭眼，屋内行走
	先睁眼后闭眼，上坡和下坡
	先睁眼后闭眼，上下台阶
	任何包括弯腰、伸展和瞄准的运动

第二节　梅尼埃病患者的护理

【概述】

梅尼埃病（Ménière’s disease）是一种特发性内耳疾病，膜迷路积水为其基本病理特征，临床表现为反复发作的旋转性眩晕，波动性感音神经性听力损失，耳鸣和（或）耳胀满感。一般单耳发作，随着病情的发展可累及双耳。

【病因】

梅尼埃病发生机制主要是内淋巴产生和吸收失衡。主要学说包括：内淋巴管机械阻塞与内淋巴吸收障碍学说、免疫反应学说、内耳缺血学说、病毒感染学说等。

【病理】

膜迷路积水的早期阶段，蜗管与球囊膨大，积水加重后可使椭圆囊及半规管壶腹膨胀，螺旋器听毛细胞和支持细胞、神经纤维、神经节细胞退行性变，血管纹萎缩。

【诊断要点】

1. 临床表现

（1）眩晕：多为无先兆突发旋转性眩晕，持续数十分钟至数小时，长者可达数日或数周，常伴恶心呕吐等自主神经反射症状，不伴头痛，无意识障碍。

（2）听力下降：初次发作即可伴有听力下降，发作间歇期听力常能部分或完全恢复，这种发作性听力下降是本病特征。

（3）耳鸣：间歇性或持续性耳鸣，多与眩晕同时出现，早期为低音调，后期可发展为多种音调的混杂声。

（4）耳闷胀感：患耳常有耳内胀满及压迫感。

2. 检查

（1）耳镜检查：鼓膜多无明显异常发现。

（2）听力学检查：初次发作后纯音测听可发现听力基本正常或为轻度感音神经性听力下降。耳声发射及听性脑干诱发电位检查可协助诊治。

（3）前庭功能检查：初次发作间歇期前庭功能检查结果可能基本正常，多次发作者可能提示前庭功能减退或丧失。

（4）甘油试验：试验前1小时测听1次，确定基准听阈，患者禁食2小时后，1次顿服50%甘油2.4～3.0ml/kg，每隔1小时测听1次，如250～1000Hz气导听力改善大于15dB，则为甘油试验阳性，提示膜迷路积水。

（5）影像学检查：根据情况安排颞骨薄层CT扫描，内听道和桥小脑角CT及MRI检查有助于本病的诊断。

【治疗】

（1）发作期急性发作期应绝对卧床休息，抗眩晕及对症治疗缓解眩晕、恶心、呕吐等症状。

（2）间歇期尚无特效疗法，可试用血管扩张剂、抗组胺药及中成药制剂等治疗。

（3）手术治疗适于频繁发作、症状严重、病程较长，并对工作、生活有明显影响者。

【主要护理问题】

1. 舒适的改变 与眩晕有关。

2. 有跌伤的危险 与眩晕、站立不稳有关。

3. 知识缺乏 缺乏疾病治疗及护理相关知识。

4. 生活自理能力下降 与眩晕有关。

【护理目标】

（1）眩晕得到控制，患者舒适度增加。

（2）患者病情好转，未发生跌伤。

（3）患者及家属掌握疾病的预防及保健知识、日常生活中的注意事项。

（4）患者焦虑情绪缓解，能积极配合治疗及护理。

【护理措施】

1. 心理护理

（1）向患者及家属讲解疾病发生的原因、治疗方法、护理要点及预后，鼓励患者积极配合治疗及护理。

（2）加强沟通与联系，提供必要的心理、社会支持，降低焦虑情绪。

（3）加强心理疏导及基础护理，满足患者的合理需求。

2. 常规护理　见表 7-3。

表 7-3　常规护理内容

项目	护理内容
饮食	进食清淡、易消化食物，宜高蛋白、低盐、低脂、富含维生素，忌油腻食物 饮食规律，多吃蔬菜、水果，保持大便通畅
休息与活动	发作期间应绝对卧床休息，加床档保护 保持环境整洁、安静，光线柔和，减少陪伴及探视人员 间歇期应适当活动，避免重体力活及体育运动
病情观察及护理	观察发病的规律、持续时间、有无诱因并及时记录 观察眩晕发作时有无伴发听力下降及耳鸣 有恶心、呕吐的患者，注意呕吐物的颜色、性质及量 观察生命体征的变化，注意有无异常发生
药物护理	遵医嘱予镇静、抗眩晕、止吐药等对症治疗，保证药物及时、准确使用，观察用药的效果及反应 指导患者正确用药，坚持规范的疗程治疗

（1）告知患者养成良好的生活习惯、保证充足的睡眠、劳逸结合、避免过度劳累对防止疾病发作的重要性。

（2）嘱患者戒烟、戒酒，保持良好心态，避免情绪波动过大。

（3）告知患者坚持规范性用药的重要性，提高患者遵医行为。

（4）介绍急性发作期的注意事项及自护知识，避免发生意外。

【特别关注】

健康教育及自护知识。

【前沿进展】

目前，磁共振水成像已经广泛应用于内耳疾病的临床诊断中，其中三维稳态进动结构相干 (three dimensional constructive interference in steady state，3D CISS) 序列能达到内耳造影的效果，清晰显示内耳的精细解剖结构。但 3D CISS 序列仍不能确诊内淋巴积水，但可以根据内淋巴的产生和循环途径，通过寻找膜迷路积水的可能证据，从而间接诊断梅尼埃病。

【知识拓展】

梅尼埃病除典型的临床表现外，还有两种特殊的临床表现形式。

（1）Tumarkin 耳石危象：指患者突然倾倒而神志清楚，偶伴眩晕，又称发作性倾倒，发生率为 2%～6%。

（2）Lermoyez 发作：表现为患者先出现耳鸣及听力下降，而在一次眩晕发作之后，耳鸣和眩晕自行缓解消失。发生率极低。

（邹　剑　周　琦）

第八章　耳聋患者的护理

第一节　耳 聋 概 述

一、传导性耳聋

【概述】

传导性耳聋（conductive deafness）是指经空气传导的声波，受到外耳道、中耳病变的阻碍，到达内耳的声能减弱，导致不同程度的听力下降。

【病因】

1. 畸形　先天性外耳道闭锁，中耳畸形等。

2. 炎症　外耳道疖肿致外耳道狭窄者、鼓膜炎、急性或慢性中耳炎等。

3. 外伤　鼓膜穿孔、听骨链中断或颞骨骨折累及中耳者。

4. 异物或其他机械性阻塞　外耳道异物、耵聍栓塞、外耳及中耳肿瘤等。

【诊断要点】

1. 传导性耳聋表现　不同程度听力下降，由于不同病因常合并相应症状，如耳痛、耳流脓等。

2. 检查

（1）耳镜检查：可发现外耳道、鼓膜及中耳相应体征。

（2）听力学检查：纯音测听可确定听力下降的性质和程度，声导抗检查可协助了解中耳功能情况。

（3）影像学检查：耳部薄层 CT 扫描，有助于本病的诊断。

【治疗】

传导性耳聋的治疗主要是根据病因进行相应治疗，具体方法应根据情况而定。

（1）各型鼓室成形术是目前治疗传导性耳聋的主要方法。

（2）根据听力下降程度及患者具体情况选择适合的助听器。

二、感音神经性耳聋

【概述】

感音神经性耳聋（sensorineural deafness）是指由于内耳、听神经或听觉中枢病变，导致声音的感受或分析受到影响，阻碍了声音信息的传递，从而引起不同程度的听力下降。

【病因】

1. 遗传性聋　由于基因或染色体异常等遗传缺陷致听觉器官发育缺陷，从而导致听力障碍，常伴有其他部位或系统畸形。

2. 非遗传性聋　由于病毒感染、产伤等源于妊娠母体因素或分娩因素引起的听力障碍，往往为双侧中毒或极重度听力下降。

3. 非遗传性获得性感音神经性聋　包括药物性聋、突发性聋、噪声性聋、老年性聋或其他全身疾病相关性聋。

【诊断要点】

（1）需要系统全面的采集患者病史、个人史及家族史，同时应进行全面的体格检查。

（2）听力学检查：包括纯音测听、声导抗、耳声发射及脑干诱发电位检查等。

（3）影像学检查：耳部X线片、耳部薄层CT扫描或内耳及头部MRI检查，有助于本病的鉴别诊断。

【治疗】

感音神经性聋的预防比治疗更为重要，需要积极宣教及听力保护的宣传，同时应避免耳毒性药物的使用。治疗方法主要有以下几点。

（1）药物治疗：发病初期正确用药是治疗的关键，常见的辅助治疗药物有血管扩张剂、降低血液黏稠度和血栓溶解药物、神经营养药物等，可联合高压氧治疗。

（2）手术治疗：主要为改善局部血液循环，促进内耳可逆损害部位的功能恢复。

（3）选配适合的助听器。

（4）人工耳蜗植入。

（5）听觉言语训练。

【主要护理问题】

1. 感知改变　与听力减退有关。

2. 语言交流障碍　与听力明显下降或丧失有关。

3. 知识缺乏　缺乏疾病预防及治疗相关知识。

【护理目标】

（1）患者听力改善或能运用助听器等工具进行交流。

（2）患者语言沟通能力提高或能利用其他方式与外界进行交流。

（3）患者及家属掌握疾病的治疗、护理及预防的相关知识。

【护理措施】

1. 心理护理

（1）了解患者对疾病的认知程度，告知其治疗方法及配合要点，鼓励患者勇于面对，积极配合治疗及护理。

（2）多与患者接触，掌握患者的生活习惯及交谈方式，交会患者通过其他方式沟通，如书写、手势、肢体语言等，提高患者的沟通交流能力。

（3）向患者及家属讲解疾病的预后情况，了解患者对听力现状的接受程度，提高听力的期望值，为患者推荐、选配合适的助听器。

（4）对生活自理能力差或依赖性强的患者，加强与家属的沟通，寻求其家人及亲友的支持，提高社会适应能力。

2. 治疗护理　见表 8-1。

表 8-1　治疗护理内容

项目	护理内容
用药护理	遵医嘱给予药物治疗，及时观察药物的疗效及不良反应 定期行听力学检查，观察听力改善情况 禁止使用有耳毒性的药物 积极治疗高血压、糖尿病等全身性疾病
手术护理	需要手术的患者，积极做好术前准备，根据不同术式做好相应的检查 加强与医生的沟通，了解手术方式，制订护理措施 鼓膜修补术及各型鼓室成形术的术后护理参见《慢性中耳炎的护理》相关内容 人工耳蜗植入术的护理参见《人工耳蜗植入术及护理》章节
选配助听器的护理	告知患者助听器的相关知识，协助选配适宜的助听器 告诉患者佩戴助听器的效果及局限性，避免患者因期望值过高而失望 告知患者助听器的使用方法及保养，具体内容参见《助听器的选配》章节

3. 健康宣教

（1）嘱患者积极进行体育锻炼，增强体质，老年患者要积极治疗高血压、糖尿病等全身疾病，延缓老年性聋的发生。

（2）尽量减少与强噪声等有害物理因素及化学物质接触，在强噪声环境工作者要注重自我保护，如戴耳塞等。

（3）积极治疗原发疾病，如耳部的急慢性炎症，为患者讲解目前耳聋的治疗情况、方法，使其增加相关知识，让患者及家属有一定的心理准备。

（4）积极防治营养缺乏疾病，增加机体对致聋因素的抵抗力。

（5）尽量避免使用可能损害听力的药物，加强用药期间的听力监测，一旦出现听力受损的征兆立即停药并积极治疗。

【特别关注】

（1）预防耳聋的健康教育内容。

（2）心理护理。

【前沿进展】

听力障碍是已成为全球关注的重大公共卫生问题。据目前的调查研究显示，正常新生儿中，双侧先天性听力障碍的发病率约为3‰，远高于苯丙酮尿症、甲状腺功能低下等的发病率，居可筛查的出生缺陷疾病之首。在我国如按每年出生1900万人口计算，平均每年大约要新增5万先天性听力损失的患儿。加上继发性的听力损失，听力损失在学龄儿童的发生率为5.4%～14.9%。如果不能早期发现这些听力损失的儿童，就不可能对其提供早期诊断和早期干预的服务，他们就可能因听力损失丧失正常的言语功能。因此，儿童的听力问题备受关注。

【知识拓展】

助听器是一种帮助听力下降患者获取声音的扩音装置，其种类很多，有气导和骨导、盒式与耳机式（眼镜式、耳背式和耳内式）等。一般需要经过耳科医生或听力学家详细检查后才能正确选用。言语频率平均听力损失35～80dB者均可使用，听力损失60dB左右效果最好。单侧耳聋一般不需配用助听器。双侧耳聋者，若两耳损失程度大体相同，可用双耳助听器或左、右耳轮换戴。若两耳听力损失程度判别较大，但都未超过50dB者，宜给听力较差耳配用。若有一耳听力损失超过50dB，则应给听力较好耳配戴。

第二节　人工耳蜗植入及护理

【概述】

人工耳蜗（cochlear implant）是一种特殊的声–电转换电子装置，可将环境中的机械声信号转换为电信号，并将该电信号传入患者耳蜗，刺激患者残存的听神经而使患者产生某种程度的听觉。

【人工耳蜗的基本结构】

（1）外装置：方向性麦克风、言语信号处理器和传送器。

（2）内装置：接收器、解码器和刺激电极。

【人工耳蜗植入适应证和禁忌证】

1. 适应证

（1）双耳极重度感音神经性听力下降。

（2）1岁以上，语前聋患者最好小于5岁，语后聋年龄不限。

（3）无法通过助听器或其他助听装置改善听力和言语能力者。

（4）患者有强烈的改善听力的愿望，对术后效果有正确的期待。

（5）术后有条件进行言语康复者。

（6）植入对象无其他智力障碍，无严重全身疾病。

2. 禁忌证

（1）绝对禁忌证：内耳严重畸形者，听神经缺如者，无法配合言语康复者，严重精神疾病，以及急、慢性中耳炎症未能清除者。

（2）相对禁忌证：全身情况较差，不能控制的癫痫及没有可靠的康复训练条件者。

【手术方式】

人工耳蜗植入术是极其精细的耳显微外科手术，按手术径路可分为面隐窝径路、外耳道后壁径路及耳道上径路等术式。

【主要护理问题】

1. 知识缺乏　缺乏人工耳蜗植入手术及言语训练等相关知识。

2. 潜在伤口感染　与人工耳蜗植入有关。

3. 舒适的改变　与耳部加压包扎有关。

【护理目标】

（1）患者或家属掌握术后护理及了解言语训练的相关知识。

（2）顺利度过围手术期，伤口无感染。

（3）患者不适程度降到最低。

【术前护理措施】

1. 心理护理及健康教育

（1）热情接待患者，安置床位，向患者或家属介绍主管医生及护士，介绍病区环境及病室的相关制度（如陪伴、探视制度等）。

（2）留陪护，以减轻或消除患者因环境陌生导致的恐惧心理。

（3）语后聋（会写字）的患者，可为其准备纸笔，方便与外界沟通交流；并教会其简单的手势表达简单的意思。

（4）了解患者听力情况，有无使用助听器，是否进行过听觉言语训练等，为术后言语训练提供参考。

（5）介绍人工耳蜗植入术的相关知识，充分与家属沟通，提高患者认识，避免因对术后语言康复训练认识不足导致半途而废。

2. 耳部皮肤准备 剃除术耳周围 7 ～ 10cm 的头发，女性患者将剩余头发扎成马尾偏向对侧，充分暴露出手术部位。

3. 术前常规准备

（1）按全身麻醉术前常规准备。

（2）术前 1 日遵医嘱做抗生素皮试。

（3）术晨更换清洁病员服，取下所有随身饰物。

（4）建立静脉通道，手术当日术前半小时静脉滴注抗生素。

（5）术前 6 ～ 8 小时禁食、禁饮。

（6）手术当日与手术室人员核对患者信息、术中药物后将患者送入手术室，小儿患者最好有家长陪同，以避免过度哭闹。

【术后护理措施】

1. 全身麻醉术后护理常规

（1）了解麻醉及手术方式、术中情况。

（2）遵医嘱予持续低流量吸氧。

（3）持续心电监护，严密监测生命体征变化并及时记录。

（4）麻醉清醒前予去枕平卧位休息，头偏向健侧，避免压迫人工耳蜗植入处；麻醉清醒后予自动卧位休息。

（5）麻醉清醒前禁食禁饮，麻醉清醒后 4 ～ 6 小时先饮温开水 50ml，如无恶心、呕吐等可予进食软食。

2. 病情观察及护理　见表 8-2。

表 8-2　病情观察及护理

项目	护理内容
耳部护理	观察耳部伤口敷料包扎是否完整，有无松脱及渗血、渗液，如敷料有松脱、污染、浸湿应及时更换 更换耳部敷料时，注意观察伤口有无红肿、淤血、渗血渗液，检查植入的耳蜗有无移位 询问患者有无耳鸣、眩晕等术后并发症，如患者出现眩晕等应卧床休息，加床挡，防止跌伤 小儿患者应防止抓扯敷料及伤口，避免头部过度活动或剧烈运动
生命体征的观察及护理	密切观察患者生命体征尤其是体温的变化，如术后 3 日体温仍高于正常，应及时通知医生 观察患者有无恶心、呕吐等异常症状，记录呕吐的性质和呕吐物的性状及量 观察患者的意识、瞳孔、肢体活动等，注意有无异常情况发生

3. 出院健康教育 见表 8-3。

表 8-3 健康宣教内容

项目	护理内容
人工耳蜗外部装置的保养	妥善保护外部装置，避免碰撞 保持外部装置清洁、干燥，防止被水浸湿 游泳、淋浴时应取下外部装置
耳部伤口的观察及护理	保持伤口清洁、干燥，洗澡洗头时勿浸湿伤口 注意观察耳后伤口有无红肿、皮温是否正常 观察耳后皮瓣有无坏死，切口瘢痕有无增厚 观察耳后电极有无移位或脱出 观察患者有无对电子耳蜗装置过敏 如患者出现上诉任意症状，应及时到医院就诊
复查及用药	按时复诊：术后 1 周拆线，术后 1 月到指定地点进行言语处理器的调试编程 出院后遵医嘱服用抗生素抗感染
言语训练	告知患者及家属言语训练的重要性，提高主动训练的意识 开机后要按时到专业语训中心进行言语训练，家长或监护人要学会简单语训方法 尽可能为患儿提供可以听到声音的环境，如播放音乐等；随时进行有意识的训练，多与患者进行语言交流 与患者对话时发音要清晰，语速要慢，尽可能靠近麦克风，声音尽可能大一些
相关知识介绍	出院后应随身携带电子耳蜗植入证明（尤其进出超市、乘坐飞机等需安检的地方） 告知语前聋患者的家属，患儿对声音的适应是一个循序渐进的过程，开机可能造成患儿对声音的不适应或抵抗，切不可操之过急 人工耳蜗植入后不能做 MRI，如必须做，应手术取出植入电极；如患者须行手术治疗，手术过程中不能使用单极电刀，只能使用双极电刀

【并发症的处理及护理】

并发症的处理及护理 见表 8-4。

表 8-4 并发症的处理及护理

常见并发症	临床表现	处理及护理
伤口感染	耳后伤口红肿，流脓 体温升高	加强局部换药，及时清除炎性分泌物，保持伤口清洁、干燥 遵医嘱使用敏感抗生素 如皮瓣坏死应取皮修补
颅内感染	意识改变，出现恶心、喷射性呕吐、剧烈头痛等颅内高压症状	密切观察病情变化，心电监护 卧床休息，积极对症处理 大剂量使用敏感抗生素
皮瓣坏死	伤口周围皮肤颜色变黑、坏死	及时清理坏死组织 使用扩血管药物 局部理疗，促进血液循环 手术修补
皮下血肿	耳后皮瓣隆起，触之有波动感	加压包扎，必要时抽吸血肿 观察血肿有无扩大、加重，及时使用止血药物 遵医嘱使用抗生素

【特别关注】

（1）耳部伤口的观察及护理。
（2）出院健康教育。
（3）并发症的处理及护理。

【前沿进展】

目前一般只进行单侧人工耳蜗植入，随着技术的不断发展，研究者们已经认识到双侧人工耳蜗植入的优势。已有报道显示双侧人工耳蜗植入在声音定位和噪声环境下聆听时所表现出的优势。而且这样的好处是双耳总和效应，无论前方是信号源还是噪声，双侧人工耳蜗植入后的凝听效果均好于单耳。

【知识拓展】

MRI 是现在临床上应用广泛的检查方法，且应用范围还将不断扩大，以往人工耳蜗植入患者被认为不能接受该检查，势必对该类患者是一种损失。目前 Cochlear 公司的 CI23M、CI24（CA）和 CI24ABI，以及 Advanced Bionics 公司的 HiRes 90K 植入体都可以移除和替换体内磁铁，可接受 MRI 检查。

第三节　助听器的选配

【概述】

助听器是一种电声放大装置，麦克风将输入声信号转为电信号传至放大器，放大器将输入电信号放大，再将放大的电信号转为声信号传至受话器传出，电池提供能量。助听器能将声音放大到一定水平，以帮助听力残损的患者最大限度地利用其残余听力，接受声音信息，使之达到实用有效的程度。

【助听器的分类及特点】

助听器可依功率大小有小、中、大功率及特大 4 类；依内置技术线路分类，分成模拟机和数字机；按照佩戴位置和外观，助听器又分为耳背式、耳内式、盒式、骨导式等类别（图 8-1）。

1. 耳背式助听器（behind the ear，BTE）　通过一个弯曲成半圆形的硬塑料耳钩挂在耳后的助听器，是目前使用最广泛的助听器之一，优点是体积小、隐蔽、较轻，外壳的颜色可以和肤色相匹配，适用于各种听力损失的患者，可与辅听装置相连。缺点是对一些戴眼镜的患者不便，没有利用耳郭的集音作用和定位功能。

2. 订制型助听器　根据患者的耳甲和外耳道的形状订做，麦克风、放大器和耳机全部放在订制的外壳内，外部不需要导线或软管，主要分三种（耳内式、耳道式和完全耳道式）。

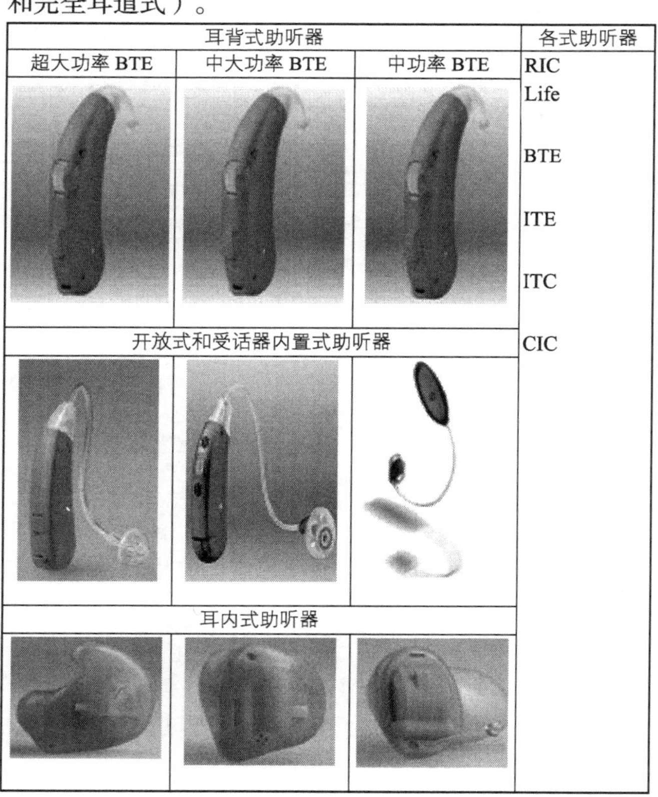

图 8-1　各式助听器

（1）耳内式助听器（in the ear，ITE）：分全耳甲腔式、半耳甲腔式，轻便，与耳背式助听器相比，更符合人耳感受声音的自然位置。

（2）耳道式助听器（in the canal，ITC）：比耳内式助听器略小，能够放入耳道更深的位置，更加隐蔽。

（3）完全耳道式助听器（completely in the canal，CIC）：又称深耳道式助听器，是目前最小型的助听器，能更深入耳道内，接近鼓膜。适于轻、中度听力损失患者。

（4）其他类型的助听器：受话器内置式助听器（receiver in the anal/ear, RIC）、盒式助听器、眼镜式助听器、骨导助听器等。

【助听器选配的适应证及原则】

概括地讲，助听器选配主要适合于中度及以上感音神经性、传导性、混合性听力损失者，且无医学干预指征或病情稳定，暂不接受医学干预者。中耳或者外耳炎症活跃期、无残余听力耳不宜选配。

助听器选配应注意早期干预、双耳选配的原则，在儿童助听器选配中尤为重要。

【助听器选配流程】

（1）助听器选配前诊断、评估，提出解决方案。明确听力损失程度、性质、病因等，分析判断是否需要助听器干预。

（2）助听器选配中咨询，选择助听器，耳模制作。建立合理期望值、确定验配目标。

（3）助听器调试、效果验证实现验配目标。儿童助听器选配中进行真耳测试是必要的。

（4）助听器验配后指导使用，随访、效果评估。儿童助听器选配后须配合听觉言语康复。

【选配助听器后的护理与康复】

选配后的护理往往是听障者接受并正确使用助听器的关键因素，对听障者加以积极引导，灌输康复知识，同时取得家人的配合。这些，对听障者听力的改善都有着十分重要的作用。

（一）分析听障者心理

了解拒绝配戴助听器的理由。

（1）许多助听器的背景噪声太大。

（2）不切实际的期望，人们渴望立竿见影的效果，他们不给自己足够的时间进行调整。

（3）受其他人消极态度的影响。

（4）对助听器了解太少，不会正确使用。

（5）价值观、消费观念问题。

（6）美观方面的问题，认为助听器太显眼。

（7）人们认为配戴助听器以后，听力会有改善，因此不需要常戴着它。

（8）唯恐配戴助听器后，听力会下降。

（9）不喜欢离不开助听器的感觉，试图证明他们可以完全不需要它。

对于所有这些反对意见，都有积极的答案。验配师的责任就是扭转听障者的看法，使他们能以一种积极的态度来看待助听器。

首先，应该告诉所有听障者和他们的家庭成员，佩戴合适的助听器并不代表可以像正常人一样交流和生活，“它只是帮助聆听的一个小工具”。就像眼镜和义齿一样，验配合适后还有一段相当重要的适应期要认真对待。尤其是对于儿童，这才仅仅是“万里长征的第一步”。

对于成年人，一般要有1～3个月的适应期（老年人应适当长一些），佩戴初期，可能会有一种堵塞感、闷胀感和异物感，有的人还会觉得自己说话的声音响度增强了，这些感觉在佩戴初期都是极为正常的，主要是因为外耳道被助听器或耳模填充所致，同时增强了骨传导。

对于聋儿，验配助听器仅仅是其日后获得语言能力的第一步，最艰苦的工作应该是验配后的听觉训练。聋哑儿童在配戴初期，大多都会经历一个很有意思的过程，开始抗拒不合作→逐渐接受→愿意配戴→主动配戴→不愿意摘下助听器。还有一点必须强调的是，家庭为聋儿创造语言环境的重要性。家长要鼓励孩子开口，训练其发声，要多一些耐心、信心和恒心，长期努力才可见效，如果有条件，可以将孩子送进聋儿康复机构口语训班进行专门的训练，这都需要一个适应过程，逐渐使聋儿从心理上适应，并且开始学习语言，家长应对其定期进行听力评估。

（二）必要的使用技巧

教会弱听人士如何正确使用助听器是决定选配是否成功的重要因素，告诉他们，哪些需要是助听器可以满足的，而哪些是不能的。而且要让听障者感觉到一旦出现问题，随时可以得到解决。助听器并不能使听障者听力恢复到正常，它只能最大限度地发挥残余听力的作用。教会听障者如何戴助听器或耳模、如何将耳背式助听器和耳模相连、如何安装电池、如何清洁助听器和耳模、如何干燥等十分有必要。

（三）定期随访

1. 半年一次复诊 要求所有购买助听器的患者每隔半年进行一次例行检查。内容包括以下几点。

（1）清洗和重装声管（需要时）。

（2）更换耳模或订制机外壳。

（3）助听器检测，维修和保养助听器。

（4）听觉言语康复效果评估。

（5）助听器调试。

（6）上述一项或若干项的结合。

2. 定期复诊的主要目的

（1）确保患者充分意识到听力已有所改善。

（2）确保患者了解如何使用助听器的各种功能，比如 VC、T 档、多程序等，并获得最大使用效益。

（3）确保患者定期进行听力检查，了解听力是否有波动；如果短期内下降厉害，则需要引起注意。

（4）每一次复诊都应提出符合当前实际情况的合理化听力解决方案；记住情况是在变化的，所以，规定原来的行动计划的患者所列的条件，在今天未必还能适用。

（5）为保持连续性，每次复诊都应对患者从过去到现在的所有病历作全面记录。

（邹　剑　周　琦）

第九章　耳鸣患者的护理

【概述】

耳鸣（tinnitus）是一类症状而非一种疾病，是指在没有外源声音或电刺激情况下的一种声音感觉，与头痛、发热相似，在不同程度上会影响患者的生活。耳鸣可单独或作为全身其他病变的一部分而存在。

【按病因分类】

耳鸣的病因复杂，发病机制尚未完全清楚，故分类困难。目前临床上较为实用的方法为根据病因进行分类。

1. 生理性耳鸣　血液循环的嗡嗡声、肌肉的颤音、情绪激动时的搏动性耳鸣等。

2. 病理生理性耳鸣　可能为耳蜗或脑干功能的微小障碍所致。可见于自发性耳鸣、噪声性耳鸣、药物性耳鸣及毒血症性耳鸣等。

3. 与某些疾病相关的耳鸣　见于传导性耳鸣、感音神经性耳鸣及听觉系统以外因素引起的耳鸣，如咽部肌肉异常收缩、咽鼓管异常开放等。

【诊断要点】

1. 病史采集　非常重要，是耳鸣诊断的关键，其要点应该包括以下几点。

（1）耳鸣是否合并听力下降和眩晕，以及 3 者间发生的先后关系。

（2）耳鸣出现的时间、特征及耳鸣音调的性质。

（3）耳鸣的严重程度，以及可能的原因和触发因素。

（4）与耳鸣发生可能相关的全身疾病。

2. 一般检查　包括耳鼻咽喉科的专科检查，系统的全身查体及心理学评价。

3. 影像学检查　结合病史安排合理的影像学检查，如耳部 CT、MRI 等，有利于耳鸣病因的寻找。

4. 听力学检查　对耳鸣的诊断非常重要，尤其是病因和病变部位的确定及治疗效果的评价。包括纯音测听、声导抗、耳声发射及脑干诱发电位等。

5. 前庭功能　自发性、诱发性前庭功能检查，以及眼震电图和姿势图检查等。

6. 耳鸣测试　包括耳鸣音调的频率匹配、耳鸣的响度匹配、最小掩蔽级等。

【治疗】

耳鸣治疗方法很多，但迄今尚无特殊有效的方法，需要多学科医生共同参与制订治疗方案。

1. 病因治疗　是首要而且最理想的治疗方法。

2. 药物治疗　分为两类：一是伴发耳鸣的基本疾病的治疗，如对中耳炎、梅尼埃病等的治疗；二是对症治疗，如抗焦虑、抗抑郁药物等。

3. 耳鸣掩蔽治疗　是目前耳鸣治疗中较为有效的方法。

4. 耳鸣习服疗法　即通过专门训练使患者尽快达到对耳鸣的适应和习惯。

【主要护理问题】

1. 舒适的改变　与耳鸣有关。

2. 焦虑　与耳鸣反复发作有关。

3. 睡眠形态紊乱　与耳鸣有关。

【护理目标】

（1）患者耳鸣减轻，不适感降到最低。

（2）焦虑情绪缓解，积极配合治疗及护理。

（3）夜间睡眠质量提高。

【护理措施】

1. 心理护理

（1）向患者解释引起耳鸣的原因及诱因，指导患者采用松弛疗法，如听音乐、散步、看报等，缓解焦虑情绪。

（2）主动与患者沟通，介绍疾病的治疗、护理、保健知识，提高患者的自护能力，增强战胜疾病的信心。

（3）为患者提供安静、舒适的休息环境，保证充足的睡眠。

2. 病情观察及护理

（1）了解耳鸣的性质、发生及持续的时间、规律、有无伴随症状等，为治疗用药提供依据。

（2）了解患者有无其他疾病，特别是心理方面是否压力过大，观察有无异常行为，积极配合各项检查，以便对因治疗。

（3）遵医嘱用药并观察用药效果。

（4）协助患者积极进行耳鸣相关治疗。

【特别关注】

心理护理。

【前沿进展】

由 Hazell 和 Jastreeboff 提出的耳鸣习服治疗是目前耳鸣的一种新的疗法，其基本理论是不单独把内耳作为耳鸣的来源，而是将中枢听觉系统作为一个整体，提出慢性耳鸣需要进行中枢代偿。

【知识拓展】

耳鸣常伴有听觉耐受下降，即对声音高度敏感，可理解为听觉过敏或厌声症。国际健康统计中心将病程在3个月以上的耳鸣归为慢性耳鸣。慢性耳鸣的心理疏导方法可以帮助一些患者，如认知疗法、行为改变、应付策略、认知分散等。

（邹　剑　周　琦）

第十章　周围性面瘫患者的护理

【概述】

周围性面瘫（peripheral paralysis of facial nerve）是临床上常见的面肌麻痹，面神经受损部位在面神经核或面神经核以下，表现为同侧面部所有表情肌（不包括由动眼神经支配的提上睑肌）的弛缓性瘫痪。

【病因】

1. 先天性　如面神经或面神经核发育不全、面神经先天畸形等。

2. 原发性　约占周围性面瘫的 80%，如贝尔面瘫。

3. 感染性　常见于急、慢性化脓性中耳炎，带状疱疹病毒感染等。

4. 外伤性　多因颞骨骨折、面部外伤所致。

5. 医源性　见于中耳乳突手术、听神经瘤手术及腮腺手术等。

6. 压迫性　如原发性胆脂瘤、听神经瘤等。

7. 中毒性　多因某些化学物质或药物中毒引起，较为少见。

8. 代谢性　罕见，如糖尿病、甲状腺功能亢进等。

【病理】

周围性面瘫根据面神经受损伤的程度可出现 4 类不同的病理改变：神经外膜损伤、神经失用、轴索断伤及神经断伤。

【诊断要点】

1. 临床表现 双侧面神经完全瘫痪者，患者面部呆板无表情。单侧面瘫者，患者表现为表情运动消失、额纹消失、不能皱眉和闭眼、鼻唇沟变浅、口角向健侧歪斜。

2. 耳镜检查 检查外耳道、鼓膜及鼓室情况。

3. 面神经功能检查

（1）定量评价：目前较多采用 House-Brackmann 评分法（详见相关章节）。

（2）定位检查：包括镫骨肌反射、味觉检查、泪液分泌及涎腺分泌检查。

（3）定性检查：包括肌电图、神经电图、神经兴奋性试验等。

4. 影像学检查 结合病史安排合理的影像学检查，如耳部高分辨薄层 CT，MRI 等，有利于定位诊断。

【治疗】

1. 病因治疗 有明确病因，首选病因治疗，同时兼顾面瘫治疗。

2. 药物治疗 针对不同原因造成的周围性面瘫，使用类固醇激素、血管扩张剂及抗病毒治疗，并辅以物理治疗。

3. 手术治疗 根据病情选择行面神经减压术、面神经断端吻合术、神经移植术、神经 – 肌蒂植入术等。

【主要护理问题】

1. 自我形象紊乱 与面瘫有关。

2. 焦虑 与期望值过高有关。

3. 相关知识缺乏 缺乏疾病治疗、护理及预防保健的相关知识。

【护理目标】

（1）患者能正确对待面瘫所引起的面部形象改变。

（2）患者能正确理解疾病的治疗效果，焦虑程度降低。

（3）患者掌握了与疾病相关知识。

【护理措施】

1. 心理护理

（1）积极与患者沟通，倾听患者讲述，了解家庭、社会支持及对疾病的认知情况，评估患者心理状况，积极采取有效措施，加强心理–社会支持，帮助患者释放压力。

（2）向患者讲解该疾病可能导致的症状或不适，鼓励患者正确对待。

2. 面瘫的观察及护理 见表10-1。

表10-1 面瘫观察及护理

项目	护理内容
面瘫的观察	每日观察并记录患者面瘫有无好转
	观察并记录患者的面部情况：眼睑能否完全闭合、能否鼓腮、示齿时有无口角歪斜、能否皱眉、鼻唇沟有无变浅、有无面肌抽搐等
面瘫的护理	眼睑闭合不全者，日间予氯霉素眼药水滴眼，夜间予红霉素眼膏涂眼或眼部予盐水纱布覆盖、戴护眼罩，以防角膜干燥致溃疡、结膜炎的发生
	口角歪斜者，指导缓慢进食，健侧咀嚼，加强口腔护理，防止口腔溃疡或感染
	给予面部按摩每日3次，每次20～30分钟。具体方法如下。
	用手掌紧贴患者瘫痪的面肌做环形按摩，也可用手轮刮眼睑、擦鼻翼等
	遵医嘱使用糖皮质激素、神经营养药物、抗生素等，注意观察药物的作用及不良反应
	红外线面部照射时，应用毛巾遮盖患者眼睛，防止损伤眼角膜

注：如经保守治疗，面瘫仍未恢复，可行面神经减压术。

3. 面神经减压术后护理　见表 10-2。

表 10-2　面神经减压术后护理内容

项目	护理内容
常规护理	全身麻醉患者按全身麻醉术后护理常规 饮食：全身麻醉患者清醒后 6 小时即可进食温冷的流质或软食；如无不适，术后 3 日即可逐步过渡到普食 体位：全身麻醉患者清醒后 6 小时，即可予头高卧位，头偏向健侧 做好晨、晚间护理
病情观察及护理	观察耳部伤口有无渗血，渗出液的颜色、性质及量，如耳部敷料被浸湿或有活动性出血，应立即通知医生处理 观察面瘫的进展情况，由于术后组织肿胀，有可能加重原有的面瘫症状，应耐心向患者及家属解释，以缓解其焦虑情绪 术后注意倾听患者的主诉，有无眩晕，眩晕患者应卧床休息，加床档，留陪护，防止跌伤 观察患者有无眼震及其性质，并遵医嘱予对症治疗 面瘫的护理参照该节相关护理内容

4. 健康宣教

（1）嘱患者注意休息，进食高蛋白、高热量、富含维生素，易消化的食物，保持口腔清洁，避免口腔内食物残留。

（2）告知患者面瘫的康复需要一个较长的过程，嘱患者坚持治疗，规范服药，按时进行按摩、理疗。

（3）嘱患者注意面部保暖，尽量避免吹冷风、洗冷水脸，外出时应戴口罩或帽子。

（4）房间通风时，应注意保护面部，避免面部直接对准风口。

（5）注意保护眼睛，正确用药，预防角膜干燥及损伤，外出时戴护眼罩。

（6）定期复查，积极治疗临近器官疾病。

【特别关注】

（1）面瘫的观察及护理。

（2）面神经减压术围手术期的护理。

【前沿进展】

现在对面瘫患者的治疗策略是对上一个世纪临床成功与失败经验总结并改进的结果。医生必须综合考虑手术能够达到的功能目标、美容目标及患者的期望和动机。功能缺陷包括：眼睑闭合不全、口部运动无力及发音不准确等。面部不对称和异常的美容缺陷对于有些患者来讲在感情上是毁灭性的，达到面部平衡和肌肉协调，更加具有挑战。

【知识拓展】

May 将面神经外科历史分为 5 个阶段。1829 年，Charles Bell 最早报道了 3 例面神经外伤导致的面肌瘫痪，发现了面神经支配面部表情肌，此为面神经外科的初期。面神经外科的第二阶段（1873 ～ 1960）的特点是面神经的修复手术。第三阶段（1908 ～ 1969）的主要贡献是面神经减压术。第四阶段（1970 ～ 2000）的代表为 Fisch 提出面神经减压部位是面神经内听道和迷路段的交界处。第五阶段为现在的内镜技术及机器人技术的应用。

面神经功能评定标注见表 10-3。

表 10-3　面神经功能评定标注

损伤程度	级别	定义
正常	Ⅰ	两侧对称，各区功能正常
轻度功能障碍	Ⅱ	面肌轻度无力，稍用力时眼睑能完全闭合，微笑时面部轻度不对称，用力时口角活动，有轻微的连带动作
中度功能障碍	Ⅲ	面肌明显无力，但无损面容，用力时眼睑能完全闭合，口部运动有力，但不对称，有明显的连带运动或痉挛
中重度功能障碍	Ⅳ	面肌明显无力，有损面容，用力时眼睑不能完全闭合，不能皱眉，口部运动不对称，严重的连带运动或痉挛
重度功能障碍	Ⅴ	刚能察觉闭眼，口角轻微活动，常无连带运动、挛缩或痉挛
完全麻醉痹	Ⅵ	面肌不能运动，张力消失，无连带运动、挛缩或痉挛

引自 House-Brackman，1985.

（邹　剑　张馨元）

第十一章　耳部肿瘤患者的护理

第一节　外耳道肿瘤患者的护理

【概述】

常见的外耳道肿瘤包括外生骨疣、乳头状瘤及耵聍腺肿瘤，多数为良性，少数为恶性。

【病因】

1. 外耳道外生骨疣　与水上运动有关，常被称为“游泳者结节”，被认为是由冰水刺激耳的深部骨膜致骨外膜的骨质沉淀增加所致。

2. 外耳道乳头状瘤　多发生于软骨部皮肤表面，一般认为该病与局部的慢性刺激及病毒感染有关，不洁净的挖耳是常见的病毒感染传播途径。

3. 外耳道耵聍腺肿瘤　是发生于外耳道的具有腺样结构的肿瘤，好发于外耳道软骨部耵聍腺分布区，常见为腺瘤和混合瘤。

【病理】

1. 外耳道外生骨疣　病理检查为骨疣骨质中含有丰富的骨细胞和基质，但无纤维血管窦。

2. 外耳道乳头状瘤　病理表现为鳞状细胞或基底细胞异常增生。

3. 外耳道耵聍腺肿瘤　起源于外耳道软骨部耵聍腺导管上皮和肌上皮，病理组织学可分为耵聍腺瘤、混合瘤、腺样囊性癌和耵聍腺癌等。

【诊断要点】

1. 外耳道外生骨疣

（1）临床表现：体积小者可无任何症状，体积增大到一定程度，可阻塞外耳道，引起耳闷、耳鸣、听力下降等症状。

（2）检查：耳镜检查可见外耳道骨部结节状或半圆形硬结节。耳部 CT 可见骨性外耳道狭窄，有与骨密度一致的半圆形影。

2. 外耳道乳头状瘤

（1）临床表现：肿瘤小者可无症状，但瘤体充满外耳道时可有耳内阻塞感或听力下降。继发感染可有耳痛、流血及流脓。

（2）检查：耳镜检查可见外耳道乳头状新生物堵塞，多无蒂，基底较广，触之易出血。

3. 外耳道耵聍腺肿瘤

（1）临床表现：患者自觉症状多不明显，随着肿瘤的增大，可引起耳痛、耳闷塞感及听力下降等症状。明显耳痛及出血常提示肿瘤恶性。

（2）检查：检查所见因肿瘤性质不同而有所差异。耵聍腺瘤和混合瘤外观多呈灰白色息肉状，表面光滑，质地较韧。腺样囊性癌和耵聍腺癌常可见外耳道内肉芽样或结节状新生物，表面不光滑，外耳道红肿狭窄，伴有血性分泌物。

【治疗】

1. 外耳道外生骨疣　无症状者不需处理，有症状者及时手术切除。

2. 外耳道乳头状瘤　本病有恶变倾向，需常规病理活检。治疗应及早手术彻底清除。病理证实癌变者，需行扩大乳突根治术或颞骨部分切除术，术后行放疗。

3. 外耳道耵聍腺肿瘤 该类肿瘤对放射线均不敏感，故确诊后应该以手术根治性切除为主。

【主要护理问题】

1. 舒适的改变 与耳部疼痛、瘙痒、耳道内纱条填塞有关。

2. 焦虑 / 恐惧 与担心疾病预后有关。

3. 潜在伤口出血 与手术创伤有关。

4. 知识缺乏 缺乏疾病治疗、护理等知识。

【护理目标】

（1）患者不舒适感减轻，能耐受疼痛。

（2）焦虑情绪缓解，能正确对待疾病。

（3）伤口无出血。

（4）患者了解疾病知识，积极配合治疗。

【术前护理措施】

1. 心理护理

（1）了解患者对疾病的认知程度，向其讲解有关疾病的表现、治疗方法及护理的相关知识，以消除或减轻患者的焦虑情绪。

（2）积极患者沟通，鼓励表达自身感受，了解心理状态，针对个体情况进行针对性心理护理。

2. 术前准备

（1）完善术前常规检查，如血细胞分析、肝肾功、出凝血时间、与输血相关的微生物检查、心电图、胸部 X 线片。

（2）术前 1 日遵医嘱做抗生素皮试、备皮，剃除患耳周围 7 ～ 10cm 头发。

（3）饮食准备：全身麻醉患者术前 6 ～ 8 小时禁食、禁饮。

（4）术晨更换清洁病员服，建立静脉通道，术前半小时按医嘱静脉滴注抗生素。

【术后护理措施】

1. 术后护理常规　见表 11-1。

表 11-1　常规护理内容

项目	护理内容
全身麻醉术后护理常规	了解麻醉和手术方式、术中情况，有无输血及输血反应等 持续低流量吸氧 持续心电监护，严密监测生命体征变化 麻醉清醒前应加床档保护，防坠床
卧位	全身麻醉患者未清醒前予平卧位、头偏向一侧，清醒后后即可给予自动体位休息，但需避免术耳受压
饮食	全身麻醉清醒后 4 小时可饮温开水 50ml，如无恶心、呕吐等，再过 2 小时可进食软食 饮食宜清淡，避免过热、过硬，忌食辛辣、刺激性食物 进食时避免用患侧咀嚼，减少肌肉牵拉引起的疼痛

2. 伤口及病情的观察

（1）观察耳部伤口有无渗血、渗液，以及渗出液的颜色、性质和量，如有活动性出血，应及时通知医生处理。

（2）保持耳部敷料包扎完整，告知患者加压包扎及耳道内纱条填塞的重要性，嘱其勿自行拆除敷料，以免引起出血。

（3）注意倾听患者的主诉，如有头晕、恶心等症状，应嘱其卧床休息，加强巡视，加床档保护，防止跌伤。

（4）监测生命体征的变化，发现异常情况及时处理。

3. 健康宣教

（1）保持外耳道清洁、干燥，术后伤口愈合前禁止游泳，避免污水入耳，禁止用手挖耳。

（2）术后按时复查，一般术后1周伤口拆线，2周抽取耳道内纱条，以后按医生指导确定复查时间。

（3）注意自我保健，发现耳道流脓、溢液、红肿、疼痛、眩晕等异常情况应及时就诊。

【特别关注】

（1）伤口及病情观察。

（2）健康教育内容。

【前沿进展】

外耳道恶性肿瘤对外科医生来说是一项特殊挑战，组织学活检可以作为诊断手段。病变较大且病变边缘活检阳性时，最好的治疗手段当属Mohs显微外科法。该技术取决于术中的病理评估与阳性区域的再切除，直到病变边缘完全切除的效果。其优势在于完整切除肿瘤并最大限度的保留正常组织。

【知识拓展】

阳光暴晒是外耳皮肤源性恶性肿瘤的危险因素。其中基底细胞癌和鳞状细胞癌占所有外耳道肿瘤的44%左右。耳部皮肤癌占所有皮肤癌的6%。鳞状细胞癌最常见，占所有外耳恶性肿瘤的60%。

第二节　中耳癌患者的护理

【概述】

中耳癌（carcinoma of middle ear）是发生于中耳及乳突区的恶性肿瘤，占耳部肿瘤的1.5%，占全身肿瘤的0.06%。

好发年龄在 40 ～ 60 岁，性别与发病率的关系不大。

【病因】

（1）80% 的中耳癌患者有长期的慢性化脓性中耳炎病史，因此认为该病与反复炎症刺激有关。

（2）中耳乳头状瘤亦可发生癌变。

（3）电离辐射等理化刺激是中耳癌变的可能因素。

【病理】

中耳癌以鳞状上皮细胞癌多见，反复炎症刺激致鼓室黏膜上皮血液循环及营养发生障碍，使鼓室黏膜上皮转变为复层扁平上皮。部分中耳癌组织切片中有胆脂瘤结构，提示该肿瘤可能起源于胆脂瘤上皮。

【诊断要点】

1. 临床表现

（1）主要症状有持续性耳深部疼痛，耳内出血或有血性分泌物，以及耳闷、耳鸣、听力下降、眩晕、面瘫等。

（2）晚期患者有颈部淋巴结转移，其他脑神经受累症状。

2. 检查

（1）凡有以下表现者应警惕中耳癌可能：中耳炎患者出现血性分泌物或突然出现面瘫者；中耳或外耳道内有肉芽及乳头状新生物，切除后迅速复发或触之易出血者；耳深部持续疼痛者。

（2）影像学检查：颞骨薄层 CT 扫描及 MRI，有助于本病的诊断及了解病变范围。

（3）病理学检查：为确诊中耳癌的可靠办法。

【治疗】

（1）手术治疗：根据病变范围可行乳突根治术或扩大乳突根治术，以及颞骨次全切除术或颞骨全切除术。

（2）根据病情安排手术前后进行放射及化学治疗。

【主要护理问题】

1. 恐惧 与担心疾病预后有关。

2. 生活自理能力下降 与耳痛、眩晕、术后伤口疼痛等有关。

3. 有跌倒的危险 与眩晕有关。

4. 有体液不足的危险 与疾病所致张口困难、摄入液体不足有关。

5. 潜在伤口出血 与手术创伤有关。

6. 自我形象紊乱 与疾病所致面瘫及手术创伤有关。

【护理目标】

（1）患者恐惧心理减轻或消除，积极配合治疗及护理。

（2）患者能在护士及家属的协助下生活部分自理。

（3）患者未发生跌伤。

（4）患者未出现营养失调及水、电解质紊乱。

（5）伤口未发生活动性出血。

（6）了解疾病有关的保健、自护知识，接受面部形象的改变。

【术前护理措施】

1. 心理护理

（1）积极与患者及家属沟通，了解患者对疾病的认知程度及家庭的支持情况，寻求患者家属及亲人的心理支持，有针对性地进行心理护理。

（2）向患者讲解疾病的治疗、护理要点及预后情况，告知病情信息，介绍同种疾病的康复情况，增强患者战胜疾病的信心。

（3）鼓励患者表达自身感受，评估焦虑 / 抑郁程度的程度，积极采取干预措施。

2. 病情观察及护理

（1）观察外耳道有无出血，记录出血量、颜色、性质。

（2）判断患者听力受损的程度，如有听力障碍，应根据患者的文化程度及教育背景指导患者应用手势或其他方式（如用写字板等）进行交流。

（3）有面瘫的患者，应观察与面瘫相关的症状，采取相应措施，预防角膜干燥及暴露性角膜炎的发生。

（4）张口困难的患者，观察张口困难的程度，根据情况指导患者的饮食，及时补充液体，给予支持治疗。

3. 术前准备

（1）协助患者完善术前常规检查，如血细胞分析、肝肾功能、出凝血时间、与输血相关的微生物检查、心电图、胸部 X 线片，特别是耳部 CT、电解质检查。

（2）术前 1 日遵医嘱做抗生素皮试，做好交叉配血试验，一般备同型红细胞悬液 2 ～ 4U。

（3）备皮：术前 1 日沐浴、洗头，剪短头发，剃除患耳周围 7 ～ 10cm 的头发；男性患者刮胡须。

（4）术前 6 ～ 8 小时禁食、禁饮。

（5）介绍手术的目的及术中、术后的配合，注意事项等，提高患者对疾病的认识。

（6）术晨更换清洁病员服，取下所有随身饰物，建立静脉通道，按医嘱用药，与手术室人员核对患者信息后将患者送入手术室。

【术后护理措施】

1. 外科护理常规 见表11-2。

表11-2 常规护理内容

项目	护理内容
全身麻醉术后护理常规	了解麻醉和手术方式、术中情况，有无输血及输血反应等 持续低流量吸氧 持续心电监护，严密监测生命体征变化 麻醉清醒前应加床档保护，防坠床
伤口观察及护理	观察耳部或面部伤口渗血情况。包括渗血的颜色、性质及量，如有活动性出血，应及时报告主管医生 告知患者敷料加压包扎及耳道内纱条填塞的重要性，以及敷料拆除及纱条取出的时间，嘱其勿自行拆除，以免引起伤口出血
疼痛护理	评估患者疼痛的部位及性质、程度、持续时间，鼓励患者表达其主观感受 讲解引起疼痛的原因，安慰患者，加强心理护理 指导并教会患者采用松弛疗法，以分散注意力，缓解疼痛 遵医嘱给予镇静、镇痛药物 协助选择舒适的体位 为患者提供安静舒适的休息环境
基础护理	做好口腔护理、协助进食、保持患者及床单元的整洁；注意保暖，防止感冒

2. 病情观察及护理 见表11-3。

表11-3 病情观察及护理

项目	护理内容
耳部护理	保持敷料清洁、干燥，包扎完整、无松脱 观察伤口敷料浸血情况，估计出血量，若有活动性出血，应通知医生，给予止血处理或重新加压包扎 观察耳道内有无色透明液体渗出，警惕脑脊液耳漏的发生 加强术耳保护，予健侧卧位，防止受压，进食时用健侧咀嚼，以免引起伤口出血及加重疼痛

续表

项目	护理内容
引流管护理	妥善固定引流管，防止受压，避免引流管折叠或脱出 保持引流管通畅，定时挤压引流管 观察引流液的颜色、性质及量，引流量应每日逐渐减少，如引流液持续为鲜红色或48小时后引流液仍大于50ml/日，应报告主管医生，予以处理
观察并记录	张口受限、进食困难的患者，记录出人量 有恶心、呕吐的患者，观察呕吐的性质，呕吐物的量；呕吐频繁者，遵医嘱使用止吐药物；如呕吐为喷射性伴剧烈头痛，应警惕颅内并发症的发生 有眩晕的患者，应嘱患者卧床休息，避免下床活动；为患者创造良好的休息环境，减少陪伴及探视，避免声光的刺激，多倾听患者主诉，给予心理安慰 观察有无头痛、意识改变等，警惕颅内并发症的发生

3. 饮食护理　见表11-4。

表11-4　饮食护理

时间	护理内容	进食量
术后当日	全身麻醉术后4～6时，进食温冷的软食	首次饮水50ml，无恶心、呕吐半小时后进流质或软食，每次200～300ml
术后第1日	温冷的流质或软食健侧咀嚼	根据患者需要，少量多餐
术后2～3日	软食，宜温冷健侧咀嚼	根据患者需要，少量多餐
3日以后	逐步过渡至普食，注意营养丰富，忌过热、过硬、辣、刺激性食物，禁烟酒	根据患者需要，少量多餐

注：安置胃管的患者应管喂高蛋白、高热量、富含维生素的流质饮食；恶心、呕吐的患者应为其准备偏凉，清淡的饮食，且少量多餐。

4. 体位及活动 见表 11-5。

表 11-5 体位及活动

项目	护理内容
手术当日 (全身麻醉清醒前)	去枕平卧位，头偏向一侧
手术当日 (全麻醉清醒后)	半卧位，头偏向健侧
术后第 1 ～ 3 日	半卧位为主，可床上运动，或搀扶下在床旁活动
术后第 4 日	半卧位为主，可在屋内活动
术后 1 周起	适当增加活动度

注：活动能力应当根据患者个体化情况，循序渐进。

5. 健康宣教 见表 11-6。

表 11-6 中耳癌术后健康教育内容

项目	健康教育内容
饮食	四要：要温冷、要健侧咀嚼、要营养均衡、要容易消化 四忌：忌辛辣刺激性食物、忌坚硬食物、忌过热食物、忌烟酒
活动及习惯	术后半年内避免剧烈或重体力活动，禁止游泳、潜水 养成良好的生活习惯，避免过度劳累 保持生活和工作环境的清洁和通风 保持鼻腔通畅，如有上呼吸道感染或咽部疾病应及时治疗 保持耳部的清洁、干燥，避免污水人耳
用药	掌握正确滴鼻及滴耳的方法 遵医嘱准确用药
复查	定期门诊复查。术后一般 7 日拆线，14 日抽出外耳道填塞纱条，以后根据病情由医生决定复查时间 术后 1 个月、3 个月、6 个月各复查 1 次，1 年后每 6 个月复查 1 次
注意事项	勿自行挖耳，勿用力擤鼻，掌握正确的擤鼻方法 术后切勿游泳，洗头、沐浴时要避免污水入耳 如术后出现耳痛、耳流脓、头痛、眩晕、呕吐等应及时就诊 术后到肿瘤科进一步治疗，视情况选择放射、化疗

【并发症的处理及护理】

并发症的处理及护理见表 11-7。

表 11-7　并发症的处理及护理

常见并发症	临床症状	处理及护理
脑脊液漏	鼻腔或外耳道有无色、清亮液体流出	绝对卧床休息，床头抬高 15° ～ 30° 密切观察病情变化 遵医嘱使用抗生素预防颅内感染 如两周不能自愈应行手术修补
颅内并发症	恶心、呕吐、剧烈头痛、视乳头水肿等颅内高压症状	手术治疗：乳突探查及脓肿穿刺、脓肿摘除 足量抗生素 支持疗法，保持水、电解质平衡，降低颅内压
	高热、意识障碍等	脑疝和脑疝前期：立即脱水、气管插管给氧、开颅、脓肿穿刺等

【特别关注】

（1）并发症的处理及护理。

（2）术后健康教育内容。

（3）病情观察及护理。

【前沿进展】

随着肿瘤放射治疗技术的不断发展，有学者发现选择适当的病例，采用乳突根治术配合放射治疗的综合治疗法，可取得与颞骨切除术同样，甚至更好的疗效。可以在清除病变的同时保留较高的生活质量。另有学者发现，术前放疗和术后放疗的 5 年生存率分别为 28.5% 和 35.5%，因此适当予以术后放疗可以提高患者生存率。

【知识拓展】

头颈部恶性肿瘤的治疗目标应该是最大程度的改

善患者的临床结局及减少治疗的不良反应。肿瘤的靶向治疗是目前的研究方向，主要针对头颈部恶性肿瘤的多细胞通路与进程，现主要作为同步放化疗的辅助药物。新的技术如IMRT及影像模式如PET与MRI的进一步发展在判断精确性和减少放疗毒性方面起更重要的作用。

第三节　听神经瘤患者的护理

【概述】

听神经瘤（acoustic neuroma）是原发于第Ⅷ对脑神经鞘膜的良性肿瘤，该肿瘤占颅内肿瘤的8%～10%，占桥小脑角肿瘤的80%～90%。发病年龄多在30～60岁，以单侧多见，男女之比约为2∶3。

【病因】

听神经瘤是雪旺细胞沿前庭神经在内听道周围和中枢髓鞘连接处超常增生所致，研究发现该病的发生一定程度上与遗传因素有关。

【病理】

听神经瘤最常见的发病部位是内听道段前庭神经的神经膜细胞，约2/3来自前庭上神经，1/3来自前庭下神经。肿瘤外观呈灰红色，大小不一，包膜完整。显微镜下根据肿瘤细胞的排列特点可分为致密纤维状排列的Antoni A型和稀疏网眼状排列的Antoni B型。

【诊断要点】

1. 临床表现

（1）早期症状：体积小者可无症状，肿瘤直径

＜ 2.5cm 者为听神经瘤早期。耳鸣、听力减退、眩晕等为本病最常见的早期症状。

（2）中、晚期症状：随着肿瘤的扩展，早期症状加重，并可出现三叉神经受压、面瘫、小脑功能障碍及颅内压增高等症状。

2. 检查

（1）听力学检查：纯音测听常提示病侧不同程度感音神经性听力下降。听觉脑干诱发电位发现波而波消失，提示听神经瘤可能。其他检查如耳声发射、声导抗等，有助于本病的诊断。

（2）影像学检查：X 线片的早期诊断率不高，颞骨薄层 CT 扫描可早期发现位于内听道内的小肿瘤。内听道增强 MRI 扫描为目前公认的早期确诊小听神经瘤的敏感而可靠的方法。

（3）其他检查：前庭功能检查及神经系统检查有助于本病的诊断。

【治疗】

诊断以后应尽早手术，完全切除肿瘤为本病的治疗原则。手术径路有经迷路径路、迷路后径路、颅中窝径路及乙状窦后径路等。

【主要护理问题】

1. 恐惧　与听力下降、担心疾病预后有关。

2. 舒适的改变　与头痛、眩晕有关。

3. 有跌倒的危险　与耳鸣、头晕及小脑功能障碍有关。

4. 生活自理能力下降　与头晕、小脑功能障碍及颅内压增高有关。

5. 潜在并发症　脑脊液漏、颅内感染、脑水肿、出血、面瘫等。

【护理目标】

（1）恐惧心理减轻或消除，积极配合治疗及护理。

（2）患者无头痛、头晕等不适或头痛、头晕等不适程度减轻。

（3）患者未出现跌倒。

（4）患者能在护士及家属的协助下生活部分自理。

（5）患者未发生术后并发症或发生并发症后得到及时治疗。

【术前护理措施】

1. 心理护理

（1）加强与患者的沟通，评估患者的心理状况，判断焦虑 / 抑郁程度，积极进行有针对性的心理疏导。

（2）向患者解释该疾病的治疗及护理方法，增强战胜疾病的信心。

2. 耳部皮肤准备

（1）单侧简单小肿瘤备皮同慢性化脓性中耳炎手术耳部准备。

（2）双侧或肿瘤较大需开颅的患者，应剃光头。

3. 病情观察及护理

了解患者耳鸣、耳聋及程度，如已影响患者的日常生活，应加强床旁护理，根据患者意愿留陪护。

（2）观察患者有无头痛、呕吐、视力模糊等颅内高压的症状，出现异常应及时通知医生，予以处理。

（3）嘱患者减少活动，注意休息，保持大便通畅，便秘者应积极处理，避免增加腹内压。

4. 术前准备　同上一节中耳癌患者术前准备。

【术后护理措施】

1. 体位及活动　见表 11-8。

表 11-8　体位及活动

项目	护理内容
手术当日	全身麻醉清醒前去枕平卧位，头偏向一侧 全身麻醉清醒后予头高卧位，头偏向健侧
术后前 3 日	平卧位为主，可适当抬高床头
术后 3 ～ 5 日	予 30° ～ 45° 半卧位，以减轻颅内压，预防脑脊液漏 适当床上活动，避免头部活动过多、过剧
术后第 6 日起	适当增加活动度，可在搀扶下床旁活动或病室内适当走动

注：术后 48 小时内避免患侧卧位，更换体位时应予轴线翻身，防止颈部扭曲或震动。翻身时应动作缓慢，以免引起脑干移位等。

2. 病情观察及护理　见表 11-9。

表 11-9 病情观察及护理

项目	护理内容
生命体征	术后密切监护 48 小时 心电监护，监测生命体征及意识状态 术后患者意识不能恢复，或恢复意识后，再突然或逐渐出现昏迷、呼吸困难、高热、血压升高、肢体强直等症状，应警惕颅内出血
引流管的护理	保持引流管固定、通畅，防止受压、折叠或脱出 保持引流袋的适当高度
观察并记录	观察伤口有无渗血渗液，渗血的性质、颜色及量 观察有无面瘫及其症状，以及面瘫的进展情况 观察鼻腔、外耳道有无清凉、无色透明液体渗出，警惕脑脊液漏的发生 观察呼吸情况，患者突发呼吸困难应警惕肺栓塞 下肢疼痛应警惕静脉炎，应积极进行放射学检查
其他护理	见慢性中耳炎术后护理

3. 健康宣教 见表 11-10。

表 11-10 听神经瘤的出院健康教育内容

项目	护理内容
饮食	保持营养均衡，进食高蛋白、高热量、富含维生素的食物 1 个月内软食，忌辛辣、刺激、坚硬及过烫食物 戒烟酒
活动及习惯	术后半年内避免剧烈运动或重体力活动 养成良好的生活习惯，劳逸结合，避免过度劳累 适当进行体育锻炼，增强体质，预防感冒，避免剧烈咳嗽及打喷嚏
复查	术后一般 7 日拆线，14 日抽出外耳道填塞纱条，出院后第 1 个月、3 个月、6 个月定期复查，1 年后每半年复查 1 次，持续 3 年后根据病情决定复查时间 出现耳痛、耳流脓、意识障碍、外耳道流清水样液体、呼吸困难、剧烈头痛、下肢疼痛等异常情况应及时就诊
注意事项	保持伤口清洁、干燥，禁游泳、跳水、潜水等水上活动，洗澡、洗头时避免污水入耳 避免掏耳、挖耳及用不洁的物品堵耳，勿用力擤鼻，掌握正确的擤鼻方法 遵医嘱进行进一步治疗

【并发症的处理及护理】

并发症的处理及护理见表 11-11。

表 11-11 并发症的处理及护理

常见并发症	临床症状	处理及护理
脑脊液漏	耳部有清亮、无色透明液体流出	予 30° ～ 45° 半卧位 绝对卧床休息，保持环境安静 降颅内压 如两周未能自愈，可行手术修补

续表

常见并发症	临床症状	处理及护理
颅内感染	持续高热 患者出现颅内高压的症状	降颅内压 遵医嘱大剂量运用可以通过血－脑屏障的抗生素 对症治疗
脑水肿	意识障碍 剧烈头痛、恶心、喷身性呕吐、视乳头水肿等颅内高压症状	遵医嘱予脱水剂及激素治疗 保持水、电解质平衡，预防胃肠出血等
颅内出血	神志不清 意识障碍 呼吸困难 高热等	开放伤口 清除血肿 止血治疗
面瘫	鼻唇沟变浅 口角下垂并偏向对侧 鼓腮漏气 不能皱眉闭眼等	遵医嘱予糖皮质激素、扩血管药、血管营养药静脉滴注 可配合行物理治疗 也可行手术治疗
吞咽困难	进食时呛咳 吞咽梗阻感	安置保留胃管 进行吞咽功能训练 面部按摩 练习舌肌运动
上消化道出血	呕吐咖啡色胃内容物 呃逆 柏油样大便	安置保留胃管 管喂或静脉输人止血药物 遵医嘱使用保护胃黏膜的药物

【特别关注】

（1）并发症的处理及护理。

（2）体位与活动。

（3）出院健康教育。

【前沿进展】

听神经瘤强调个体化治疗方案，影响因素包括：听力水平、影像学特征（肿瘤的大小和形状）和不同手术进路的并发症。现介绍斯坦福大学所使用的显微手术治疗流程（图 11-1）。

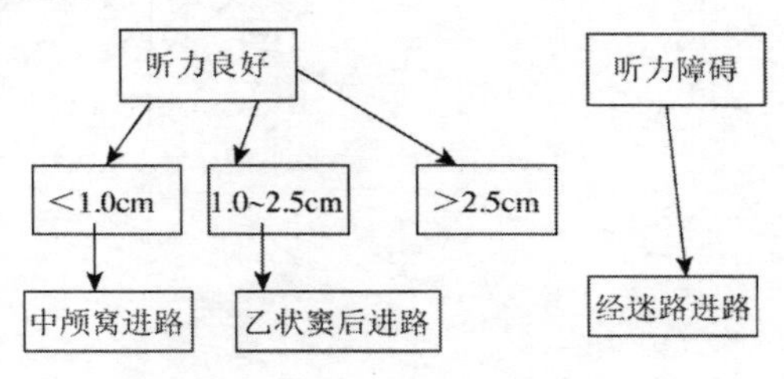

图 11-1　斯坦福大学显微手术治疗流程

【知识拓展】

一直以来，国内关于该病的命名为“听神经瘤”，实际上既不是神经瘤，也不起源于听神经，而是起源于第Ⅷ脑神经前庭支的神经鞘瘤。因此，1992 年，美国国立卫生实验院共识制定会议推荐使用前庭神经鞘瘤为标准术语。

（邹　剑　张馨元）

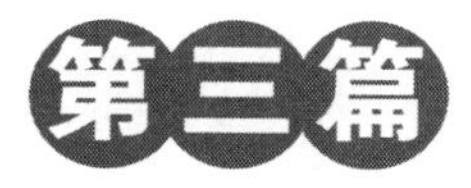

第三篇 鼻科疾病护理

第十二章 鼻先天性疾病患者的护理

第一节 先天性后鼻孔闭锁患者的护理

【概述】

先天性后鼻孔闭锁为一少见畸形，闭锁可发生在单侧或双侧，单侧与双侧之比为3:2，闭锁处组织可为膜性、骨性或混合性，骨性占90%。

【病因】

有关本病病因主要有以下学说：颊鼻膜未自行破裂、颊咽膜上端未溶解、骨性后鼻孔异常发育、鼻突和腭突异常发育及上皮栓块演化学说等。

【诊断要点】

1.临床表现 儿童及成人期患者主要症状为鼻阻塞，睡眠时有鼾症和呼吸暂停综合征，新生儿只会用鼻呼吸，一旦为双侧闭锁，必将导致闭口时呼吸困难、紫绀、甚至窒息死亡。单侧闭锁时可无症状。

2. 检查 可用导尿管或卷棉子试探，或行碘油造影。鼻内镜及 CT 检查亦可明确诊断。

【治疗】

（1）急救治疗新生儿双侧后鼻孔闭锁应迅速建立经口呼吸通道，保证呼吸通畅，再择期手术。

（2）手术治疗可经鼻腔、经腭部、经鼻中隔及经上颌窦 4 种途径手术。

【主要护理问题】

1. 呼吸形态的改变 与单侧后鼻孔闭锁鼻阻有关。

2. 潜在的窒息 与双侧后鼻孔闭锁鼻阻、误吸、入睡后呼吸暂停有关。

3. 潜在出血加重 与手术创伤有关。

4. 舒适的改变 与鼻腔填塞引起的疼痛不适有关。

5. 营养不足 与后鼻孔闭锁、进食困难等有关。

6. 有感染的危险 与手术创伤、误吸、机体抵抗力低下等有关。

7. 知识缺乏 缺乏对患者的正确喂养、缺乏疾病治疗、护理及自我保健等相关知识。

【护理目标】

（1）习惯经口呼吸，或鼻腔油纱条取出后呼吸顺畅。

（2）未发生误吸及呼吸困难，或误吸和呼吸困难得到及时处理。

（3）未发生出血，或出血得到及时处理。

（4）对疼痛能够耐受，知晓引起不适的原因。

（5）患儿营养得到维持或改善。

（6）切口愈合，无感染发生。

（7）家属掌握正确喂养患儿的方法。

【术前护理措施】

1. 术前健康宣教

（1）向患者及家属解释后鼻孔闭锁手术的必要性、手术方式、注意事项。

（2）说明术中、术后可能出现的情况，该如何配合。

（3）入院后注意保暖、避免患者感冒。

2. 病情观察及护理

（1）观察并记录患者神志，呼吸、口唇及面色。

（2）观察患者进食有无呛咳、缺氧、呼吸费力。

（3）入院时即有严重鼻阻、呼吸困难的患者应予低流量吸氧，监测 SPO_2。

（4） 观察并记录患者有无合并身体其他部位的先天畸形，如耳畸形、耳聋、桶状胸或鸡胸，生长发育迟缓、心脏病等。

3. 术前常规准备

（1）协助完成相关术前检查：鼻镜、内镜检查、鼻部 CT、碘油造影、心电图、胸片、血液检查等。

（2）术前行抗生素皮试，并做好标示，皮试阳性者通知医生处理。

（3）全身麻醉术前禁食、禁饮 6 ～ 8 小时。

（4）做好术区皮肤准备，剪鼻毛，成年男患者剃胡须。

（5）术晨排空大小便，取下佩戴的饰品，贵重物品交家属保管，女性患者编好辫子。

（6）术晨更换清洁病员服，建立静脉通道，遵医嘱于术前半小时使用抗生素。

（7）术前 2 小时内填写《手术患者术前护理评估及交接单》，与手术室人员进行患者身份、药物核对后，将患者送入手术室。

【术后护理措施】

1. 鼻部术后常规护理 见表 12-1。

表 12-1 鼻部术后常规护理

项目	护理内容
全身麻醉术后护理常规	了解手术方式、术中情况、切口和引流情况
	持续经口低流量吸氧
	持续心电监护，严密监测生命体征
	床档保护，防止坠床
伤口观察及护理	观察鼻腔渗血情况，少许渗血，协助患者用湿巾纸或干净的卫生纸轻轻拭去。鼻腔活动性出血，应及时告知医生，准确记录出血量，并给予鼻额部冷敷
	观察口中分泌物的性质及量，协助患者轻轻吐出口中分泌物，切勿咽下，以防止血液流入胃内刺激胃黏膜引起胃部不适。幼儿不能自行吐出口中分泌物时，若观察有频繁吞咽动作，要考虑有出血可能，及时通知医生
	嘱患者勿用力咳嗽、咯痰，勿紧张、烦躁，保持情绪稳定
饮食护理	全身麻醉术后 4 小时可饮少量温冷开水，观察半小时后无呛咳不适，可进食流质饮食，术后第 1 天进半流质饮食，之后逐步过渡到软食。避免过烫、辛辣刺激食物
	在进食过程中观察患者有无呛咳、误吸，对不能正常进食者应按医嘱提供静脉营养支持

2. 鼻部护理 见表 12-2。

表 12-2 鼻部护理

项目	护理内容
保持鼻部引流通畅	全身麻醉未清醒前取平卧、头偏向一侧休息，清醒后逐步抬高头部，以利于鼻腔分泌物的引流

续表

项目	护理内容
鼻腔通气管护理	告知患者及家属安置鼻腔通气管的目的及作用，安置时间为 3 ～ 6 个月，双侧鼻腔为通气管的 U 形出口端，防止脱出、移位，切勿自行拔出或人为地拖拉通气管 保持鼻腔通气管通畅，可以用小号吸痰管吸尽鼻腔及通气管内的分泌物，遵医嘱使用鱼肝油滴鼻剂防止鼻腔干燥。 观察患者呼吸情况，术后严密监测 SPO_2，观察神志、口唇、面色情况，有无气紧，并注意倾听患者主诉 观察鼻腔通气管有无脱出，保持通气管在功能位置，发现异常及时通知医生处理

3. 出院健康宣教

（1）避免通气管脱出、移位，防止鼻面部受外力、重力碰撞。

（2）饮食要营养全面均衡，进食易消化食物。忌烟酒、辛辣刺激性食物，保持排便通畅。

（3）预防感冒，防止上呼吸道感染。

（4）在拔出通气管前，应避免重体力劳动。

（5）教会患者正确的擤鼻及滴鼻方法。

（6）指导患儿家属正确的喂养姿势及方法。

（7）术后于 1 个月、3 个月、6 个月门诊复诊。

【特别关注】

（1）病情观察及护理。

（2）术后鼻部护理。

（3）出院健康宣教。

【前沿进展】

随着影像学的发展，螺旋 CT 检查作为非侵入性无创检查，结合多层面冠矢状位重建，可清楚显示闭锁组织的部位、范围、性质、厚度及邻近组织及器官的情况，为手术方式的选择提供重要参考依据。

【知识拓展】

先天性后鼻孔闭锁抢救措施：双侧后鼻孔闭锁婴儿出生后即出现周期性呼吸困难和紫绀，需紧急处理，用手指或压舌板将舌压下，使其离开软腭，开放呼吸道。然后将小号的口咽通气管或顶端已剪开扩大的橡皮奶头，插入婴儿口中，并用胶布或系带固定，建立经口呼吸通道，防止窒息，同时可通过奶头滴入少量乳汁，加强营养，防止感染，待患儿已习惯口呼吸时方可取出口中奶头。

第二节　鼻部脑膜脑膨出患者的护理

【概述】

脑膜脑膨出（meningoencepha locele）是脑膜和部分脑组织、脑脊液经过发育不完善或钙化不全的颅底骨质疝入鼻腔所致的先天性畸形。按疝出的内容分为三类：脑膜膨出、脑膜脑膨出及积水性脑膜脑膨出。膨出物来自颅前窝者最多，常侵入鼻根、鼻腔、眶内；颅中窝者很少，常侵入鼻咽部；颅后窝者极少，侵入鼻咽或口咽部。

【病因及病理】

发病原因不十分清楚，胚胎时颅面的膜样骨和内软骨样骨联接处的骨化不一致，连接较薄弱，脑组织过度生长，脑组织、脑膜经该处膨出。组织病检从外至内依次为：皮肤、皮下组织、硬脑膜等，囊内有脑组织或脑脊液。

【诊断要点】

按膨出物膨出位置分为鼻外型、鼻内型。

1. 鼻外型　新生儿发现鼻根部/眶内侧圆形肿物、质柔软、光滑、透光试验阳性。哭、闹或压迫颈静脉后肿物体积增大/张力增加（Furstenberg test 阳性）。肿物随年龄增大逐渐增大，并常有眼距增宽。

2. 鼻内型　新生儿、幼儿鼻塞、哺乳困难鼻腔内/鼻咽部见光滑圆形肿物、柔软、有搏动。压迫囟门、包块有增大、压肿物可回缩。

【治疗】

一般在2～3岁手术治疗为主，膨出处皮肤菲薄可能破裂时需急诊手术。不可对包块试行穿刺后进行检查。

手术原则为，找到确切位置，切除或回纳膨出物，缝合硬脑膜，修补颅底缺损，闭合颅腔。

【主要护理问题】

1. 舒适的改变　与鼻塞有关。

2. 营养不足　与哺乳困难、喂养不当等有关。

3. 知识缺乏　缺乏疾病治疗、护理及自我保健等相关知识。

4. 潜在并发症　出血、颅内感染、脑脊液鼻漏等。

5. 排便异常　与饮食结构改变及排便习惯改变有关

6. 焦虑　与担心疾病预后有关

【护理目标】

（1）头痛、鼻塞等不适减轻，能耐受。

（2）营养状况得以维持或改善。

（3）无并发症发生或并发症发生后得到及时处理。

（4）对疾病治疗有所了解，掌握了术后相关康复知识及自我保健知识。

（5）排便正常。

（6）对疾病有所了解，积极治疗。

【术前护理措施】

1. 术前健康教育

（1）解释手术的必要性、最佳手术时期、手术方式及注意事项。

（2）说明术中、术后可能出现的情况，及如何配合。

（3）入院后注意保暖，避免感冒。

2. 病情观察及护理

（1）观察并记录患者鼻部脑膜脑膨出类型。

（2）观察患者鼻腔通气情况，有无严重鼻塞及鼻出血发生，必要时予以吸氧，监测 SPO_2。

（3）观察有无脑脊液鼻漏症状，准确记录脑脊液的性质、量，禁止滴鼻或填塞鼻腔。

（4）观察体温、意识情况、判断有无颅内感染，遵医嘱静脉输入抗生素抗感染治疗。

（5）观察患者全身营养状况及发育情况，指导正确喂养。

3. 术前常规准备

（1）协助完成相关术前检查：鼻镜、内镜检查、鼻部 CT、MRI、心电图、胸片、血液检查等。

（2）术前行抗生素皮试，按医嘱使用抗生素。

（3）全身麻醉术前禁食、禁饮 6 ～ 8 小时。

（4）做好术区皮肤准备，剪鼻毛，成年男患者剃胡须。准备供组织区皮肤，一般准备大腿外侧皮肤。

（5）练习床上大小便。

（6）更换清洁病员服，建立静脉通道。

（7）术晨排空大小便，取下佩戴的饰品，贵重物品交家属保管，术前 2 小时内填写《手术患者术前护理评估及交接单》，与手术室人员进行患者、药物核对后，将患者送入手术室。

【术后护理措施】

1. 术后常规护理　见表 12-3。

表 12-3　术后常规护理

项目	护理内容
全身麻醉术后护理常规	了解手术方式、术中情况、切口情况 持续低流量经口吸氧 持续心电监护，严密监测生命体征 床档保护，防止坠床
体位	绝对卧床休息 1 周，床头可抬高 20° ～ 30°
疼痛护理	观察疼痛的部位、性质，向患者解释疼痛的原因 给予鼻额部间断冷敷 禁止擅自抽出鼻腔填塞物 评估疼痛的部位及程度，遵医嘱予镇静、镇痛药或安置镇痛泵。出现头痛剧烈，伴恶心、呕吐时及时通知医生
口腔护理	协助患者及时吐出或吸出口中分泌物 保持口腔清洁、湿润，鼓励患者多饮水 口唇干裂的患者可涂液体石蜡或润唇膏
饮食护理	全身麻醉术后 4 小时可先喝少量温冷开水，无不适后可进温冷的流质饮食 术后第 1 日可进温冷的半流质饮食，1 周后逐步过渡到软食，限制饮水量每日 1000ml 注意少食多餐，忌过烫、辛辣、硬性、刺激性食物
用药	遵医嘱使用足量的、能透过血－脑屏障的抗生素抗感染治疗 静脉快速滴入 20% 甘露醇降颅内压治疗 遵医嘱术后次日予清鱼肝油滴鼻

2. 病情观察及护理

（1）观察鼻腔出血情况，术后鼻腔少量渗血为正常情况，如果鼻腔出现活动出血，或口中吐出大量鲜血，应及时通知医生，配合进行止血处理。

（2）观察有无脑脊液鼻漏。

（3）观察有无头痛、呕吐、视乳头水肿等，防止颅内压增高。

（4）观察伤口渗血情况，换药时注意无菌操作。

3. 健康宣教 见表 12-4。

表 12-4 出院健康宣教

项目	健康教育内容
饮食	饮食合理，营养均衡，食物宜温冷、清淡、易消化、富含维生素及纤维素，保持大便通畅
	2 周内避免过烫、辛辣、坚硬、刺激性食物，近期避免进食洋参片等活血药物或补药
活动与休息	注意休息，劳逸结合，保持良好的心态，避免情绪激动
	避免剧烈活动或重体力劳动，防止颅内压增高
	养成良好的生活习惯，预防感冒，避免上呼吸道感染及头面部外伤
鼻部护理	睡眠时采取头高位，利于鼻腔分泌物的引流
	出院 3 个月内不可用力擤鼻、挖鼻，避免剧烈咳嗽、打喷嚏
	避免头面部外伤及受外力撞击，避免头部剧烈转动
	掌握正确的滴鼻方法，正确使用滴鼻药
个人卫生	避免用过热的水洗澡和洗头，禁止按摩头部，以避免增加局部血液循环
复诊	定期门诊复查，以便观察术后疗效及判断治疗效果

【并发症的处理及护理】

并发症的处理及护理见表 12-5。

表 12-5　并发症的处理及护理

主要并发症	临床表现	处理及护理
出血	鼻腔出现活动性出血，口中吐出大量鲜血，面色苍白，脉搏快	半卧位，及时吐出或吸出口中分泌物，勿咽下，勿用力咳嗽、咳痰 鼻额部冷敷或冰敷 指压止血或压迫双侧颈动脉 按医嘱使用止血药物 重新行鼻腔纱条填塞 保守治疗无效者行手术止血
颅内感染	中度发热或高热 剧烈头痛 恶心、喷射性呕吐 意识改变，甚至昏迷	严密监测生命体征的变化 密切观察意识情况 予以物理或药物降温，并注意保暖 颅内高压者给予 20% 甘露醇或其他脱水剂静脉滴注或推注 及时使用能透过血 – 脑屏障的抗生素抗感染治疗，疗程 2 ～ 3 周 体温高热时抽取血培养，并根据血培养结果及时调整抗生素
脑脊液鼻漏	鼻腔有无色液体流出，干燥后不结痂，低头时量增多	绝对卧床休息 1 周，取平卧位、床头抬高 20° ～ 30° 勿低头用力，避免增加腹压的活动，保持大便通畅，勿剧烈咳嗽、咯痰 勿塞鼻、挖鼻、用力擤鼻 进食低盐饮食，限制饮水量 1000ml/ 日，避免用力咀嚼 遵医嘱使用脱水剂 保守治疗无效者，行脑脊液鼻漏修补手术

【特别关注】

（1）术后病情观察及护理。

（2）出院健康宣教。

（3）并发症处理及护理。

【前沿进展】

颅底的骨缺损修补是手术的关键因素，对于骨缺损直径＜0.5cm，可予筋膜肌肉、脂肪组织填塞，而缺损直径＞0.5cm则可采用钛网等合成材料、自体骨组织或软骨组织嵌入缺损处，再用肌肉、筋膜或脂肪组织填塞。同时在计算机辅助导航指引下可以很方便的找到缺损处，减少对正常组织的损伤，有利于严密重建，可有效降低术后复发及脑脊液鼻漏的发生。

【知识拓展】

X线是对骨质缺损和其他改变的最常规检查。B超对于颅骨缺损部位及突出内容物尤其是囊性病变分辨率较好，彩超还可发现异常血管分布。CT分辨率高，可显示病变内结构。MRI可更好的判断颅外疝出物与脑膜脑组织的关系，可准确提供膨出物与正常组织存在的血管关系，发现血管移位及异常分布，为手术治疗提供重要的指示依据。

（顾　琴　周　鹏）

第十三章　鼻外伤患者的护理

第一节　鼻骨及鼻窦骨折患者的护理

【概述】

外鼻位于面部中央，表面凸起，光滑，上部坚固，下部宽而薄，该处易骨折，严重可累及邻近结构发生骨折。

颜面软组织发生挫裂伤时，易发生鼻窦骨折。以上颌窦、额窦多见。后组鼻窦则与颅底骨折同时存在，它常累及颅脑及眼眶。

【病因】

鼻外伤多由直接暴力引起。

【诊断要点】

（一）鼻骨骨折

鼻骨骨折伤后有鼻梁塌陷偏斜、畸形，软组织肿胀或淤血，多为闭合性损伤；鼻中隔因暴力移位偏曲、血肿、脱位，产生鼻阻、下段鼻梁塌陷等。鼻背触痛明显，有骨擦音。X线鼻骨侧位片可以确诊，鼻中隔肿胀可能有血肿形成。

（二）鼻窦骨折

1. 上颌窦骨折　部位在额窦、眶下孔、内壁、上牙槽处，会出现复视、呼吸道阻塞、咬合错位，面部畸形等。

2. 额窦骨折　前壁骨折发生额部内陷，眼睑皮下淤血；后壁骨折则引发颅内并发症、病情严重。同时有骨髓炎可能。

3. 筛窦骨折 常伴发于面中部及颅底骨折，易发生鼻出血及脑脊液鼻漏，继发脑膜炎、嗅觉减退或消失。有颅前额积气，纸板骨折，眶内出血、气肿。

4. 蝶窦骨折 常伴发颅底骨折，出血可引发窒息。有脑脊液鼻漏，创伤性尿崩症或颈内动脉损伤、视力下降或失明。

【治疗】

（1）开放性损伤同一般外科处理。

（2）对无移位的单纯性骨折，鼻外形无改变，可不整复。可嘱患者注意保护鼻部，避免受压。有外鼻畸形，应尽早在伤后 2 ～ 3 小时处理，如局部已明显肿胀、淤血，应在消肿后行闭合式复位术，争取 7 ～ 10 日后复位。如超过 2 周以上，局部骨痂形成，复位困难。

（3）如有鼻中隔血肿需早期手术清除，避免发生并发症，如软骨坏死、穿孔等。

（4）上颌窦伤后 24 小时内复位整复，或伤后 2 周再复位。额窦骨折无移位者不需手术，无感染闭合伤时可复位手术，复杂性骨折常规外科处理后对症处理。额筛、眼眶常同时受累，无视力障碍可早期复位，视力下降宜先眼科治疗。

（5）蝶窦骨折处理复杂，危及生命先神经外科抢救，再对症处理，单纯骨折不予处理。

【主要护理问题】

1. 舒适的改变 与外伤、骨折引起的疼痛有关。

2. 潜在出血加重 与鼻部外伤有关。

3. 鼻通气障碍 与外伤后鼻腔充血肿胀或鼻梁塌陷有关。

4. 潜在并发症　感染、失血性休克、脑脊液鼻漏、颅内感染等。

5. 知识缺乏　缺乏治疗后的自我护理知识。

6. 生活自理能力下降　与疾病及术后所引起的疼痛及疲劳有关。

【护理目标】

（1）疼减轻，能够耐受，不舒适感降到最低。

（2）出血无加重，未发生失血性休克。

（2）经口呼吸，未发生呼吸困难。

（4）无相关并发症发生。

（5）掌握相关的康复及自我保健知识。

（6）生活自理能力提高。

【术前护理措施】

（1）给予半卧位休息，减少活动，减轻鼻面部肿胀，有利于口中分泌物吐出。

（2）给予心理护理，安慰患者，缓解患者的不良情绪。

（3）向患者解释鼻骨骨折复位手术的重要性、手术方式及相关注意事项。

（4）病情观察及护理

1）观察患者生命体征、意识、瞳孔，观察有无头痛、恶心、呕吐等，有异常及时通知医生处理。

2）观察鼻部有无渗出物，渗出物的颜色、量及气味。如鼻腔出现活动性出血，配合医生进行止血和抢救。如鼻腔流出的血性液体，痕迹的中心呈红色而周边清亮，或鼻腔流出无色液体、干燥后不结痂，为脑脊液鼻漏的表现，提示筛板或筛顶损伤，禁止填塞鼻腔或滴鼻，应按急性并发症进行护理。

3）观察患者眼眶有青紫、淤血、眼球活动度差、有视力改变或复视，提示有眶壁或视神经管骨折，应按急性并发症进行护理。

4）观察患者鼻、眼睑及面部有无皮下气肿，如有皮下气肿应禁止擤鼻。

（5）疼痛护理

1）解释疼痛的原因、评估疼痛的程度、告知患者疼痛可能持续的时间。

2）嘱患者半卧位休息。

3）注意保护鼻面部不受外力及物品碰撞。

4）按医嘱给予镇静、镇痛药物。

（6）术前准备按急诊手术准备

1）协助完成相关的术前检查：急诊鼻窦 CT、胸片、床旁心电图、急查血常规、凝血常规、生化 1+ 生化 4、输血前全套、血型，交叉配血、备血。

2）术前使用漱口液漱口，保持口腔清洁。

3）备皮：根据病情剪短头发，男性患者剃胡须，鼻腔出血的患者禁止剪鼻毛。

4）更换清洁的病员服，建立静脉通道，按医嘱用药。

5）填写《手术患者术前病情交接单》，送患者入手术室，与手术室人员交接、核对患者信息、药物等。

【术后护理措施】

1. 术后常规护理 见表 13-1。

表 13-1 术后常规护理

项目	护理内容
全身麻醉术后护理常规	了解患者的手术方式、鼻部创伤情况、术中复位及清创缝合情况

续表

项目	护理内容
	持续经口低流量吸氧
	持续心电监护，严密监测生命体征，观察意识、瞳孔变化
	床档保护，防止坠床
疼痛护理	观察疼痛的部位、范围、性质，向患者解释疼痛的原因
	给予鼻额部冷敷，避免鼻部受外力、物品碰撞
	予半卧位休息，利于呼吸、减轻鼻面部充血肿胀
	评估疼痛及不舒适的程度，按医嘱使用镇痛药物
饮食护理	全身麻醉术后 4 小时可饮少量温开水，无不适后于术后 6 小时可进食流质饮食，术后第 1 日可进食温冷的半流质饮食，之后逐步过渡到软食
	饮食宜清淡、易消化，少食多餐，忌过烫、坚硬、辛辣、刺激性食物
基础护理	保持病室环境安静，床单元整洁，做好口腔护理，保持患者口腔清洁、舒适

2. 病情观察及伤口护理　见表 13-2。

表 13-2　病情观察及伤口护理

项目	护理措施
病情观察	观察鼻腔及口中分泌物的性质、颜色及量，如口中吐出大量鲜血，应及时通知医生处理
	观察生命体征、意识、瞳孔的变化，如出现剧烈头痛、喷射性呕吐、颈项强直，应警惕颅内并发症的发生
	观察眶内有无渗血、眼球活动情况、有无视物不清及复视，有明显视力下降的患者，注意卧床休息，防止跌伤
	观察鼻腔填塞物有无松动，凡士林纱条 48 小时取出，取出后观察鼻腔有无出血，避免打喷嚏、擤鼻

续表

项目	护理措施
伤口护理	保持鼻面部伤口清洁，及时清除血痂，防止感染；按医嘱TDP灯局部照射，以促进炎症吸收，减轻肿胀。鼻腔分泌物流出，及时用干净纸巾拭净
	眼睑肿胀明显致睁眼困难者，可行眼部冰袋冷敷，眼部有分泌物时，用0.9%无菌氯化钠溶液纱布或消毒湿巾纸轻轻拭净，勿用一般卫生纸擦洗，以免引起局部感染

3. 出院健康宣教 见表13-3。

表13-3 出院健康宣教

项目	健康宣教内容
饮食	进食清淡、温凉的软食，忌食坚硬食物，避免因咀嚼引起疼痛，多饮水、多食水果及粗纤维食物，保持排便通畅
休息与活动	1个月内避免重体力劳动或体育运动
	注意安全，防止鼻面部受外力碰撞
	勿用力擤鼻、挖鼻，避免剧烈咳嗽、打喷嚏
	注意休息，防止感冒
用药	按医嘱继续用药，正确滴鼻
复诊	明确复诊时间，以便观察骨折复位效果
	鼻面部畸形明显的患者，可行下一步的整形美容治疗

【并发症的处理及护理】

并发症处理及护理见表13-4。

表13-4 并发症处理及护理

主要并发症	临床表现	处理及护理
失血性休克	面色苍白、表情淡漠、血压下降、脉搏细速	立即予以平卧位，建立静脉双通道，快速补液

续表

主要并发症	临床表现	处理及护理
	四肢厥冷、大汗淋漓	保持气管通畅
	少尿	持续心电监护及吸氧
		急查电解质，急诊交叉配血、输血
		休克纠正后，立即手术探查止血
脑脊液鼻漏	鼻腔流出淡血性液体，痕迹的中心呈红色，而周边清亮	绝对卧床休息 1 周，取平卧位、床头抬高 20° ～ 30°
		勿低头用力，避免增加腹压的活动
		抗感染治疗
		根据硬脑膜受损情况，决定脑脊液鼻漏修补术
颅内感染	中度发热或高热	严密监测生命体征、神志、瞳孔变化，予以物理或药物降温，注意保暖
	剧烈头痛、恶心、喷射性呕吐	
		颅内高压者给予脱水治疗
	意识障碍，甚至昏迷	抗感染治疗，积极使用能透过血－脑屏障的抗生素

【特别关注】

（1）心理护理。
（2）病情观察及伤口护理。
（3）并发症处理及护理。

【前沿进展】

筛窦骨折引起的视神经管骨折，外伤后出现视力下降，经过糖皮质激素治疗 12 小时无改善者应行视神经管减压术。目前可采用经眶内、经筛窦和经颅视神经管减压法。

【知识拓展】

眶壁击出性骨折是一种鼻眼相关疾病，指外力作用于眼部，使眼眶内压力剧增致眶壁薄弱处部分发生骨折移位，引起一系列临床症状。

第二节　脑脊液鼻漏患者的护理

【概述】

脑脊液经破裂或缺损的蛛网膜、硬脑膜和颅底骨折流入鼻腔或鼻窦，再经前鼻孔或鼻咽部流出，称为脑脊液鼻漏（cerebrospinal rhinorrhea）。可发生于外伤的早期或伤后，常可继发感染引起严重颅内感染。

【病因】

脑脊液鼻漏发病原因可分为创伤性和非创伤性，其中创伤性又可分为外伤性和医源性；非外伤性又可分为自发性、肿瘤性和先天性。

【诊断要点】

脑脊液鼻漏的诊断主要依靠症状、体征和辅助检查。

症状：一侧或双侧鼻孔持续或间歇性流出清亮液体，且干燥后不呈痂状，向一侧倾斜、低头或压迫颈静脉时流量增加。外伤性脑脊液鼻漏可同时有血性液体自鼻孔流出，其痕迹的中心呈红色而周边清澈。也有仅表现为反复颅内细菌性感染，鼻漏并不明显。

辅助检查：收集液体行脑脊液常规检查可以确诊。颅脑 CT、鼻窦 CT 可以明确骨折及漏口部位。

【治疗】

1. 非手术治疗　适用于外伤后急性期发生的鼻漏，患者采取头部抬高 20°～30° 的半卧位休息，卧向患侧，避免用力擤涕鼻、咳嗽、打喷嚏等，使用能透过血－脑屏障的抗生素。2～4 周无效行手术治疗。

2. 手术治疗　术前定位漏口，以鼻内镜为主。方法有颅内及颅外修补。前者在颅脑手术时修补，后者采用鼻内镜经鼻腔修补。

【主要护理问题】

1. 舒适度的改变　与鼻腔间断或持续性液体流出有关。

2. 焦虑　与担心疾病预后有关。

3. 潜在并发症　颅内高压、细菌性脑膜炎等。

4. 清理呼吸道低效　与限制咳嗽有关。

5. 相关知识缺乏　缺乏相关的治疗配合及自我保健知识。

6. 生活自理能力下降　与术后卧床休息有关。

7. 排便异常　与卧床导致排便习惯改变有关。

【护理目标】

（1）患者不适感减轻或消失。

（2）患者对疾病认识提高，积极配合治疗及护理。

（3）无并发症发生。

（4）痰液可吐出，未发生肺部感染。

（5）术后康复期间，满足生活所需，无压疮等并发症发生。

（6）掌握相关的自我保健知识。

（7）习惯床上大小便，大便通畅。

【术前护理措施】

（1）给予床头抬高 20°～30° 半卧位休息，减少活动，减少探视，避免呼吸道交叉感染。

（2）给予心理护理，安慰患者，缓解患者的不良情绪。

（3）介绍脑脊液鼻漏手术的目的、意义、手术方式及注意事项。及时告知病情及治疗现状，安慰鼓励患者，帮助其增强信心，减轻焦虑。

（4）避免颅内压增高：避免受凉、感冒、打喷嚏，避免用力咳嗽、咳痰、擤鼻，避免用力大便、屏气等动作。

（5）避免颅内感染：禁止冲洗鼻腔、经鼻置胃管或吸痰。术前使用漱口液，保持口腔清洁。

（6）遵医嘱使用抗生素及降低颅内压的药物。

（7）病情观察及护理

1）观察脑脊液的颜色、性质及量，做好记录。指导患者勿低头、紧扣衣领。

2）观察并记录患者生命体征、神志、瞳孔大小，有无发热、头痛、恶心、呕吐、颈项强直等脑膜刺激征。

3）观察患者有无头痛、头晕、视物模糊、尿量过多等低颅内压症状。

4）观察肺部体征，有无合并吸入性肺炎。

（8）术前常规准备

1）协助完成相关术前检查：鼻内镜检查、鼻窦 X 线检查、CT 脑池造影、心电图、血常规、出凝血时间，肝肾功能、输血前全套、生化检查（免疫固定法）鉴定为是否脑脊液、葡萄糖定量分析。

2）术前行抗生素皮试，按医嘱使用抗生素。

3）术前 1 日洗澡、洗头，剪鼻毛，男患者剃须，必要时剃头发及术侧眉毛。准备供组织区皮肤，一般准备大腿外侧皮肤，检查有无瘢痕、皮肤损伤等，洗澡时避免抓伤。

4）练习床上大小便。

5）术晨为女患者辫好头发，询问月经是否来潮。

6）全身麻醉术前禁食、禁饮 6 ～ 8 小时。

7）术晨更换清洁病员服，建立静脉通道，填写《手术患者术前护理评估及交接单》，与手术室人员进行患者、药物核对后，将患者送入手术室。

【术后护理措施】

介绍经鼻内镜脑脊液鼻漏修补术的护理。

1. 外科术后护理常规　见表 13-5。

表 13-5　术后护理常规内容

项目	护理内容
全身麻醉术后护理常规	了解麻醉和手术方式、术中情况、漏口修补情况、取修补组织的部位等
	持续经口低流量吸氧
	持续心电监护，严密监测生命体征
	观察神志、意识、瞳孔变化
	全身麻醉未清醒前应床档保护，防止坠床
疼痛护理	了解疼痛的部位、范围，评估疼痛的原因、程度，及时予心理护理
	提供安静舒适的环境，避免不良刺激
	注意保护鼻部、头部不受外力碰撞
	鼻额部间断冷敷
	按医嘱予镇静、镇痛药，根据需求安置镇痛泵
伤口观察及护理	保持局部敷料清洁、干燥，避免解便时污染
	减少供组织侧肢体的活动，并观察敷料渗血情况，定时换药，严格无菌技术操作
基础护理	记录出入量，维持水、电解质平衡
	保持床单元清洁、干燥
	做好尿管护理、口腔护理、皮肤护理等
	注意保暖，防止感冒

2. 鼻部护理 见表 13-6。

表 13-6 鼻部护理

项目	护理内容
保持鼻部引流通畅	避免用填塞物以外的物品自行堵塞鼻腔
	及时拭净鼻腔流出的分泌物
	术后次日开始给予清鱼肝油或液体石蜡滴鼻，纱条抽取后予呋可麻滴鼻，以收缩鼻腔黏膜，利于通气
避免填塞物脱出	术后鼻腔予止血海绵或抗生素纱条来填塞压迫止血，要防止其松动、脱出
	嘱患者勿自行拔出鼻腔填塞物
	嘱患者勿擤鼻、用力咳嗽，避免打喷嚏
病情观察	观察鼻腔渗液及渗血情况，正确判断渗出液的颜色、性质及量，以判断修补效果
	按医嘱正确使用 20% 甘露醇等脱水剂降颅内压治疗
	按医嘱足量使用能透过血－脑屏障的抗生素治疗，观察药物的作用及不良反应
	控制液体输入量，以 1000 ～ 1500ml/d 为宜
	观察口中分泌物的性质、颜色及量
	观察并记录生命体征、神志、瞳孔变化，注意有无发热、剧烈头痛、喷射性呕吐、颈项强直等脑膜刺激征
	观察眶周有无青紫淤血、眼球活动情况、有无视物不清及复视，出现异常情况应及时告知医生

3. 饮食护理 见表 13-7。

表 13-7 饮食护理

时间	进食内容
术后当日	全身麻醉术后 4 ～ 6 小时，首次饮水 30 ～ 50ml，无不适后再进食流质饮食
	限制饮水量 1000ml/d 和食盐摄入量

续表

时间	进食内容
术后第 1 ～ 2 日	可进温冷的流质、半流质饮食 饮食宜清淡、低盐、易消化，限制饮水量及食盐
术后第 3 ～ 5 日	可进食温冷的半流质、软食 饮食宜清淡、低盐、易消化，限制饮水量及食盐
术后 6 日起	逐步过渡到普食 饮食要清淡、低盐、营养丰富、富含粗纤维，限制饮水量 忌过烫、坚硬、辛辣、刺激性食物避免过度咀嚼

4. 体位与活动　见表 13-8。

表 13-8　体位与活动

时间	体位与活动
全身麻醉清醒前后	清醒前去枕平卧位，头偏向一侧，清醒后抬高床头 20° ～ 30°，颈肩部垫枕，头部轻轻后仰，绝对卧床休息
术后第 1 ～ 6 日	抬高床头 20° ～ 30°，卧床休息，可床上轻微活动 协助患者在床上进餐及大小便 防止剧烈咳嗽、打喷嚏，勿挖鼻、擤鼻，避免快速转动头部 保持大便通畅，避免增加腹压及颅内压
术后 7 日起	下床轻微活动，逐步增加活动量，避免运动量过大 鼻腔碘仿纱条抽出后，当日卧床休息 6 ～ 8 小时 起床及躺下时动作轻柔、缓慢 漏口较大的修补术，应延长卧床时间至 10 ～ 14 日，避免过早下床活动使漏口修补处松动

5. 出院健康宣教　见表 13-9。

表 13-9　出院健康宣教

项目	健康宣教内容
饮食	五要：要低盐、要温冷、要适量、要营养均衡、要易消化
	五忌：忌过烫食物、忌辛辣刺激性食物、忌坚硬食物、忌烟酒、忌饮水过多
观察	教会患者如何观察脑脊液再次漏出
活动与休息	注意休息，术后半年内避免重体力劳动及体育运动
	养成良好的生活习惯，预防感冒，避免上呼吸道感染
	避免情绪激动，勿高声呼叫，勿低头用力，避免剧烈咳嗽
	忌用不洁的物品填塞鼻腔，勿挖鼻，掌握正确的擤鼻方法
	饮食规律，保持排便通畅
复查	定期门诊复查，出院后第 1 周、第 1 个月、第 3 个月、第 6 个月到门诊行鼻内镜检查，观察漏口修补效果
	再次出现脑脊液鼻漏症状时，要及时就诊

【并发症处理及护理】

并发症处理及护理见表 13-10。

表 13-10　常见并发症处理及护理

常见并发症	临床表现	处理及护理
颅内高压	剧烈头痛 喷射性呕吐 视乳头水肿	绝对卧床休息，保持病室安静，避免不良刺激，避免患者情绪激动 严格监测生命体征，观察意识变化及头痛的性质，呕吐时头偏向一侧，防治误吸，并记录呕吐量 使用 20% 甘露醇静脉快速滴注脱水治疗，控制输液量，1000 ～ 1500ml/d 为宜 持续低流量吸氧可使脑血管收缩，降低脑血流量，减轻脑水肿 抗感染治疗

续表

常见并发症	临床表现	处理及护理
		严格控制钠盐摄入及饮水量，准确记录出入量，保持大小便通畅
细菌性脑膜炎	高热	积极使用能透过血－脑屏障的抗生素抗感染治疗
	头痛	
	神志及意识改变	严格监测生命体征的变化，高热者给予物理或药物降温，必要时加大抗生素的用量
		观察神志、意识变化
		预防感冒，注意保暖
		加强口腔护理
		必要时进行腰穿，根据脑脊液培养结果调整抗生素

【特别关注】

（1）饮食护理。

（2）鼻部观察及护理。

（3）出院健康宣教。

（4）并发症处理及护理。

【前沿进展】

术前漏口部位的确定，对脑脊液鼻漏修补术能否顺利进行起到至关重要的作用。术前影像学检查对漏口定位是一种简单、安全、可信的诊断方法。包括：CT及CT脑池造影、鞘内及局部荧光素法、鼻内镜法、MRI及磁共振水成像。在实际工作中主要依靠鼻窦高分辨率CT扫描和磁共振水成像，对漏口部位和大小做出准确判断。磁共振水成像是通过显示颅腔脑脊液高信号影与鼻腔或鼻窦内液体高信号影之间存在线状相连的影像学特征来明确脑脊液鼻漏的诊断。但磁共振水成像检查对于骨缺损的大小判断不如高分辨率CT准确，因此，在实际工作中应联合两者影像检查，以便准确判断漏口位置和大小。

【知识拓展】

脑脊液鼻漏的修补材料包括自体组织和非自体组织。自体组织又可分为两大类：一类是游离组织材料，包括脂肪组织、碎骨片、肌肉浆、阔筋膜、鼻黏膜等；另一类是带蒂组织材料，包括颞肌筋膜、帽状腱膜、带蒂颞肌瓣、鼻甲黏膜瓣等。非自体组织包括人工硬膜、钛板、生物材料(如生物胶)等。在临床应用中根据具体情况决定选取材料种类。使用多层修补材料，以自体组织材料为主，效果较佳。

（顾　琴　周　鹏）

第十四章　外鼻炎症性疾病患者的护理

【概述】

外鼻炎症性疾病主要有鼻前庭炎及鼻疖。鼻前庭炎是鼻前庭皮肤的急慢性炎症，分急、慢性两种。鼻疖（furuncle of nose）是鼻部毛囊，皮脂腺或汗腺的局限化脓性炎症，多发生于鼻前庭、鼻尖和鼻囊处。

【病因】

1. 鼻前庭炎　急、慢性鼻－鼻窦炎的分泌物的刺激；有害粉尘的长期刺激；鼻腔鼻窦肿瘤分泌物的刺激；挖鼻致鼻前庭皮肤损伤。

2. 鼻疖　挖鼻、拔鼻毛或外伤损伤鼻前庭皮肤继发感染，也可继发于慢性鼻前庭炎或糖尿病患者。

【诊断要点】

1. 鼻前庭炎　急性期，鼻前庭剧痛，局部皮肤红肿、触痛；严重时扩展至上唇皮肤。慢性期，鼻前庭皮肤发痒、干燥，伴灼热、触痛，皮肤增厚。

2. 鼻疖　局部红、肿、热、痛，伴全身不适或低热。可日益加重。一侧鼻前庭内隆起、发硬、发红，成熟后有脓点或流脓，可引起严重的海绵窦血栓性静脉炎和颅内感染。

【治疗】

1. 鼻前庭炎　去除病因。及时和彻底治愈鼻腔疾病，加强鼻腔保护，避免有害粉尘的刺激，改正不良挖鼻习惯。急性者可用抗生素治疗，配合物理治疗，促使炎症消退。慢性者用 3% 过氧化氢清洗后抗生素软膏外敷或 5% 氧化锌软膏外用。

2. 鼻疖　疖肿未成熟前，用抗生素软膏涂抹，配合理疗，同时全身使用抗生素。疖肿成熟者，不宜切开，切忌挤压，可在无菌条件下使用小针头刺破脓头促使破溃排脓。疖肿破溃，局部消毒，促进引流，配合使用抗生素软膏。合并海绵窦感染者，给予足量抗生素。

【主要护理问题】

1. 疼痛　与局部炎性刺激有关。

2. 体温升高　与感染导致全身中毒反应有关。

3. 潜在的并发症　海绵窦血栓性静脉炎、面部蜂窝织炎、鼻翼或鼻尖部软骨膜炎等。

4. 知识缺乏　缺乏相关治疗配合及自我保健等知识。

【护理目标】

（1）炎症得到较好控制，患者疼痛减轻。

（2）症状消失，体温恢复正常。

（3）无严重并发症和感染发生。

（4）患者掌握相关的治疗配合和预防保健知识。

【护理措施】

（1）安慰鼓励患者，讲解鼻疖的治疗方法、治疗过程、治疗效果，以减轻患者的焦虑情绪。

（2）病情观察及护理：见表 14-1。

表 14-1　病情观察及护理

项目	护理措施
病情观察	观察鼻疖的大小、局部肿胀的范围，肿痛的变化 观察体温的变化，高热者给予对症处理 注意有无同侧上唇、面颊、上睑红肿热痛等炎症扩散的症状 观察有无寒战、高热、头剧痛、眼球突出等并发症的症状
用药护理	保持局部清洁，使用艾力克或其他消毒液局部消毒 根据医嘱使用抗生素软膏或中药六合丹外敷 按医嘱使用抗生素，坚持规范用药 1 周
健康教育	嘱患者切勿自行挤压及热敷鼻疖或抓挠局部，防止炎症扩散 嘱患者注意营养、休息和睡眠，多饮水，保持大便通畅 注意个人卫生，保持鼻部清洁，纠正挖鼻、拔鼻毛的不良习惯 教会患者局部正确用药的方法 积极治疗糖尿病等全身性疾病

【并发症及处理】

并发症处理及护理见表 14-2。

表 14-2　常见并发症处理及护理

常见并发症	临床表现	处理及护理
海绵窦血栓性静脉炎	寒战、高热、头痛、患侧眼睑及结膜水肿	保暖、降温 足量抗生素抗感染治疗 眼科会诊，协助治疗
面部蜂窝织炎	鼻面部红肿、皮肤变薄、皮温高、眶周变窄、体温升高	足量抗生素抗感染治疗 降温 勿搓揉或抓挠鼻面部，避免皮肤破损
鼻翼或鼻尖部软骨膜炎	鼻翼或鼻尖部红肿，皮温高	切开引流 足量抗生素抗感染治疗

【特别关注】

（1）病情观察及护理。
（2）健康教育。
（3）并发症处理及护理。

【前沿进展】

红外线治疗仪具有消炎、消肿、镇痛、促进血液循环、改善微循环的作用。疖肿早期可使用红外线治疗，改善血液循环，增加细胞的吞噬功能，消除肿胀，促进炎症消散。

【知识拓展】

中医认为，疖为阳毒，在皮肤浅表分布，发病原因为风热毒、暑湿、湿热、体虚等造成邪毒入侵，在皮肤蕴结，被经络阻隔在肌肤，进而聚结形成。治疗时应坚持清热解毒、消肿止痛等原则。早期及时有效的治疗对患者的病情具有极为重要的作用。

（顾　琴　周　鹏）

第十五章　鼻腔炎症性疾病患者的护理

第一节　急性鼻炎患者的护理

【概述】

急性鼻炎（acute rhinitis）是由病毒感染引起的鼻黏膜急性炎症性疾病，四季均可发病，但冬季常见，通常称为“伤风、感冒”。

【病因】

病毒感染为其主要致病原因，最常见的有鼻病毒约占 30%，其他有腺病毒、冠状及流感病毒等。在人抵抗力下降时发病，可继发细菌感染。

发病的诱发因素分为全身及局部因素。前者多见于受凉、过劳，营养障碍所致免疫及抵抗力下降；后者见于鼻腔病及邻部位疾病。

【病理】

起病早期黏膜血管痉挛，腺体分泌少；继而黏膜充血水肿，腺体、杯状细胞分泌增加。有单核细胞及吞噬细胞浸润。鼻涕由水样转为黏液样，再转为黏脓性。

【诊断要点】

1. 病史　有受凉、过劳或接触感冒患者等病史 .

2. 病程　整个病程分为前驱期、卡他期、恢复期。局部及全身症状在不同时期表现不同（表 15-1）。

表 15-1 急性鼻炎各病程临床表现

	病程	鼻部症状	鼻部体征	全身症状
前驱期	1～2日	干燥、鼻痒、灼热感	充血、干燥	畏寒、不适
卡他期	2～7日	鼻塞、喷嚏、清涕	弥漫性充血、肿胀、水样分泌物	发热、头痛、食欲减退
恢复期	7～10日后	缓解、清涕变为黏液	逐渐恢复、黏性鼻涕	症状减轻

【治疗】

治疗原则以支持及对症治疗为主，预防并发症。

无须特殊治疗，可采用全身治疗及局部治疗。使用抗病毒药物、中成药；热敷、镇痛药及血管收缩剂滴入鼻腔改善通气；使用鼻用激素、针刺疗法等。

【主要护理问题】

1. 舒适度的改变 与头痛、鼻阻塞、全身乏力等有关。

2. 体温过高 与急性炎症引起的全身反应有关。

3. 潜在并发症 鼻窦炎、中耳炎等。

4. 知识缺乏 缺乏疾病知识及有关的预防保健知识。

【护理目标】

（1）患者自述不舒适感明显减轻或消除。

（2）患者体温降至正常。

（3）患者无并发症发生。

（4）患者及家属掌握该疾病的预防保健知识。

【护理措施】

1. 心理护理

（1）加强与患者的沟通，针对患者的心理问题，给予心理疏导。

（2）向患者介绍疾病的治疗方法、过程及康复情况，减轻患者的焦虑情绪。

2. 用药护理　见表 15-2。

表 15-2　用药护理

项目	护理措施
全身用药	口服抗病毒药物或抗生素 症状重的患者按医嘱静脉给药，注意用药后的反应及效果
鼻腔用药	正确使用滴鼻剂：有利于收缩鼻腔黏膜，改善鼻腔通气及引流 教会患者正确的滴鼻药方法，如仰卧滴鼻法（图 15-1）、坐位滴鼻法 指导患者掌握正确的鼻喷雾剂的方法（擤除鼻腔分泌物后，一手持喷雾剂喷出第一喷药液弃去，向对侧鼻腔沿鼻中隔方向喷药，换另一只手同法喷另一侧鼻腔）
食物疗法	可用生姜、红糖与葱白煎水热服排汗 注意多饮水、进食清淡、易消化食物，保持大便通畅

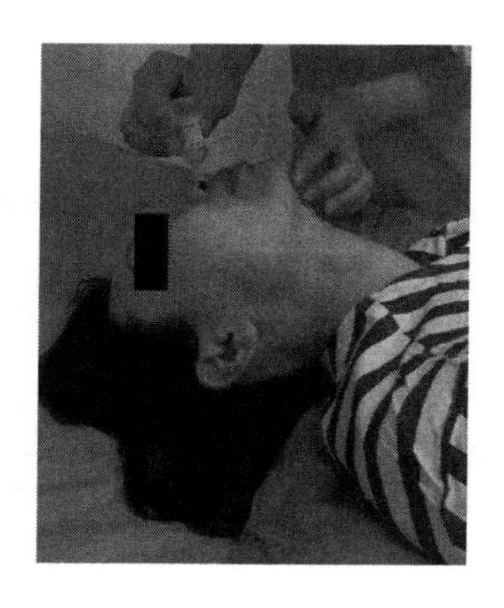

图 15-1　滴鼻法

3. 健康宣教

（1）急性期间的患者外出时应戴好口罩，避免传播给他人，规范个人行为，咳嗽、打喷嚏时要用纸巾遮掩口鼻。

（2）养成良好的生活卫生习惯，加强体能锻炼，增强抵抗力，勤洗手，改正揉眼、挖鼻的不良习惯。

（3）注意劳逸结合，避免过度劳累。

（4）保持居室内空气流通，减少出入公共场所。

（5）嘱患者合理饮食，少吃生冷，辛辣刺激性食物，进易消化而富含营养的食物。

（6）积极治疗咽部疾病及鼻部其他疾病。

（7）正确擤鼻法：紧压一侧鼻翼、轻轻擤出对侧鼻腔的分泌物；或将鼻涕吸入咽部后吐出。

【特别关注】

（1）用药护理。

（2）健康宣教。

【前沿进展】

有研究表示，健康人群在急性鼻炎发病的 24 小时内，如果使用锌制剂，可以减轻病情及缩短病程。由于不同研究的差异很大，锌对于急性鼻炎的作用仍有待进一步证实。

【知识拓展】

急性鼻炎的病因直至 20 世纪 50 年代才被确定。公元前 16 世纪之前，急性鼻炎的症状和治疗就出现在了现存最古老的医疗文献——埃及埃伯斯纸草文稿之上。在 16 世纪，由于其症状和暴露在寒冷的天气之间的相似性，它被命名为“common cold”。

第二节　慢性鼻炎患者的护理

【概述】

慢性鼻炎（chronic rhinitis）是指鼻黏膜及黏膜下炎症反复发作，持续数月以上的慢性炎症，且未发现有明确致病微生物感染，间歇期不能恢复正常，有持续的鼻功能紊乱。

【病因】

1. 全身因素　它常是某些慢性疾病的局部表现（贫血、结核、风湿、慢性肝肾衰竭），也可能是营养不良、内分泌失调、烟酒嗜好，HIV 感染等因素。

2. 局部因素　急性鼻炎反复发作；鼻腔鼻窦慢性炎症、鼻中隔偏曲畸形，长期使用血管收缩滴鼻剂。

3. 职业和环境因素　如粉尘，长期接触化学物质及刺激性气体，环境温度、湿度过高或过低等。

【病理】

慢性鼻炎包括慢性单纯性鼻炎、慢性肥厚性鼻炎及药物性鼻炎。

慢性单纯性鼻炎的黏膜深层动脉扩张、下鼻甲海绵状组织慢性增生，血管腺体周围淋巴细胞、浆细胞浸润，分泌物增多，黏膜无增生。

慢性肥厚性鼻炎的黏膜固有层中的动脉扩张，血管周围有淋巴及浆细胞浸润，黏膜周有层纤维组织增生，黏膜肥厚并累及骨膜增殖，下鼻甲骨质增生肥大。黏膜上皮蜕变，脱落、转化成假复层立方上皮。

药物性鼻炎的黏膜下层毛细血管增多，管腔扩张、通透性增加，血浆外渗并有炎性细胞浸润。黏膜内层的各种腺体分泌增多。重者，上皮层纤毛散乱，脱落，失去功能。

【诊断要点】

慢性单纯性鼻炎以交替鼻塞、流涕为主，有鼻胀痛、嗅觉减退、鼻部不适等。常见为下鼻甲暗红色、肿胀、柔软、弹性好，鼻黏膜对血管收缩剂敏感。

慢性肥厚性鼻炎持续鼻塞，嗅觉减退、黏脓涕多，可伴有耳鸣、听力下降、头晕头痛、精神差。查见黏膜增生肥厚、淡紫红色，下鼻甲肿大肥厚结节状，触之硬实感，对血管收缩剂不敏感。

药物性鼻炎多为双侧鼻塞，且可由用药前的间歇性变为持续性。鼻黏膜充血，下甲增大，表面光滑，喷用麻黄碱后收缩不明显，鼻腔内见黏脓性分泌物。

【治疗】

慢性单纯性鼻炎宜加强锻炼，提高免疫力，同时局部使用减充血剂滴鼻，鼻腔局部使用激素类鼻喷剂，以及封闭、等离子、中医中药等治疗。

慢性肥厚性鼻炎可采用下鼻甲黏膜下硬化剂注射；下甲激光、等离子消融，无效后使用鼻内镜下鼻甲黏膜下组织切除或增生骨质切除，或行下甲部分切除术。

药物性鼻炎立即置换全身或局部所用药物。鼻腔局部改用生理海水喷鼻，亦可用鼻用皮质激素。

【主要护理问题】

1. 舒适度的改变　与鼻阻塞、头痛、脓鼻涕多、手术后鼻腔纱条填塞有关。

2. 感知障碍　与嗅觉减退、耳闭塞感有关。

3. 潜在伤口出血　与手术创伤有关。

4. 知识缺乏　缺乏疾病知识和有关的预防保健知识。

【护理目标】

（1）患者自述不舒适感明显减轻或消除。

（2）患者嗅觉提高或恢复正常。

（3）患者术后无并发症发生。

（4）患者掌握该疾病的治疗方法及自我预防保健知识。

【护理措施】

1. 心理护理

（1）了解患者的主观感受，协同家属给予心理支持。

（2）向患者讲解疾病的相关知识，并向需要手术的患者解释手术的目的、方式、术中配合、术后康复的注意事项，消除其紧张、慌乱情绪，使其积极配合治疗和护理。

2. 用药护理

（1）按医嘱及时用药，教会患者正确使用鼻用糖皮质激素，以减轻鼻黏膜充血肿胀。

（2）向患者介绍滴鼻药的作用，并教会患者正确的滴鼻法及喷雾剂使用法。

（3）协助患者用0.9%氯化钠溶液或鼻用生理性海水清洗鼻腔，清除鼻腔内分泌物，以保持鼻腔清洁通畅。

3. 行手术治疗者　做好围手术期护理，术后护理措施见表 12-1。

4. 健康宣教

（1）改善生活和工作环境，远离粉尘、有害化学气体和温湿度急剧变化的环境。

（2）养成良好的生活习惯，加强体能锻炼，增强抵抗力。

（3）注意劳逸结合，避免过度劳累。

（4）嘱患者多饮水，禁烟酒，少吃生冷、辛辣刺激性食物。

（5）积极治疗鼻部其他疾病及全身慢性疾病。

（6）指导患者掌握正确的擤鼻方法，防止中耳炎。

【特别关注】

（1）用药护理。

（2）健康宣教。

【前沿进展】

慢性鼻炎与下气道炎症存在密切的关联。早期发现患者 SPT 阳性和鼻部嗜酸细胞增高，可以预测下气道炎症的风险，并且给予及时的干预可以有效的防止哮喘的发生。

【知识拓展】

儿童慢性鼻炎可诱发鼻窦炎、腺样体炎、中耳炎、咽炎、支气管炎、支气管哮喘等并发症，严重者可导致记忆力减退，智力发育障碍，影响小儿的学习和生长发育，长期鼻塞和张口呼吸还会影响面部和胸部的发育。因此，发现儿童鼻炎症状，应及时治疗。

第三节　萎缩性鼻炎患者的护理

【概述】

萎缩性鼻炎（atrophic rhinitis）是指鼻黏膜或退行性

变为其组织病理特征的慢性炎症。发展非常缓慢，多见于女性青壮年，可发展至咽部、喉部。

【病因】

1. 原发病因　病因不明，多数认为是全身慢性疾病的鼻部表现，可能为一种自身免疫性疾病。

2. 继发病因　鼻腔、鼻窦感染性疾病引起（慢性鼻、鼻窦炎等）；医源性（iatrogenic）引起鼻甲切除过多、空鼻综合征等；长期接触高浓度粉尘或刺激性气体；高热环境等引起，以及特殊传染病引起（结核、梅毒等）。

【病理】

病变分轻型、重型。

1. 轻型病变　局限，鼻黏膜干燥、结痂、上皮细胞变性。

2. 重型病变　黏膜及鼻甲骨质萎缩，纤毛柱状上皮转化为鳞状上皮、有脓痂，多系鼻杆菌感染、奇臭；上皮细胞变性、进行性萎缩。

【诊断要点】

鼻部干燥、出血；鼻塞、嗅觉减退或丧失；伴有头晕、头痛；鼻腔恶嗅；咽干、声嘶、干呕等症状。查见鼻腔内结痂、出血、黄绿色、恶臭。严重者鼻外形畸形。

【治疗】

目前仍无特殊治疗，多以局部和全身综合治疗。

1. 全身治疗　注意个人卫生及营养，改善环境。使用血管扩张剂、改善鼻腔血液循环，使用维生素 A、维生素 B、维生素 E 治疗。

2. 局部治疗　原理为清洁湿润鼻腔，分解软化脓痂，促进血液循环和刺激腺体分泌等。使用鼻油剂浸滑鼻腔，鼻腔冲洗，清理鼻结痂，除臭。

3. 手术治疗　保守治疗无效者可采用手术治疗，主要目的是缩小鼻腔减少鼻气量，降低黏膜水分蒸发，防止鼻腔内结痂形成。

【主要护理问题】

1. 舒适的改变　与鼻腔内痂皮阻塞、鼻腔及咽部干燥、手术后鼻腔纱条填塞有关。

2. 感知障碍　与嗅觉减退或嗅觉丧失有关。

3. 潜在出血　与鼻黏膜萎缩变薄、干燥、挖鼻、用力擤鼻或手术创伤有关。

4. 知识缺乏　缺乏疾病治疗及预防保健知识。

【护理目标】

（1）患者自述不舒适感明显减轻，感知部分恢复。

（2）患者鼻腔无活动性出血。

（3）患者及家属掌握该疾病的治疗及保健知识。

【护理措施】

1. 心理护理

（1）了解患者的心理状况，协同家属给予心理支持，鼓励患者积极治疗。

（2）向患者讲解疾病的相关知识，介绍手术的目的、术中的配合、术后康复的注意事项，提高患者对疾病的认识，以取得患者治疗和护理的配合。

2. 用药护理

（1）按医嘱鼻内用药：教会患者及家属正确使用液体石蜡、清鱼肝油或1%链霉素滴鼻剂滴鼻，并说明滴鼻剂的作用。

（2）协助患者做好鼻腔清洗：2 次 / 日予温热 0.9% 氯化钠溶液清洁鼻腔，以去除鼻腔内脓臭味的分泌物，减少脓痂形成阻塞鼻腔。

（3）嘱患者慎用收缩鼻腔黏膜的药物。

3. 手术护理

（1）做好围手术期护理，术后护理措施见表 12-1。

（2）行鼻腔缩窄术的患者因鼻腔的黏膜下植入有人工骨、自体骨或硅橡胶，应禁止用力擤鼻，防止植入物移位。

（3）观察植入物与鼻腔黏膜的吻合度，有无暴露与脱出，如有异常应及时处理。

（4）观察患者有无全身排斥反应。

4. 健康宣教

（1）避免冷空气、粉尘及有害化学气体刺激，气候干燥时，外出可戴口罩。

（2）嘱患者适当增加体能锻炼，提高机体抵抗力。

（3）注意劳逸结合，避免过度劳累。

（4）养成良好的饮食习惯，加强营养，多食蔬菜、水果以增加维生素的摄入，特别是维生素 B_2、维生素 C、维生素 E 的补充，防止感冒，减少对鼻部的刺激。

（5）积极治疗鼻部其他疾病及咽部疾病。

（6）指导患者按医嘱使用滴鼻剂，保持鼻腔湿润。

【特别关注】

（1）用药护理。

（2）手术护理。

【前沿进展】

鼻腔黏骨膜下填塞术缩窄鼻腔是目前常用的疗法，

填塞材料的选择亦是手术成功及远期疗效的关键。羟基磷灰石的组成结构与人体骨组织钙盐一致，是一种人工合成的医学生物应用新材料，其组织相溶性极好、不吸收、不溶解，有良好的骨传导性，为新骨的沉积提供生理支架并与骨组织形成直接的骨性结合。羟基磷灰石为颗粒状，填塞时可以减少对鼻腔黏膜的摩擦挤压损伤，减少黏膜破裂概率，可以根据鼻腔底囊袋状间隙大小，随时调整填塞物使用量，利于塑形；即便有少许填塞物脱出，也不会影响手术的整体效果。

【知识拓展】

萎缩性鼻炎是一种慢性炎症，其中女性患者居多，且发病具有地域性。国内外学者专家对免疫功能、营养缺乏、发育异常、遗传性因素及环境因素等高危因素的进行多年研究，但仍然未找出准确的致病因素。

（张小燕　周　鹏）

第十六章　鼻窦炎症性疾病患者的护理

第一节　急性鼻窦炎患者的护理

【概述】

急性鼻窦炎又称急性化脓性鼻窦炎（acute suppurative sinusitis），是鼻窦黏膜的化脓性感染。多为急性鼻炎继发感染。

【病因】

本病感染常来源于鼻窦感染、鼻腔感染、邻近组织感染（牙源性等）、血源性感染、创伤性感染等因素。过度劳累、营养不良、维生素缺乏等引起的全身免疫力下降及不洁生活工作环境是诱发本病的常见原因。

【病理】

其主要病理改变是鼻窦黏膜的急性化脓性炎症改变，严重可累及骨质。先是卡他期，窦内黏膜松弛、充血、水肿、多形核白细胞及淋巴浸润，纤毛运动缓慢。进而发展为化脓期，上皮坏死，纤毛脱落、小血管出血、脓性分泌物形成。当炎症侵及骨质或经血管扩散，引起骨髓炎或眶内颅内感染。

【诊断要点】

出现鼻塞、发热、食欲减退、便秘、全身酸软不适等。一侧持续性鼻窦、嗅觉下降，大量脓涕，可有恶臭，伴有周期性及特定部位的头痛。鼻窦区有压痛、皮肤红肿。

鼻窦 CT 可见鼻窦内黏膜密度增高或有液平。

感染控制后，可以行上颌窦穿刺冲洗，以明确上颌窦是否感染。

【治疗】

治疗原则以非手术治疗为主，清除病因，解除鼻腔、鼻窦引流和通气障碍，控制感染、防止并发症。

一般治疗：注意休息、多饮水等对症处理，应用足量抗生素。使用血管收缩剂滴鼻，可对上颌窦感染行体位引流，在上颌窦感染基本控制后行上颌窦穿刺术等。

【主要护理问题】

1. 舒适的改变 与鼻阻塞、黏脓性鼻涕、全身乏力有关。

2. 急性疼痛 与炎性刺激、黏膜肿胀压迫神经末梢有关。

3. 体温升高 与炎症引起的全身反应有关。

4. 知识缺乏 缺乏疾病治疗及有关的预防保健知识。

【护理目标】

（1）鼻塞等不舒适感减轻，能耐受。

（2）疼痛感减轻并能够耐受。

（3）炎症控制，体温正常。

（4）掌握对该疾病的预防和自我保健知识。

【护理措施】

1. 心理护理

（1）对患者的不适感受给予积极的对症处理，安慰鼓励患者，给予心理支持。

（2）解释疾病的发生、发展过程，讲解治疗方法、治疗配合及康复情况，减轻患者的焦虑情绪。

（3）及时与患者沟通，告知疾病进程，向需要行上颌窦穿刺冲洗的患者讲解穿刺冲洗的目的、过程及冲洗后的疗效，以得到患者充分配合。

2. 治疗护理　见表 16-1。

表 16-1　急性鼻窦炎的治疗护理

项目	护理措施
用药护理	按医嘱全身用药，尽量选择敏感抗生素，及时控制感染，观察用药后的效果，高热患者可按医嘱口服解热镇痛药 按医嘱正确使用糖皮质激素喷剂或减充血剂滴鼻，收缩鼻黏膜，促进鼻腔、鼻窦引流。 按医嘱使用增加纤毛运动，促进分泌物排出的药物治疗 使用多种滴鼻药物时，正确掌握各滴鼻剂的使用顺序及方法，如首先使用减充血剂收缩鼻腔黏膜，再使用激素喷剂，后使用抗生素滴鼻剂，最后使用油性滴鼻剂
物理治疗	给予正确的体位引流，促进鼻窦内的分泌物排出，如上颌窦可采取平卧式引流；额窦炎可取正坐位；筛窦炎可取侧卧引流；蝶窦可伏案引流。急性鼻窦炎还可采用头低位引流，即患者取坐位，下肢分开，上身下俯，头下垂近膝，约 10 分钟后，即可有脓液流入鼻道。 局部热敷、红外线照射等，注意防止烫伤 协助患者进行鼻腔冲洗，选择适当的冲洗液，避免过度冲洗引起鼻腔出血
饮食护理	多饮水，饮食清淡，多食粗纤维食物，保持大便通畅
上颌窦穿刺冲洗后的护理	观察鼻腔渗血情况，如有较多渗血要及时通知医生处理 2 日内勿用力擤鼻、挖鼻，不游泳，不参加剧烈运动 观察患者面部有无肿胀、麻木感，如有异常需及时处理 行穿刺冲洗后应休息 30 ～ 60 分钟，无不适后方可离开医院

3. 健康宣教

（1）教会患者正确擤鼻方法，勿用手挖鼻，掌握使用滴鼻药、鼻腔冲洗、体位引流的方法。

（2）加强身体素质锻炼，增强机体免疫力，避免上呼吸道感染。

（3）纠正不良生活习惯，注意劳逸结合，不熬夜，避免过度劳累。

（4）改善生活和工作环境，保持空气流通和适宜的温湿度。

（5）养成良好的饮食卫生习惯，多饮水、多食富含维生素的食物，戒烟酒，避免辛辣刺激性食物，保持大便通畅。

（6）积极治疗原发病，纠正贫血、营养不良。

（7）如出现高热不退、头痛加剧、眼球活动受限、眼球外突等异常症状应及时就诊。

（8）急性期加强休息，感冒期间避免乘坐飞机。

（9）定期随访。

【特别关注】

（1）治疗护理。

（2）健康宣教。

【前沿进展】

急性鼻窦炎的治疗，通畅引流是关键，局部使用糖皮质激素喷剂可以抗炎，减轻局部黏膜充血水肿，有效地抑制鼻–鼻窦黏膜炎症反应，使病变的黏膜逆转，提高和恢复黏膜纤毛的摆动，从而恢复黏膜的清除功能。

【知识拓展】

鼻窦炎引起头痛的特点如下。①头痛的同时伴鼻塞、流脓涕和嗅觉减退等症状。②头痛有时间性或固定部位，头痛多为白天重、夜间轻，多为一侧；前组鼻窦炎者多在前额部痛，后组鼻窦炎者多在枕部痛。③经过充分休息、使用滴鼻药、引流治疗、鼻腔通气后头痛减轻。④咳嗽、低头位或用力时头痛加重；吸烟、饮酒和情绪激动时头痛亦加重。

第二节　慢性鼻窦炎患者的护理

【概述】

慢性鼻窦炎（chronic sinusitis）由急性鼻窦炎反复发作未治愈而来，多为多鼻窦、双侧发病多见。

【病因】

病因和致病菌与急性鼻窦炎相似，某些特应性体质与本病关系紧密。

常见的病因包括急性鼻窦炎、鼻腔阻塞、致病菌的超抗原、鼻窦解剖异常、外伤或异物、其他邻近部位感染等。

【病理】

鼻窦黏膜水肿、增厚、血管增生、淋巴细胞和浆细胞浸润、上皮纤毛脱落或鳞状化生，以及息肉样变或囊性改变。骨膜增厚或骨质吸收。黏膜亦可发生纤维组织增生、黏膜萎缩。

【诊断要点】

全身表现为精神差、头昏、困倦、记忆力差。

有黏脓涕、鼻塞为主要症状，部分患者有头痛（触痛、闷痛）、嗅觉减退或消失，眶内并发症可致视力减退或失明。

鼻腔检查发现鼻腔黏膜慢性充血、肿胀、肥厚，中鼻甲息内样变，中鼻道狭窄、黏膜水肿或有息肉（图 16-1）。鼻窦 CT 可以判断鼻窦受累的程度及鼻腔阻塞的程度，必要时可行上颌窦穿刺术辅助诊断。

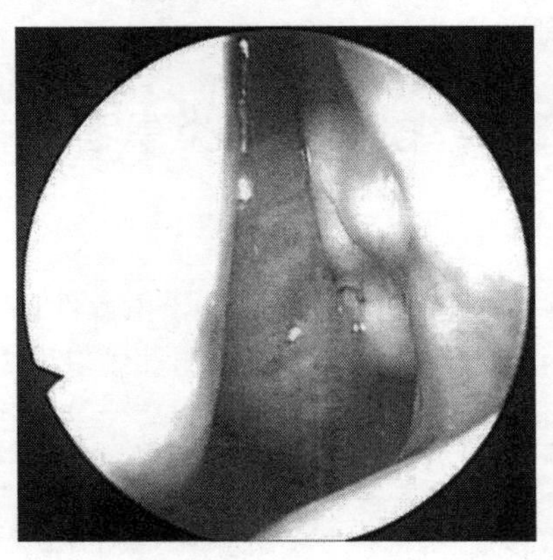

图 16-1 鼻息肉

【治疗】

目前，慢性鼻窦炎的治疗需按鼻窦炎的性质分类治疗。

对于单纯性慢性鼻窦炎不伴鼻息内者可采用全身口服低剂量克拉霉素（1～2 个月），联合使用恢复黏膜黏液毯功能药物（如吉诺通），以及使用鼻喷激素（布地奈德、糖酸莫米松等）治疗，必要时再实施功能性鼻内镜手术（FESS）。

对于合并鼻息肉的慢性鼻窦炎患者可采取在围手术期先使用上述药物治疗，再行 FESS 手术，最后在术后恢复期再使用上述药物治疗，可获较好疗效。

对于真菌感染的慢性鼻窦炎主张首选 FESS 手术，通畅鼻腔、鼻窦开口，但不主张使用抗真菌药物，亦可达到满意疗效。

【主要护理问题】

1. 舒适的改变　与鼻塞、鼻腔填塞、鼻腔分泌物过多、张口呼吸等有关。

2. 疼痛　与鼻腔填塞、手术创伤有关。

3. 有感染的危险　与手术创伤、鼻腔填塞有关。

4. 潜在并发症　眶内血肿、眶内感染、眶蜂窝织炎、球后视神经炎、脑脊液鼻漏等。

5. 体温过高　与炎症引起的全身反应有关。

6. 知识缺乏　缺乏疾病治疗、护理及预防保健等相关知识。

【护理目标】

（1）炎症得到控制，鼻腔通气和引流改善，头痛消失。

（2）疼痛和不适减轻，可以耐受。

（3）切口愈合，无感染发生。

（4）无并发症发生。

（5）掌握有关的自我保健知识。

【术前护理措施】

1. 心理护理和术前的健康宣教

（1）介绍鼻窦炎相关知识及手术的目的、意义、手术方式、注意事项及术中配合等。

（2）教会患者自我放松的方法，减轻焦虑。

（3）入院后禁烟酒，禁食辛辣、刺激性食物，注意保暖，避免感冒。

2. 病情观察及护理

（1）观察生命体征及全身情况，如有异常及时通知医生。

（2）观察鼻腔有无出血，记录鼻腔及口中分泌物的性质及量。

（3）正确擤鼻，保持鼻腔清洁，按医嘱滴鼻。

（4）并发脑脊液鼻漏、眶周蜂窝织炎的患者按急性并发症进行护理。

3. 术前常规准备

（1）协助完善相关术前检查：鼻窦 CT、心电图、胸片、视力、视野、肝肾功能、血常规、凝血常规、输血前全套等。

（2）术前行抗生素皮试，术前半小时遵医嘱使用抗生素等药物。

（3）术前使用漱口液漱口。

（4）术前 1 日剪鼻毛，男性患者剃胡须，必要时按医嘱剃术侧眉毛或头发。女性患者询问是否月经来潮。

（5）全身麻醉者术前 6 ～ 8 小时禁食禁饮，局部麻醉者术前 4 小时禁食禁饮。

（6）高血压患者术晨服用降压药。

（7）术晨更换清洁患者服，协助女性患者辫好头发，按医嘱建立静脉通道。术前 2 小时填写《手术患者术前护理评估及交接单》，与手术室人员进行患者、药物核对后，将患者送入手术室。

【术后护理措施】

1. 术后护理常规 见表 16-2。

表 16-2 术后护理常规

项目	常规护理内容
全身麻醉术后护理常规	了解麻醉和手术方式、术中情况、切口和引流情况 持续经口低流量吸氧 持续心电监护 床档保护防坠床 严密监测生命体征

续表

项目	常规护理内容
疼痛护理	给予半坐卧位，利于呼吸，减轻鼻额部充血肿胀，减轻局部疼痛 评估患者疼痛的部位、性质及程度 给予鼻额部冷敷 注意保护鼻部不受外力、物品碰撞 遵医嘱给予镇静、镇痛药物，必要时安置镇痛泵（PCA） 提供安静舒适的环境
口腔护理	及时清除口腔分泌物，用漱口液漱口，保持口腔清洁无异味 因鼻腔填塞后张口呼吸，导致口咽干燥，嘱患者多饮水，必要时可用湿纱布覆盖口部，口唇干燥者可涂液体石蜡或润唇膏 酌情予以口腔护理 2 次 / 日
体位与活动	全身麻醉清醒后给予半卧位休息，手术当日尽量卧床休息，次日根据病情适当下床活动，下床时动作缓慢，以免发生体位性低血压
饮食护理	局部麻醉术后 2 ～ 4 小时，全身麻醉术后 4 ～ 6 小时即可进食，由流质饮食逐渐过渡到半流质饮食 鼓励患者多饮水，少食多餐，清淡饮食，多食富含纤维素食物，避免进食过烫及辛辣刺激性食物

2. 鼻部护理　见表 16-3。

表 16-3 鼻部护理

项目	护理内容
病情观察及护理	观察鼻腔分泌物的性状、颜色、量；正常情况下有少许血性分泌物流出，量逐渐减少，颜色逐渐变淡。若术后血性分泌物增多或呈鲜红色，应通知医生，给予止血处理；若鼻腔流出清水样涕，应警惕脑脊液鼻漏的发生 观察口腔分泌物的情况，正常情况下口中会有少许血性液体吐出，如口中吐出大量鲜血，应通知医生进行止血处理

续表

项目	护理内容
病情观察及护理	观察视力、眼球活动、眶周淤血或青紫情况、眼球有无外突等，如出现异常应及时处理并报告医生 观察有无头痛、恶心、呕吐、意识改变等，警惕颅内并发症的发生
保持鼻腔引流通畅	保持半卧位，利于鼻腔分泌物的引流 鼻腔填塞物如使用凡士林油纱条，术后 24 ～ 48 小时后分次抽出；如使用高膨胀可吸收止血棉——纳吸棉，术后可自行降解吸收无须取出 鼻腔流出的分泌物及时用干净纸巾或湿纸巾轻轻拭去，避免堵塞鼻腔 按医嘱术后第 1 日使用清鱼肝油滴鼻剂滴鼻
避免填塞物脱出	观察鼻腔填塞物的松紧度，叮嘱患者不要用力咳嗽或打喷嚏，防止其松动、脱落，避免碰撞鼻部告知患者鼻腔填塞的重要性，切勿自行拔出 可用胶布粘贴小纱布进行鼻腔外固定 勿进食过硬食物，避免用力咀嚼导致填塞物松脱

3. 健康宣教 见表 16-4。

表 16-4 出院健康宣教

项目	健康宣教内容
饮食	四要：要温冷、要适量、要营养均衡、要容易消化 四忌：忌刺激性食物、忌坚硬食物、忌过热食物、忌烟酒 术后 1 个月内不要进食滋补食物
活动及习惯	术后 1 个月内避免剧烈或重体力活动 养成良好的生活起居习惯，避免过度劳累 保持生活和工作环境的清洁和通风 避免碰撞鼻部，勿挖鼻及用力擤鼻，防感冒 保持排便通畅 术后两周内避免洗淋浴，尽量不要按摩头部

续表

项目	健康宣教内容
用药	掌握滴鼻药的正确使用方法 坚持规范鼻腔用药 3 ～ 6 周
复查	定期门诊复查、鼻腔冲洗，术后 1 周开始，一般要冲洗 2 ～ 4 次，每次冲洗后医生根据病情约定下次冲洗时间 及时治疗咽部及口腔疾病

【并发症处理及护理】

功能性鼻内镜术后并发症处理及护理见表 16-5。

表 16-5　功能性鼻内镜术后并发症处理及护理

分类	常见并发症	处理及护理
鼻部并发症	鼻中隔穿孔	术后纱条填塞不宜过紧，时间不宜过长
	空鼻综合征	倾听患者主诉
	术腔广泛粘连	术后定期复查清理鼻腔
	视力障碍	观察眶周有无青紫、眼睑有无肿胀、瞳孔及视力有无改变、眼球运动有无异常
	眶内血肿	
	眶内感染	按医嘱合理足量使用抗生素、神经营养类、糖皮质激素、止血类药物，并观察用药后的反应
		眶内血肿早期给予冷敷，及时松脱或取出鼻腔填塞物
眶内并发症	内直肌损伤	早期进行眶尖、视神经减压术
	泪道损伤	观察生命体征、神志、瞳孔变化，准确判断病情
	眼球运动障碍	
	脑脊液鼻漏	按医嘱使用足量能透过血－脑屏障的抗生素抗感染治疗，使用脱水剂降颅内压治疗
	颅内感染	
	脑脓肿	
颅内并发症	颅内出血	协助医生做好术前准备

【特别关注】

（1）疼痛的护理。

（2）术后鼻部护理。

（3）并发症的早期观察及处理。

（4）出院健康宣教。

【前沿进展】

鼻窦球囊扩张术是近几年鼻科医生所关注的一项新技术，该方法具有对鼻腔黏膜损伤小、术中出血少、手术风险低、术后基本不需要清创换药、患者痛苦小等优势。鼻窦球囊扩张术的基本原理是：在鼻内镜照明直视下，将可承受一定压力的未充盈气囊置于待开放的窦口，给予一定的压力使之膨胀，从而对窦口结构施压、扩张，使无弹性的骨性结构骨折、破坏，有弹性回缩力的黏膜组织受压、塑型。

【知识拓展】

纳吸棉是全新一代耳鼻喉科应用的高膨胀可吸收止血棉产品。主要材料为高分子生物聚合材料——聚亚氨酯，其具有可降解吸收、高膨胀止血的特性。纳吸棉与高分子海绵相比较临床应用有如下优点：膨胀性强、止血效果好、鼻部胀痛及头痛症状轻；填塞 24 小时后部分降解，48 小时后大部分分解，容易清除；术后鼻黏膜反应轻，鼻腔通气恢复快；减少换药次数，避免了二次损伤。缺点：目前来说价格较高，普遍推广有一定难度。

第三节　儿童鼻窦炎患者的护理

【概述】

儿童鼻窦炎（sinusitis in children）是儿童较为常见疾

病。其发病原因，症状体征和治疗不同于成人鼻窦炎。因上颌窦发育早，故最先受感染，额蝶窦感染稍晚。

【病因】

儿童鼻窦炎与其鼻窦科学、生理学有关，其鼻窦口较大，感染易侵袭；鼻腔狭小、鼻窦发育程度不一，黏膜血管、淋巴管丰富，感染后易阻塞鼻窦口及鼻腔。儿童抵抗力差，易发上呼吸道感染，继发鼻窦炎。扁桃体、腺样体及其他先天性疾病可影响正常鼻呼吸。易发生鼻腔异物、鼻外伤等。

常见的致病菌：肺炎球菌、链球菌、葡萄球菌。

【病理】

急性鼻窦炎黏膜易水肿及息肉样变，窦口被阻塞，分泌物为脓性，感染易直接扩散。慢性鼻窦炎黏膜水肿、滤泡增生、肥厚等表现。

【诊断要点】

急性鼻窦炎全身症状甚于成人，以鼻塞、脓涕为主，伴有发热、脱水、神萎、呼吸急促、抽搐、拒食等。慢性鼻窦炎有经常性鼻塞、黏涕或黏脓涕，鼻腔易出血，严重者有神差、胃纳差、低热等。可有颌面、胸部、智力发育不良。

检查见鼻腔内大量脓涕、黏膜急或慢性充血。中鼻道、嗅裂有脓液。急性者鼻窦区邻近组织红肿。

鼻窦 CT 查见鼻窦炎症改变。

儿童鼻窦炎常不是孤立疾病，常与上感合并，或使上呼吸道感染更为严重和持续，如持续 1 周感冒，脓涕不减少而增多者为上感合并急性鼻窦炎。

【治疗】

急性鼻窦炎全身足量使用抗生素及抗变态反应药物。鼻腔使用鼻喷激素、血管收缩剂加强引流，加强休息、营养等。

慢性鼻窦炎首选全身使用足量口服抗生素，局部使用血管收缩剂及鼻喷激素，必要时可辅以切除腺样体。一般不行 FESS 手术，手术也宜限制在窦口鼻道复合体（OMC）区。可以考虑使用替换治疗或上颌窦穿刺治疗。

【主要护理问题】

1. 舒适度的改变　与头痛、鼻阻塞、多脓涕、全身乏力、手术后鼻腔填塞有关。

2. 潜在的营养不足　与拒食、胃纳差等有关。

3. 潜在出血　与手术创伤有关。

4. 相关知识缺乏　缺乏疾病治疗配合及有关的预防保健知识。

5. 恐惧　与陌生的环境及害怕手术有关。

【护理目标】

（1）患者自述不舒适感减轻或能耐受。

（2）营养摄入满足机体生长发育所需，无严重营养不良。

（3）无术后并发症发生。

（4）家属掌握对该疾病治疗和预防保健知识。

（5）能配合治疗，消除恐惧感。

【护理措施】

1. 心理护理

（1）了解患者家庭成员、经济状况，鼓励家属多给予患者情感支持。

（2）向患儿及家属介绍病区环境，主管医生及护士，消除患儿的陌生感及恐惧感。

（3）向患儿及家属解释该疾病的治疗方法、治疗配合及康复情况，减轻其焦虑情绪。

（4）鼓励家属向患儿学校和老师讲解其所患疾病，以获得更多情感关注和治疗帮助。

（5）儿童慢性鼻窦炎需手术治疗的要给家属讲解手术目的、手术方式及手术后治疗的配合情况。

2. 用药护理

（1）指导家属按医嘱正确为患儿用药，教会其正确使用鼻内糖皮质激素，按医嘱给予抗生素、稀释分泌物药物和抗变态反应药物。

（2）向患儿家属介绍各种滴鼻剂的作用，并教会其正确的滴鼻和喷雾方法。

3. 手术治疗的护理

（1）了解患儿的手术方式，积极做好术前准备。

（2）行扁桃体切除术和腺样体切除术的患儿，术后护理见第二十四章第二节“扁桃体切除术后护理常规”。

（3）行鼻内镜鼻窦手术的患儿，术后护理见第十六章第二节“慢性鼻窦炎术后护理”内容。

（4）保持鼻腔填塞物固定，指导家属看护患儿，不要因鼻部不适而自行拔出填塞物，不要用其他物品填塞鼻腔，不要搓揉鼻部或挖鼻。

4. 健康宣教

（1）养成良好的饮食习惯，勿偏食、挑食，勿暴饮暴食，注意加强营养，以满足机体生长发育所需。

（2）养成良好的生活习惯，加强体能锻炼，增强机体免疫力。

（3）保持居室空气流通，防止感冒。

（4）指导家属为患儿做好门诊随访。

（5）积极治疗和纠正可能引起该病的各种致病因素。

【特别关注】

（1）用药护理。

（2）手术护理。

（3）健康宣教。

【前沿进展】

国内外学者提出，儿童鼻窦炎应采取阶梯性治疗方案：首先采用药物治疗；其次可以辅以腺样体切除手术；最后才采用鼻内镜手术治疗。

【知识拓展】

小儿鼻窦炎是儿童的常见病，其病因、症状、诊断和治疗不同于成人。儿童身体未发育完善，抵抗力低，发生并发症的倾向高于成人，尤其是年幼儿。而且其临床症状不如成人严重及典型，患儿又不会说话，故常常漏诊致使小儿鼻窦炎迁延不愈，导致中耳炎、下呼吸道感染等并发症。

第四节 真菌性鼻窦炎患者的护理

【概述】

它是由真菌（mycete, fungus）感染引起的鼻窦炎症。也可引起鼻腔感染，但致病力较弱，仅在一定条件下才能致病（如机体免疫力下降、局部组织抵抗力下降、全身消耗 / 代谢病等），目前真菌性鼻窦炎的发病明显增加。

【病因】

常见的鼻致病性真菌有曲霉菌、念珠菌、毛霉菌等，以曲霉菌较为常见。鼻窦鼻腔的慢性炎症刺激、鼻窦内病理分泌物潴留、鼻窦口阻塞等是常见诱因。

【病理】

曲霉菌引起的鼻窦炎可分为 4 类。

1. 急性暴发型　真菌侵入黏膜内、血管壁，发生血栓、梗死、坏死，导致黏膜坏死和骨质破坏、中性粒细胞浸润，可向邻近组织器官扩散。

2. 慢性疼痛型　主要为肉芽组织反应，多种炎症细胞浸润的肉芽肿形成。

3. 真菌球　为慢性非侵袭性感染，无症状，局限于一个鼻窦（上颌窦多见）。球由菌丝组成，泥土、干酪样、多种颜色。

4. 变应性真菌性鼻窦炎　发生于变应性体质者，多个鼻窦反复发作，属Ⅰ、Ⅲ型变态反应，多量嗜酸性黏液蛋白和嗜酸性黏细胞，真菌菌丝并存。

【诊断要点】.

各种不同病理类型表现不一，急性侵袭型真菌性鼻窦炎起病急、发展快，有发热、眼眶胀痛，面部眼痛、进而嗜睡、视力下降，严重有眼球突出，球后痛，眼肌麻痹，颈僵直等鼻–脑真菌症状。鼻窦 CT 见鼻窦黏膜增厚，不均匀浑浊，骨质破坏。

慢性无痛型进展缓慢，有鼻塞、眼涕、头痛等，常有涕血、干酪样物。检查见黏膜充血肿胀，中鼻道有脓液 / 息肉，褐色干酪团块。鼻窦 CT 见鼻窦密度不均匀增强，局部有骨质破坏。

真菌球进展缓慢，单侧上颌窦多见，有鼻阻及流脓涕。鼻窦 CT 可见鼻窦高密度影，窦口扩大等。

【治疗】

真菌性鼻窦炎宜尽早进行手术治疗，特别是侵袭型，尽可能清除鼻窦、鼻腔内的真菌团块及分泌物，以及坏死不可逆的病变组织，通畅鼻窦引流。手术采用FESS手术，扩大病变窦口，充分引流。

侵袭性可考虑使用两性霉素 B，稳定后使用酮康唑口服治疗。同时加强抵抗力，对症处理。

【主要护理问题】

1. 舒适度的改变 与鼻阻塞、脓臭性鼻涕、手术后鼻腔纱条填塞有关。

2. 急性疼痛 与侵袭型病变侵犯眶下神经或颅内有关。

3. 体温过高 与急性炎症反应引起的全身性反应有关。

4. 有受伤的危险 与侵袭型病变引起意识改变、视力损伤有关。

5. 潜在并发症 颅内感染、海绵窦血栓性静脉炎、眶尖综合征等。

6. 睡眠形态紊乱 与疾病引起的疼痛及全身不适有关。

7. 焦虑 与担心疾病预后有关

【护理目标】

（1）患者自述不舒适感、疼痛感减轻或能耐受。

（2）炎症控制，体温降至正常。

（3）无外伤发生。

（4）无并发症发生或发生并发症后及时观察其发生与发展过程，配合医生及时抢救。

（5）疾病得到控制，休息状态良好。

（6）知晓疾病相关知识，积极配合治疗。

【护理措施】

1. 心理护理

（1）讲解真菌性鼻窦炎手术的目的、意义、手术方式、手术配合及术后康复情况。

（2）了解患者家庭支持系统，鼓励家属给予患者情感支持。

（3）了解患者文化、职业及生活背景，针对性地给予心理护理，最大限度地降低患者不良情绪。

（4）住院后禁烟酒，禁食辛辣、刺激性食物，注意保暖，避免感冒。

2. 病情观察及护理

（1）观察并记录患者鼻部、咽部体征。

（2）观察患者眼球活动度，有视力下降或失明者要及时制订相关护理措施。

（3）观察鼻腔分泌物的性质及量，注意有无鼻咽部急性炎症发生。

（4）观察并记录患者生命体征、神志、意识，有头痛、恶心、呕吐的患者应警惕有颅内并发症发生。

3. 药物治疗的护理　见表 16-6。

表 16-6　药物治疗护理

项目	护理内容
糖皮质激素	根据病原菌检查结果规范用药 真菌球型以局部用药为主，用药时间为 6 ～ 8 周；变应性真菌性需要全身用药配合口服糖皮质激素及局部激素喷雾治疗，时间最短为 4 ～ 6 个月 鼓励患者坚持用药，激素类药物按照医嘱逐渐减量，不可自行停药，定期复查 观察患者用药后的效果及不良反应

续表

项目	护理内容
抗真菌药物	根据医嘱使用抗真菌药 局部应用抗真菌药物冲洗的，要保证药物浓度准确，冲洗方法正确、规范 全身使用的要保证足量、足疗程 告知患者用药的目的、意义，提高依从性
免疫治疗	了解免疫治疗的方案，告知患者免疫治疗的作用、方法，做好治疗指导，鼓励患者坚持用药 定期复查免疫功能，判断用药后的效果

4. 手术护理 见第本章第二节“慢性鼻窦炎术前、术后护理”。

【特别关注】

用药的指导及护理。

【前沿进展】

真菌性鼻窦炎的发病率有较明显的增高趋势。由于不同类型的真菌性鼻窦炎的病理、生理表现不同，治疗及预后也不同，所以明确诊断显得尤为重要。

【知识拓展】

手术治疗以鼻内镜手术为主，鼻窦真菌球首选手术治疗，原则上以彻底清除鼻窦内全部真菌团块，扩大鼻窦开口，保证术后长期充分的引流及通气，从而完全改变真菌赖以生存的环境，术中可用抗真菌药局部冲洗。免疫治疗是治疗真菌性鼻窦炎最切实的方向。

（顾　琴　周　鹏　鲜均明）

第五节　鼻窦炎眶内并发症患者的护理

【概述】

急、慢性鼻窦炎的炎症均可扩散到邻近组织器官如眶内、颅内、中耳等处，随着抗生素广泛使用鼻窦炎的并发症已较少见。

【病因】

鼻窦引流障碍、鼻窦手术损伤或外伤累及眶壁，机体抵抗力下降。

【病理】

眶内并发症分为眶内炎性水肿、眶壁骨膜下脓肿、眶内蜂窝织炎、眶内脓肿，球后视神经炎，可通过海绵窦发展为颅内并发症。

【诊断要点】

1. 眶内炎性水肿　首起眼睑水肿和轻压痛，上颌窦引起下睑水肿，额窦引起上睑水肿，无眼球运动、移位、突出等表现，是眶内并发症初期表现。

2. 眶壁骨膜下脓肿　鼻窦炎感染骨壁，先引起骨壁血栓性静脉炎，继而引起骨膜炎、死骨，进而形成骨膜下脓肿。前组鼻窦炎引起眼睑充血、肿胀、压痛。筛窦炎以内眦为重，上颌窦炎以下睑为重，额窦炎以上睑为重。后组鼻窦炎引起眶深部组织炎症，表现为突眼、视力下降、眼球运动障碍，眼睑症状多不明显。蝶窦炎可波及视神经孔和眶上裂，出现眶周皮肤感觉障碍、上睑下垂、眼球固定，复视 / 失明等眶尖综合征（orbital apex syndrome）。眼球移位为常见症状，筛窦炎引起眼球向外移位，上颌窦炎引起眼球向上移位，额窦炎引起眼球向外下移位。

3. 眶内蜂窝织炎和眶内脓肿 是最严重的眶内鼻源性并发症，表现为眼球明显突出，眼球运动受限，视力锐减，球结膜水肿，眶深部剧痛，高热，白细胞升高，若炎症侵入眼球，视力丧失。

4. 球后视神经炎 蝶窦或后组鼻窦炎可引起球后视神经炎，表现为视力下降，甚至失明。

鼻窦 CT 可见鼻窦炎累及眶内并发症炎症反应，小儿鼻窦炎（急性）所致的眶内并发症表现单纯视力下降或失明。

【治疗】

眶骨膜炎、骨炎应以治疗急性鼻窦炎为主，足量有效抗生素结合鼻窦通畅引流治疗即可。已形成眶骨膜下脓肿先切开引流，感染控制后再行鼻窦手术。眶内脓肿、眶内蜂窝织炎需行鼻窦 FESS 手术，术中广泛切开眶骨膜引流。有鼻源性球后视神经炎需尽早行蝶筛窦开放术，通畅引流，鼻腔不填填塞物，严重者可行视神经管减压术，手术期使用抗生素，糖皮质激素和神经营养药物。

【主要护理问题】

1. 舒适度的改变 与眼睑充血、水肿、局部压痛有关。

2. 急性疼痛 与炎症反应加重致眶深部剧痛有关。

3. 体温过高 与炎症引起的全身性反应有关。

4. 有受伤的危险 与炎症引起眶深部组织炎症导致视力改变有关。

5. 自我形象紊乱 与疾病导致眼球突出有关。

6. 生活自理能力下降 与疾病引起的疼痛和视力降

低有关。

7. 恐惧　与担心疾病预后有关。

8. 知识缺乏　缺乏疾病治疗和预防保健知识。

【护理目标】

（1）患者自述不舒适感、疼痛感减轻或能耐受。

（2）炎症得到控制，体温恢复正常。

（3）无坠床、跌伤、烫伤等意外发生。

（4）经过治疗，感染控制，患者能正确看待突眼症状。

（5）生活自理能力提高。

（6）减轻或消除不良情绪。

（7）患者掌握对该疾病的预防保健知识。

【护理措施】

1. 病情观察

（1）观察患者生命体征、神志、意识情况。

（2）观察双侧瞳孔大小及瞳孔直接、间接对光反射。

（3）观察患者眼球活动度，有无眼球外突、眼球移位等情况。

（4）观察患者眼睑充血、肿胀、淤血及眼睑闭合情况。

（5）询问患者视力是否清晰，有无复视、溢泪、视野缺损，有无眼痛、眼胀等情况。

（6）观察并记录患者有无眶周感觉障碍、上眼睑下垂、眼球固定等眶尖综合征的表现。

（7）观察并记录患者疼痛的性质、部位、程度。

2. 心理护理

（1）了解患者对疾病的认知程度、压力应对能力，有针对性地给予心理护理，最大限度地降低患者不良情绪。

（2）了解患者家庭情况，鼓励家属给予患者情感支持。

（3）做好护患沟通，获得患者信任，使患者积极配合治疗及护理。

（4）为患者提供优质服务，满足患者住院期间合理要求，加速疾病康复。

（5）提供舒适、安全、安静、整洁的住院环境。

（6）根据病情需要，留陪护一人。

（7）注意保持病室空气流通，维持适宜的温湿度，防止感冒。

3. 对症护理 见表16-7。

表16-7 对症护理内容

项目	护理措施
疼痛护理	了解疼痛的部位、性质，判断与诊断是否吻合。眶内炎性水肿及眶壁骨膜下脓肿的患者，眼睑有压痛感；眶内蜂窝织炎和眶内脓肿的患者，眶深部剧痛感
	保持半卧位休息，减轻头面部充血、肿胀，减轻疼痛
	评估疼痛的程度，按医嘱给予镇痛药物，但伴有剧烈头痛、恶心、呕吐的患者，要慎用镇静镇痛药物
	炎症早期，给予局部热敷止痛，如炎症波及视神经引起神经性疼痛，则应给予冷敷镇痛
	保持环境安静、减少噪声刺激
眼部护理	眼睑充血、肿胀的患者，早期给予局部热敷，以促进炎症的吸收，并可减轻疼痛
	眶内滴入抗生素眼药水以消炎止痛，眼膏要在夜间睡前使用，利于膏药充分吸收
	眼球外突的患者，眼部用药后予0.9%氯化钠溶液纱布覆盖或佩戴护眼罩，以保护角膜
	保持病室内光线柔和，避免声光刺激
	注意保护眼部不受外力碰撞，避免异物刺入
	不要用手搓揉眼部，最好用0.9%氯化钠溶液棉签或清洁的湿巾纸轻轻拭去眼部分泌物
	有复视、视力下降明显或失明的患者，要有专人护理，防止坠床、跌伤、烫伤等意外发生。

续表

项目	护理措施
治疗配合	按医嘱积极使用足量抗生素控制感染 球后视神经炎手术前后除使用抗生素抗感染治疗，早期还应使用糖皮质激素、神经营养药以减轻视神经水肿，促进视神经恢复 正确使用滴鼻药，保持鼻腔及窦口通畅，利于引流 配合医生做好眶壁骨膜下脓肿、眶内脓肿的切开排脓处理 为需行鼻窦手术、视神经减压术的患者做好手术准备

4. 常规护理　见表 16-8。

表 16-8　常规护理内容

项目	护理措施
基础护理	加强基础护理，保持患者舒适、床单元清洁整洁 加强口腔护理，保持口腔清洁
饮食护理	以温冷的半流质或软食为主，少食多餐 饮食注意营养丰富，给予高热量、高蛋白、高维生素的食物
休息与活动	症状轻的患者，减少外出，防止感冒 视力下降明显或失明的患者，应卧床休息，留陪护一人，防止受伤 因局部疼痛或不适感而影响休息的患者，按医嘱使用镇静药物 保持排便通畅

【特别关注】

（1）病情观察。
（2）眼部护理。
（3）疼痛护理。

【前沿进展】

目前眶内并发症最被广泛接受的分类是由 Chandler

提出的5级系统。Ⅰ级：炎性水肿或眶隔前蜂窝织炎；Ⅱ级：眶蜂窝织炎；Ⅲ级：骨髓下脓肿；Ⅳ级：眶脓肿；Ⅴ级：海绵窦血栓。重要的是要知道这些分级并不一定代表疾病恶化的固定进程，因为它们可以同时出现或相互发展。

【知识拓展】

海绵窦位于蝶骨两侧，每侧海绵窦被小梁分成很多海绵状静脉窦，第Ⅲ、Ⅳ脑神经、第Ⅴ脑神经的第一、第二分支、第Ⅵ脑神经和颈内动脉穿行于其间。海绵窦通过广泛的无瓣静脉系统与鼻部、附近面部、鼻咽、咽、眼眶和鼻窦相联系，这些区域任何一部位感染都可逆行播散至海绵窦。

第六节 鼻窦炎颅内并发症患者的护理

【概述】

鼻窦炎引起颅内并发症，以额窦炎致病较多，蝶窦炎次之，筛窦炎又次之。

【病因】

鼻腔部筛板、筛窦顶壁、额窦后壁为前颅底结构，此处伴有先天缺损，致鼻和鼻窦黏膜与硬脑膜相贴。

额窦黏膜静脉与硬脑膜、蛛网膜的静脉相通，额骨板障静脉汇入上矢状窦，蝶窦板障静脉汇入海绵窦。

嗅神经鞘膜与硬脑膜延续，鞘膜、硬脑膜下间隙存在潜在交通。

鼻窦炎症可经上述解剖关系进入颅内。

【诊断要点】

1. 硬脑膜外脓肿　除鼻窦炎症状外头痛加重，伴有呕吐，脉搏下降等高颅内压症状。由额骨骨髓炎引起者，可出现前额波动性隆起。脑积液正常。

2. 硬脑膜下脓肿　常合并化脓性脑膜炎或其他颅内感染。出现头痛、发热、颅内压高、脑积液感染表现，需由颅内 CT 确诊。

3. 化脓性脑膜炎　由鼻窦炎引起者一般发病缓慢，表现为脑膜炎基本症状体征。

4. 脑脓肿　表现为头痛、呕吐、视乳头水肿、视神经萎缩，定位体征不显著，首发症状为性格改变或后天获得性复杂运动障碍。脓肿位于左侧额叶前部或累及额叶小脑束时，也可出现运动失调，轮替运动丧失，颅内 CT 表现为额叶有一周边密度较高影像。脓肿位于额叶后段影响前中央回时，则出现对侧肢体抽搐或瘫痪。

5. 海绵窦血栓性静脉炎　由鼻疖、蝶窦炎、眶内并发症引起，先出现脓毒症症状，进而出现眼部回流受阻症状，表现为眼睑水肿、结膜充血水肿、眼球突出、眶内浸润、脓肿形成。最后出现脑神经Ⅱ～Ⅵ神经麻痹症状，表现为眼球运动受限，眼球固定，瞳孔对光反射消失。

【治疗】

对鼻窦炎实施鼻内镜手术，除去坏死窦壁至正常范围，广泛暴露脑膜、脓肿充分引流。颅内并发症须使用可通过血－脑屏障的抗生素，必要时降低颅内压，使用抗凝剂治疗海绵窦血栓性静脉炎。

【主要护理问题】

1. 体液不足　与颅内压增高引起的剧烈呕吐及应用

脱水剂有关。

2. 舒适度的改变 与头痛、恶心、呕吐有关。

3. 体温过高 与颅内感染有关。

4. 共济失调 与脑脓肿有关。

5. 营养失调——低于机体需要量 与恶心、呕吐、胃纳差有关。

6. 跌倒的危险 与眩晕、运动失调、肢体瘫痪有关。

7. 生活自理能力下降 与颅内感染引起大脑功能障碍有关。

8. 恐惧 与担心疾病预后有关。

9. 知识缺乏 缺乏疾病治疗、护理及康复等相关知识。

【护理目标】

（1）患者肢端温暖，体液维持平衡。

（2）患者自述不舒适感、疼痛感减轻或能耐受。

（3）提供机体营养所需，无明显营养不良。

（4）无高热诱发惊厥等并发症发生。

（5）患者未发生跌倒。

（6）生活自理能力提高。

（7）不良情绪减轻或消除。

（8）患者掌握该疾病的康复保健知识。

【护理措施】

1. 病情观察

（1）观察并记录患者生命体征、神志、意识、精神症状。

（2）观察并记录患者头痛的部位、性质、程度、持续时间，有无颈项强直及脑膜刺激征，警惕颅内压增高。

（3）观察并记录患者呕吐物的颜色、性质及量。

（4）观察并记录患者瞳孔大小、对光反射、视力情况，观察有无眼睑充血、肿胀、眼球固定、眼底改变等。

（5）观察并记录患者肢体活动情况，有无运动失调、轮替运动不能。

（6）观察并记录患者有无眩晕、自发性眼震等感知障碍。

（7）观察并记录患者24小时出入量及血电解质指标。

2. 心理护理

（1）了解患者对疾病的认知程度、压力应对能力，针对性地给予心理护理，最大限度地降低患者不良情绪。

（2）了解患者家庭成员及经济情况，解释疾病治疗需要较长时间，鼓励家属给予患者经济及情感支持。

（3）与患者及家属做好护患沟通，鼓励其积极配合治疗及护理。

（4）落实陪护，让患者有安全感。

（5）及时向患者及家属讲解治疗进展、疾病转归情况，以增强患者战胜疾病的信心。

（6）为患者提供优质服务，加速疾病康复。

（7）保持病室舒适、安静、整洁，维持适宜的温湿度，提供良好的治疗环境。

3. 对症护理　见表16-9。

表16-9　对症护理内容

项目	护理内容
眼部护理	视乳头水肿的患者，洗脸时要用质地柔软的毛巾轻轻擦洗 眶内滴入抗生素眼膏以消炎止痛，眼膏要在夜间睡前使用，利于膏药充分吸收 保持病室内光线柔和，避免声光刺激 不要用手搓揉眼部，最好用0.9%氯化钠溶液棉签或清洁的湿巾纸轻轻拭去眼部分泌物 注意保护眼部不受外力碰撞，避免异物刺入

续表

项目	护理内容
头痛护理	评估头痛的部位、性质、疼痛程度，出现剧烈头痛伴喷射性呕吐、血压升高等症状，警惕发生颅内压增高；如瞳孔及意识发生改变，应警惕脑疝发生 按医嘱给予足量能透过血－脑屏障的抗菌药物控制感染 床头抬高 20° ～ 30°，利于颅内静脉回流，减轻头面部充血、肿胀，减轻疼痛 持续或间断吸氧，改善脑缺氧，使脑血管收缩，降低脑血流量 按医嘱使用脱水剂，注意输液速度，观察脱水效果及 24 小时出入量。 给予患者额部冷敷 评估疼痛的程度，按医嘱给予镇痛药物，但伴有剧烈头痛、恶心、呕吐的患者，要慎用镇静镇痛药物 保持环境安静、减少噪声刺激
高热护理	严密监测生命体征变化 根据细菌培养及药物敏感试验选择有效抗生素，并观察用药后的反应 体温大于 38.5℃，及时给予物理降温，关注降温效果，必要时按医嘱给予药物降温 注意保护脑组织，必要时头部佩戴冰帽，足部注意保暖 观察患者神志、意识，注意有无手足抽搐等高热惊厥征象 保持衣被干燥，及时更换被汗液浸湿的被服，避免受凉 鼓励患者多饮水，补充机体需要量
呕吐护理	观察并记录患者呕吐次数，呕吐物的颜色、性质及量 关注患者脱水症状及水电解质情况 呕吐后及时清理呕吐物，予清水漱口，保持口腔清洁、舒适 为患者清洁面部，及时更换被污物弄脏的被服 按医嘱使用止吐药物 呕吐严重、进食差的患者可安置鼻饲管，或给予静脉高营养支持

4. 常规护理　见表 16-10。

表 16-10　常规护理内容

项目	护理措施
休息与活动	症状较轻的患者，可在病区内轻微活动，防止感冒 有高热、呕吐、眩晕、共济失调的患者应卧床休息，协助床上轻微活动，或根据病情协助床旁轻微活动，要有专人陪护，并设床档保护，防止坠床及跌伤 偏瘫患者，要注意定时翻身更换卧位，勤用温水擦洗、防止压疮发生，积极帮助患者行肢体康复锻炼 保持床单元整洁，做好物品保管，确保患者远离开水、刀具等利器，防止刺伤、烫伤等其他意外发生 保持排便通畅，避免增加颅内压
饮食护理	以温冷、营养丰富、清淡的半流质或软食为主，少食多餐 给予低盐、高热量、高维生素的食物 避免过烫、坚硬、刺激性食物，限制饮水量 鼻饲患者要注意鼻饲饮食的营养搭配，保证营养供给
治疗配合	按医嘱正确使用能透过血 – 脑屏障的抗生素、脱水剂、抗凝剂等药物 配合医生及时行硬脑膜外脓肿、硬脑膜下脓肿切开引流术 根据医嘱做好鼻窦手术的相关准备 对于失语的患者，准备好交流工具，如写字板、纸和笔，便于和患者及时沟通，利于治疗和护理有效进行

5. 出院健康宣教

（1）定期门诊随访，偏瘫患者，继续加强肢体功能康复锻炼。

（2）术后 3 个月内避免重体力劳动。

（3）养成良好的生活习惯，注意劳逸结合，不熬夜，保持排便通畅。

（4）增强身体素质，提高机体免疫力，防止感冒。

（5）养成良好的饮食习惯，多食蔬菜、水果，忌烟酒及辛辣刺激性食物。

（6）有上呼吸道感染时，禁止游泳和跳水。

【特别关注】

（1）病情观察。
（2）对症护理。
（3）出院健康宣教。

【前沿进展】

目前也有人认为大多数脑膜炎与鼻－鼻窦炎无关，但可以肯定的是，前颅底缺损（脑脊液漏、脑膨出等）患者合并鼻窦炎时发生脑膜炎的风险增高。也有发现，急性鼻窦炎感染时进行潜水与发生脑膜炎的风险增高相关，也与感染通过嗅神经上皮向颅内进展相关。永久性的神经后遗症包括癫痫、局灶性缺损和认识功能缺陷。因此紧急评估和治疗刻不容缓。

【知识拓展】

由于静脉网络贯穿于鼻－颅这两种区域，同时解剖部位比邻，故鼻窦感染常导致颅内细菌感染。由于抗生素的广泛使用、影像技术的提高、对鼻窦感染源的认识、对潜在鼻－鼻窦炎及时的药物和手术治疗及重症监护医学的改善，鼻－鼻窦炎所致的颅内并发症的发病率已经大为下降。

（顾　琴　邹　剑　鲜均明）

第十七章　鼻及鼻窦囊肿患者的护理

一、鼻前庭囊肿

【概述】

鼻前庭囊肿（cyst of nasal vestibule）是发生于鼻翼根部，梨状孔前方，上凳牙槽突表面软组织内的单房性囊肿。

【病因】

胚胎发育时，上颌窦、球状突和鼻外侧突相连处，由上皮残余或游走的上皮细胞发育而成，形成球颌突囊肿。也可能为鼻底黏膜腺管口阻塞引起分泌物潴留形成。

【病理】

圆/椭圆形一侧，单房、囊压高压迫骨质吸收。囊壁及结缔组织内有立方柱状上皮及杯状细胞，囊液呈棕黄色黏液，透明/浑浊如蜂窝状。

【诊断要点】

临床表现：一侧鼻翼下方逐渐出现隆起，鼻底黏膜淡黄色，可出现鼻前庭明显突起，鼻唇沟消失。梨状孔外侧部、上唇上部均隆起，鼻阻塞。穿刺抽出黄色液体后消失，随后复发。囊肿柔软，弹性好，波动感，无压痛，不含胆固醇结晶。可伴有病侧鼻塞。

结合影像学检查，必要时可行细胞学穿刺。

【治疗】

原则为尽可能彻底切除囊壁。可局部麻醉后行囊肿顶盖切除术，尽可能切宽囊壁顶部，油纱条填塞鼻前庭。目前已有经鼻内镜改良鼻前庭囊肿切除术（详见前沿进展）。

二、鼻窦囊肿

【概述】

鼻窦黏液囊肿最常见，筛窦最多，额窦次之，单侧囊肿逐渐增大累及其他鼻窦。

【病因】

多由鼻窦自然口完全阻塞，鼻窦黏膜的炎性病变/变态反应致黏膜水肿、囊性变化产生大量渗液，一起作用导致鼻窦囊肿。

【病理】

鼻窦开口堵塞，积液充满窦腔，压迫骨壁骨质吸收变薄，囊肿向周围扩散。黏膜囊性变化，囊内液体黄色/棕黄色。

【诊断要点】

早期无症状，鼻窦骨壁破坏出现眼球移位、流泪、复视、头痛、眼痛、眶尖综合征。可有鼻面部隆起乒乓感或波动感。

检查发现中鼻道隆起，鼻顶部膨隆，嗅裂处肿块。

鼻窦 CT 可见鼻窦腔扩大，骨质变薄，圆形密度均边缘光滑阴影。

【治疗】

手术根治。治疗应建立囊肿与鼻腔永久通路，防止复发，保护硬脑膜、大血管眶壁等重要结构。

【主要护理问题】

1. 舒适的改变 与局部胀痛、手术后伤口疼痛有关。

2. 焦虑 与担心疾病预后有关。

3. 潜在的感染 与手术创伤、饮食不当有关。

4. 自我形象紊乱 与鼻部手术后面部结构、形象改变有关。

5. 知识缺乏 缺乏疾病的治疗配合及预防保健等相关知识。

【护理目标】

（1）患者不舒适感减轻或消除。

（2）患者焦虑情绪减轻，积极配合治疗及护理。

（3）患者切口愈合好，无局部感染发生。

（4）患者能接受手术后容貌改变的现实。

（5）患者及家属掌握该疾病相关的预防保健知识。

【术前护理措施】

1. 心理护理

（1）理解患者的不适感受，安慰鼓励患者，给予心理疏导。

（2）向患者讲解该疾病的发生、发展过程及治疗后康复情况，减轻或消除患者的焦虑情绪。

（3）向患者解释手术的目的、方式、术中配合、术后注意事项等，鼓励患者积极配合。

2. 口腔及鼻部准备

（1）保持鼻腔清洁，按医嘱滴鼻或予红霉素软膏外用。

（2）保持口腔清洁，术前3日予淡盐水或漱口液漱口。

（3）患者如有明显牙周病或牙结石建议其术前1周做龈上洁牙术。

3. 病情观察及护理

（1）观察并记录患者生命体征、神志、意识。

（2）观察患者眼球活动度，有眼球移位、视力下降或失明者要及时制订相关护理措施。

（3）观察鼻腔分泌物的性质及量，警惕脑脊液鼻漏的发生，注意有无鼻咽部急性炎症发生。

（4）应指导并协助唇龈或面颊部隆起明显的患者合理进食。

（5）应警惕有脑膜炎等颅内并发症发生，如有发热、恶心、呕吐的患者。

4. 术前常规准备 参照第十六章第二节“慢性鼻窦炎术前常规准备”。

【术后护理措施】

1. 术后常规护理 见表17-1。

表17-1 术后常规护理

项目	护理内容
一般护理常规	了解麻醉和手术方式、术中情况、切口引流情况 全身麻醉未清醒前取去枕平卧位，清醒后逐步抬高头部，4～6小时后取半卧位，抬高床头30°～45°，以减少伤口的充血、出血，减轻鼻部水肿 根据患者病情予吸氧及心电监护 床档保护防坠床
疼痛护理	评估疼痛的性质、程度，按医嘱使用镇痛药物 向患者解释疼痛的原因、可能持续的时间，安慰鼓励患者，增强对疼痛的耐受 给予鼻面部冷敷

续表

项目	护理内容
口腔护理	保持口腔清洁卫生，每次进食前后用漱口液漱口 经唇龈沟切口进路手术的患者，为保护上颌唇龈沟手术切口，术后 2 周暂停刷牙 手术后口腔内渗出液及分泌物较多者，及时清除口腔内分泌物，做好口腔护理，选用益口漱口液或敏感抗生素加 0.9% 氯化钠溶液配成漱口液漱口，3 ～ 4 次 / 日 因局部肿胀或疼痛引起张口困难者，可用空针抽吸漱口液注入口内，然后用负压吸引轻轻吸出，以保持口腔清洁，有效防止口内伤口感染，减少并发症的发生
饮食护理	局部麻醉术后 2 ～ 4 小时，全身麻醉术后 4 ～ 6 小时后可进食凉的流食 术后 24 小时内，进食温凉的流质；24 ～ 72 小时可给予温凉的流质或半流质饮食；72 小时后给予温凉的半流质或软食 因术后张口呼吸，引起口咽部不适，应鼓励患者多饮水，注意饮食多样化，少量多餐

2. 病情观察及相关知识指导　见表 17-2。

表 17-2　病情观察及相关知识指导

项目	护理措施
病情观察及护理	密切观察生命体征的变化，如有异常及时通知医生 观察鼻腔填塞物有无脱出，鼻腔分泌物的性质及量，有较多渗血时，要及时告知医生处理 密切观察经唇龈沟切口进路的患者口中分泌物的性质及量，正常情况下，术后分泌物呈淡血性或少许暗红色血凝块，并逐渐减少，如吐出较多鲜血，应及时通知医生处理 观察患者唇龈、面颊部、眼球活动度，视力改善情况，做好记录，便于与术前比较

续表

项目	护理措施
病情观察及护理	患者如出现眶周青紫、淤血，溢泪等现象，要及时给予眼部冷敷、滴用眼药水、涂抹眼膏等相关护理措施 对有糖尿病、高血压等病史患者加强血糖、血压等检测，预防手术应激性升高，发现问题及时向主管医师汇报并给予正确处理
相关知识指导	向患者耐心解释术后用口呼吸的重要性，叮嘱并帮助患者经常以水润湿唇部或以湿纱布覆盖口唇，呼吸有困难者可给予低流量持续吸氧 告知患者鼻腔纱条填塞的重要性及填塞的时间，切忌自行拔出填塞物 患者想咳嗽和打喷嚏时，指导患者用舌尖上翘抵住硬腭或张口深呼吸，以抑制之 及时清除口中分泌物，保持口腔清洁、湿润，勤漱口 嘱患者忌食过烫、过硬及辛辣刺激性食物，避免诱发伤口出血 保持排便通畅，防止便秘

3. 健康宣教

（1）按医嘱定期门诊复查、鼻腔冲洗，坚持规范鼻腔用药 3 ～ 6 周。

（2）嘱患者防止口、鼻、面部受外力碰撞，术后 1 个月内避免剧烈活动或重体力劳动。

（3）饮食要营养均衡、易消化，忌烟酒、辛辣食物。

（4）养成良好的生活习惯，坚持早晚刷牙、餐后漱口，保持口腔清洁。

（5）嘱患者加强体育锻炼，提高机体免疫力，注意保暖，防止感冒。

（6）及时治疗眼部及口腔疾病。

【特别关注】

（1）口腔及鼻部清洁。
（2）病情观察及相关知识指导。

【前沿进展】

经鼻内镜改良鼻前庭囊肿切除术，该术式治疗鼻前庭囊肿主要是用最简单的径路使囊腔向鼻腔呈开放状，囊肿残缘与窗状皮肤创缘吻合，并随着组织修复，囊腔渐渐变浅甚至消失，最后成为鼻腔的一部分。有研究者认为对于鼻前庭囊肿，只做造袋术就足够了，而不必做根治性切除术。结合射频止血技术应用，该术式术后不用填塞、不需住院能够在门诊进行治疗，该治疗模式大大方便了患者。

【知识拓展】

鼻前庭囊肿的病因有不同的学说。①潴留囊肿学说：1898 年 Brown Kelly 首先提出认为是鼻底黏膜黏液腺管口阻塞、分泌物潴留所形成。②面裂囊肿学说：Karmody 和 Cllagher 认为是面部裂隙囊肿中的一种，胚胎颌面突发育融合时，残留上皮组织所致。③泪管退化不全学说：鼻泪管退化过程中，鼻腔底部分残留所致。④鼻软骨炎学说：认为是鼻软骨炎的结果。其中潴留囊肿和面裂囊肿学说比较有说服力，得到了广泛认可。

（张小燕　周　鹏）

第十八章　鼻变应性疾病患者的护理

第一节　变应性鼻炎患者的护理

【概述】

变应性鼻炎（allergic rhinitis）是由变应原激发导致的气道黏膜高敏反应性慢性炎性病变，分为4种类型：轻度间歇性、轻度持续性、中重度间歇性和中重度持续性。流行病学报道变应性鼻炎的患病率为10%～30%，且其患病率还在逐年增加。

【病因】

导致变应性鼻炎的变应原主要为吸入物，常见的吸入性变应原有屋尘、灰尘、螨、树木、野草、花粉、真菌、动物皮屑毛、羽绒等。其次为食物变应原，如牛奶、鱼肝、鸡蛋、面粉、花生、大豆等。除此之外还有一些致敏的接触物，如化妆品、油漆等。

【病理】

基本病理变化为毛细血管扩张、通透性增高和腺体分泌增加，以及T淋巴细胞、嗜酸粒细胞浸润等。鼻黏膜分泌物中嗜酸粒细胞增加，$CD1^+$，$CD8^+$ 等HLA-DR阳性的APC细胞增多。

【诊断要点】

（1）变应性鼻炎通常依据典型的临床症状和诊断性

检查来确诊，且两者缺一不可。典型的临床症状包括鼻痒、阵发性喷嚏、眼痒、大量水样涕及鼻塞等。

（2）确诊变应性鼻炎的主要检查手段包括皮肤点刺试验和血清特异性 IgE 检测：变应原皮试可查见多个变应原阳性，血清 / 分泌物 IgE 阳性。

（3）根据临床发作分将变应性鼻炎分为间歇性及持续性发作；根据对生活质量的影响，又将变应性鼻炎分为轻度或中重度两个亚类：轻度，不影响生活质量（睡眠、日常生活、工作学习正常，无令人烦恼的症状）；中重度，影响生活质量（睡眠、日常生活、工作学习受影响，有令人烦恼的症状）。

（4）检查可见眼睑肿胀，结膜充血，鼻黏膜苍白水肿，有水样涕 / 黏涕，鼻甲肿大。

【治疗】

治疗方式主要包括：避免接触变应原、药物治疗（口服抗组胺药及使用糖皮质激素鼻喷剂）、特异性免疫治疗、教育及外科手术。目前，药物治疗效果明确，可很好的控制临床症状，是首选治疗措施。必要时，可使用减充血剂治疗鼻塞，更好地利于控制症状。

【主要护理问题】

1. 舒适的改变　与鼻痒、鼻塞、喷嚏、清水样鼻涕有关。

2. 遵医行为不足　与疾病症状反复、疗效不稳定、长期用药有关。

3. 清理呼吸道低效　与鼻黏膜水肿、分泌物增多有关。

4. 知识缺乏　缺乏疾病治疗、护理及预防保健等相关知识。

【护理目标】

（1）患者自述不舒适感减轻。
（2）患者能坚持系统用药。
（3）患者能清除鼻腔分泌物。
（4）患者能掌握疾病相关的自我保健知识。

【护理措施】

1. 心理护理

（1）了解患者性别、年龄、文化层次、生活和工作环境、饮食习惯、情绪反应等，掌握患者基本信息，并有针对性地进行护理。

（2）建立良好的护患关系，了解患者对疾病的认知程度，理解患者的不适感受，耐心解释患者提出的疑问和要求，协同家属给予精神支持，鼓励患者以积极的态度去战胜疾病。

（3）向患者讲解该疾病存在的普遍性，宣传自我防护的意义和正确的治疗方法，减轻或消除患者的焦虑情绪，充分配合治疗过程。

2. 变应性鼻炎的治疗与配合 见表18-1。

表18-1 变应性鼻炎的治疗与配合

项目	护理措施
变态原点刺试验	向患者解释变态原点刺试验的目的、方法、感受、需用时间，缓解患者紧张情绪，充分配合试验过程 严格执行无菌技术操作，不要在皮肤破损处或感染处进行试验 严格按试剂的种类、剂量用药 皮试后15分钟观察结果，并将阳性结果告知患者 完成点刺后，应将变态原溶液瓶放在2～8℃冰箱内保存

续表

项目	护理措施
用药护理	嘱患者坚持正规用药，介绍所用药物的名称及目的、意义：口服抗组胺药物的作用是抗过敏，可以缓解鼻痒、喷嚏和流涕等症状；鼻用糖皮质内固醇激素可有效缓解鼻堵、改善嗅觉，有效地控制鼻部炎症反应，降低鼻黏膜的高反应性，是治疗过敏性鼻炎最有效的药物 教会患者正确的滴鼻方法和正确使用鼻喷雾剂的方法
变态原特异性免疫治疗	通过变态原点刺试验结果提示花粉、尘螨为明确的致敏原的患者，可通过规律性的皮下注射安脱达，使得患者对此种变态原的耐受性增高，从而达到控制或减轻过敏症状 特异性免疫治疗只限于吸入物变态原，食物过敏不能采用免疫治疗的方法 告知患者特异性免疫治疗的疗程、疗效、持续时间及不良反应和风险，使患者主动配合 掌握治疗原则：剂量从小到大，浓度由稀到浓，规范用药 定期评价用药后效果，做好阶段评估

3. 健康宣教 见表18-2。

表18-2 健康宣教内容

项目	内容
复诊	定期门诊随访，及时观察治疗进程和治疗效果
用药	介绍规范用药的作用及意义，鼓励患者坚持规范用药1～2个月
预防	督促特异性免疫治疗的患者按时到医院注射药物
保健	保持心情愉快，注意劳逸结合，增强体能锻炼，提高机体免疫力 尽量避免接触明确的变态原和过敏环境 不要用手用力搓揉鼻部，掌握正确的擤鼻方法 改善工作和生活环境，注重个人防护 饮食规律，忌烟酒、避免辛辣刺激性食物 养成良好的生活及卫生习惯，注意保暖，预防上呼吸道感染，减少诱发因素

4. 几种常见变态原的自我防护 见表18-3。

表18-3 几种常见变态原的自我防护

项目	防护方法
螨尘	定期打扫房间，保持室内清洁卫生。清扫要用湿抹布，养成“湿式作业”的习惯，避免灰尘扬起，清洁时最好戴上防护面罩 被褥勤晒、拍打，床单被罩勤换勤洗；枕头不使用羽毛、绒毛或木棉等作为枕芯，每年至少更换一次枕头 夏季凉席每日用热水擦拭，保持清洁干燥，定期在阳光下暴晒数小时 居室不要铺地毯，应选用木质地板、瓷砖或磨石，不要布置结构复杂的壁挂装饰，不用厚重的布艺窗帘及布艺沙发 收拾好小物件，如书籍、光盘及毛绒玩具等，因为这些物品易沾灰尘，柔软的毛绒玩具也容易成为尘螨的孳生地 要经常清洗空调防尘罩 最好不要养花草和宠物 保持个人卫生，常洗手、洗头，不要去烟尘多的地方
花粉	花粉飘散季节白天尽可能少待在室外，尤其是每日花粉指数高的时间，如晴天时的傍晚。要做户外活动及各种运动项目时，尽可能选在花粉指数最低的时候，如清晨或雨后 用有镜片的眼镜代替隐形眼镜，外出时带上太阳镜，可以减少眼睛受到影响的概率 若在花粉指数较高的时候外出，回家后应换上干净衣服 白天关上门窗，防止花粉进入 花粉飘散季节不要在室外晾衣服，尽可能在屋内晾干衣服（用干衣机更好），避免衣服、被单、床单等沾染花粉 因花粉飘散季节比较固定，可提前半个月左右使用抗过敏药物，减轻或避免接触后过敏发作
霉菌	保持室内通风和干燥，可使用除湿机，保持室内湿度在50%左右 避免接触有霉味的地毯、衣物等纺织品或书籍，不使用地毯和软垫 室内和阳台尽量不要摆放盆栽，因为土壤里也可能孳生大量霉菌 垃圾桶应放在室外，并每日及时清理厨房等处的垃圾 经常给冰箱除霜、清洁并保持干燥 洗澡和烹饪时使用通气扇通风和除湿，浴室和厨房应保持清洁、干燥 定期清洗、更换空调、空气过滤器滤网 有过敏症的患者不要清理枯叶和垃圾，避免接触粗土壤、堆肥等，尽量避免在室内游泳池、蒸汽浴室、温室花房和枯草较多的地方逗留

【特别关注】

（1）预防保健知识宣教。

（2）特异性免疫治疗及护理。

（3）常见变态原的自我防护。

【前沿进展】

变应性鼻炎和支气管哮喘在病理改变、免疫功能异常（同属Ⅰ型变态反应）、发病机制和治疗措施等方面均非常相似。至少70%的支气管哮喘患者伴变应性鼻炎，气道细胞和分子生物学最新研究证实，炎症在变应性鼻炎和支气管哮喘的发病机制中起关键作用，它们都是伴有黏膜变应性炎症的免疫性疾病，即一个气道一种疾病。

【知识拓展】

变应原特异性免疫治疗：是通过给予高剂量特异性致敏的变应原持续性刺激机体最终达到对变应原刺激的适应和耐受的一种治疗方法。绝对禁忌证包括：①使用肾上腺素β受体拮抗药、血管紧张素转换酶抑制剂的患者；②哮喘未控制或肺功能不全的患者（充足药物治疗下第1秒钟用力肺活量持续＜70%的预测值）；③肿瘤、心血管功能不全、严重免疫缺陷或自身免疫性疾病患者；④急慢性感染性疾病患者；⑤患者依从性差和严重心理障碍。其相对禁忌证为：孕妇、低龄儿童（皮下径路通常限定5岁以上，舌下径路通常限定4岁以上）的患者。

第二节　鼻息肉患者的护理

【概述】

鼻息肉（nasal polyps）是鼻部常见疾病，是鼻黏膜炎性反应引起组织水肿的结果，表现为鼻内单发或多发息肉，极易复发，在支气管哮喘、阿司匹林不耐受，真菌性鼻窦炎患者中发病率较高。

【病因】

鼻息肉的病因及发病机制尚无定论，研究结果显示变应性疾病患者的鼻息肉发病率高；息肉多位于鼻窦口附近，中鼻道微循环改变与息肉形成相关。80% 的鼻息肉有较多嗜酸粒细胞浸润，鼻息肉中 IL-5 含量较高，鼻息肉有明显增生，能合成分泌多种上调局部炎症反应的细胞因子。

【病理】

鼻息肉由慢性炎症长期刺激或变态反应使鼻黏膜高度水肿，使静脉及淋巴液回流受阻，引起组织间隙扩张、发生不可逆的水肿而形成，表面为假复层纤毛上皮，基膜广泛增厚至黏膜下层，形成透明层。上皮下为水肿的疏松结缔组织，间隙扩大，腺体增生，有浆细胞、嗜酸粒细胞、淋巴细胞、肥大细胞浸润。

【诊断要点】

（1）随息肉体积增大或数量增多而出现逐渐加重的鼻塞、说话时有鼻音，头闷胀不适，鼻腔黏涕较多，嗅觉减退，可伴体力下降及耳鸣等。

（2）查体可见鼻腔一个 / 多个表面光源，黄白色、淡黄色、淡红色，如荔枝样半透明肿物，有蒂，柔软。较大者可露出鼻孔之外，甚至将鼻腔撑大，鼻背增宽，引起外鼻变形，形成“蛙鼻”。

（3）鼻息肉常并发支气管哮喘、鼻窦炎及分泌性中耳炎。

（4）病理检查可最后确诊。

【治疗】

以功能性鼻内镜手术为主的综合治疗，采用FESS手术开放鼻窦，切除息肉，术后、术前可使用肾上腺皮质激素口服剂及鼻喷剂，同时使用促进纤毛运动的药物等综合治疗。手术后应定期随访及继续用药以防止术后复发。对于阿司匹林不耐受鼻息肉患者，应在围手术期口服泼尼松，术前当日肌内注射地塞米松，术后再口服泼尼松维持1周。

【主要护理问题】

1. 舒适的改变　与鼻塞、头痛、术后鼻腔纱条填塞有关。

2. 感知障碍　与嗅觉减退或丧失、咽鼓管阻塞引起耳鸣和听力下降有关。

3. 潜在并发症　感染、出血等。

4. 焦虑　与担心疾病预后和害怕手术等有关。

5. 知识缺乏　缺乏疾病治疗、自我保健知识。

【护理目标】

（1）患者自述不舒适感减轻或能耐受。

（2）患者感知障碍减轻或消失。

（3）患者无术后出血、感染等并发症发生。

（4）患者无明显不良情绪，积极配合治疗及护理。

（5）患者掌握疾病有关的自护及预防保健知识。

【术前护理措施】

1. 心理护理

（1）了解患者对疾病的认知程度，理解患者的不适感受，给予心理支持。

（2）了解患者鼻息肉前期手术史及术后复发史，对于复发性息肉的患者，更应做好心理疏导。

（3）与患者家属多沟通，鼓励家属给予患者经济及情感支持。

（4）向患者讲解该疾病存在的普遍性，介绍以手术为主综合治疗的良好效果，减轻或消除患者担心手术效果的焦虑情绪，充分配合治疗及护理过程。

2. 病情观察及护理

（1）观察患者鼻息肉大小、鼻腔阻塞情况，经鼻呼吸困难者可张口呼吸，必要时吸氧。

（2）息肉过大，鼻腔完全阻塞者，给予半卧位休息、减少活动、经口腔内吸氧。

（3）注意有无咽部急性炎症症状，防止感冒。

（4）张口呼吸的患者，注意多饮水、口唇干裂时要涂液体石蜡或唇膏保护。

（5）有耳鸣和听力减退的患者应选择适当的交流方式，并保持环境安静，减少噪声。

（6）了解患者有无哮喘病史，哮喘发作及时给予相应的护理措施。

3. 术前常规准备

（1）协助完善相关术前检查：鼻窦 CT、胸片、心电图、血液检查等。

（2）保持鼻腔清洁，息肉较小者术前 1 日剪双侧鼻毛，操作时注意鼻毛剪勿触及息肉，以免引起出血；息肉大完全阻塞鼻腔者，不剪鼻毛；男性患者剃净胡须。

（3）检查患者有无感冒，鼻黏膜肿胀等炎症，如有炎症待控制好后再手术。

（4）其他术前准备见第十六章第二节“慢性鼻窦

炎”相关护理内容。

【术后护理措施】

1. 术后常规护理　见表 18-4。

表 18-4　术后常规护理

项目	护理内容
一般护理	了解麻醉和手术方式、术中病变组织冰冻结果、术后切除组织送检情况 全身麻醉未清醒前取去枕平卧位、头偏向一侧，清醒后逐步抬高头部，4～6小时后取半卧位 持续低流量吸氧及心电监护，严密监测生命体征变化根据患者情况及病情，设床档保护防坠床
疼痛护理	评估疼痛的性质、程度及患者对疼痛的耐受能力 向患者解释鼻额部胀痛的原因，可能持续的时间，协同家属鼓励患者，增强对疼痛的耐受力 给予鼻额部冷敷 保持半卧位，减轻鼻额部充血肿胀，减轻局部疼痛 防止鼻面部受外力作用，以免加重疼痛 必要时，按医嘱使用镇静镇痛药物或安置镇痛泵止痛
体位与休息	手术当日应卧床休息，次日根据病情下床活动，下床时动作应缓慢，以免发生直立性低血压，有头晕的患者，应避免下床活动 给予半卧位，有利于减轻鼻额部胀痛、分泌物流出 做好基础护理，及时更换血液、分泌物污染的被服；保持病室清洁、安静、舒适，有利于患者术后休息
饮食护理	局部麻醉术后2～4小时，全身麻醉术后4～6小时即可进食，由流质逐渐过渡到半流质、软食 饮食宜温凉，避免过热、过硬损伤黏膜引起伤口出血 鼓励患者多饮水，少食多餐，保持口腔清洁，餐前、餐后予漱口液漱口

2. 病情观察及相关知识指导　见表 18-5。

表 18-5 病情观察及相关知识指导

项目	护理内容
病情观察及护理	观察鼻腔渗血情况，给予鼻额部冷敷，及时拭净血性分泌物
	严密观察鼻腔填塞物有无脱出，若填塞物脱出，应及时通知医生
	观察口中分泌物的颜色、性质及量，判断是否有活动性出血
	观察患者眼球活动度、视力、听力情况，及时发现异常症状
	观察耳鸣、耳闷胀感情况，按医嘱及时口服氨溴索、泼尼松等药物对症治疗
	出现眶周青紫、淤血，溢泪的患者，要及时给予眼部冷敷
相关知识指导	鼻腔填塞纱条术后 24 ～ 48 小时由医生分次取出，切忌自行拔出填塞物
	纱条抽出后，按医嘱及时使用吸入型糖皮质激素喷鼻剂喷鼻，伴有哮喘发作者，可予布地奈德雾化吸入，2 次 / 日
	正确使用漱口液漱口，预防口腔炎症
	避免剧烈咳嗽和打喷嚏，学会抑制的方法
	保持大便通畅，防止便秘

3. 健康宣教

（1）改正不良卫生习惯，勿用手挖鼻，指导患者正确擤鼻方法。

（2）按医嘱继续规范用药，正确使用滴鼻药。

（3）提高机体免疫力，避免上呼吸道感染，减少对鼻腔的强力刺激。

（4）根据变态原检查结果，避免接触致敏原。

（5）注意休息，禁烟酒，避免进食辛辣刺激性食物。

（6）及时治疗哮喘、分泌性中耳炎等疾病。

（7）积极预防和治疗各种鼻部疾病。

（8）定期门诊随访，复查。

【特别关注】

（1）病情观察及相关知识指导。
（2）出院健康指导。

【前沿进展】

鼻息肉中T淋巴细胞显著多于B淋巴细胞，抑制性T细胞（CD8^{+}）显著多于辅助T细胞（CD4^{+}）。其组织中浸润着白细胞（嗜酸粒细胞）、肥大细胞及淋巴细胞。嗜酸粒细胞及其他炎性细胞向鼻息肉基质内的移行不只依赖于某些吸引因子，鼻息肉组织中血管内皮某些黏附因子的表达上调也起着重要的作用。多种病因、多种途径、多种介质参与鼻息肉的病理过程，现已证明，参与鼻息肉病病理过程的炎症化学介质多达数十种，甚至上百种，所有的炎症过程均与细胞趋化和移行相关。

【知识拓展】

糖皮质激素治疗鼻息肉的主要作用机制如下。

（1）降低鼻腔内部毛细血管的通透性，减轻腺体对胆碱刺激的反应程度。

（2）阻碍嗜酸粒细胞向炎性反应组织的移行和趋化过程，抑制炎性细胞因子的大量合成与释放。

（3）保持黏膜上皮细胞和血管内皮细胞屏障功能的稳定状态。

（4）具有较强的抗炎、抗水肿等药理学作用，显著减轻鼻塞症状，并抑制术后息肉组织的再次形成和复发。

（吕　丹　张小燕　鲜均明）

第十九章　鼻出血患者的护理

【概述】

鼻出血（epistaxis）是鼻腔局部及全身性许多疾病的常见症状之一。鼻出血即鼻腔单侧或多侧间歇性反复出血，亦可持续性出血，出血量多少不一，出血部位多在鼻中隔前下方利特尔出血区。少数严重出血发生在鼻腔顶部、后部，鼻中隔后动脉及蝶腭动脉出血亦较多见。

【病因】

1. 局部病因　鼻和鼻窦外伤或医源性损伤，鼻腔和鼻窦炎症，鼻中隔疾病（偏曲、糜烂、溃疡），鼻腔、鼻窦及鼻咽部肿瘤溃烂出血，其他（鼻腔异物、鼻腔水蛭、扁桃体肥大等）。

2. 全身病因　可引起动脉压和静脉压增高，凝血功能障碍或血管张力改变的全身疾病（急性传染病、心血管疾病、内分泌失调、营养障碍及维生素缺乏、中毒、遗传病等）。

【诊断要点】

有鼻前孔出血或血性涕病史，检查发现一侧/双侧鼻腔出血，可查见鼻中隔前下缘或鼻其它部位活动性出血点。

【治疗】

较大量鼻出血需急诊处理，观察有无休克存在。在明确出血部位后，常用的止血方法有：反复小量出血行化学或物烧灼法止血；出血较剧者使用鼻腔油纱填塞；止血材料填塞或鼻后孔填塞，鼻腔气囊或水囊压迫止血。

对严重出血者，出血在中鼻甲下缘平面以下可结扎/栓塞上颌动脉/颈外动脉；中鼻甲下缘平面以上出血者，结扎筛前动脉，也可采取血管栓塞处理严重出血。同时使用镇静、止血、抗炎治疗药物。

【主要护理问题】

1. 体液不足的危险　与鼻出血，补液不足有关。
2. 恐惧　与出血量大、反复出血有关。
3. 舒适的改变　与鼻腔纱条填塞有关。
4. 自理能力下降　与失血过多或体质虚弱有关。
5. 知识缺乏　缺乏疾病治疗及预防保健知识。
6. 便秘　与长期卧床及饮食改变有关。
7. 潜在并发症　感染、贫血、失血性休克、低氧血症等。

【护理目标】

（1）出血量减少或停止，无并发症发生。
（2）恐惧程度降低，积极配合治疗和护理。
（3）患者自述不舒适感减轻或能耐受。
（4）患者生活自理能力提高。
（5）患者排便形态正常。
（6）患者及家属掌握疾病有关的自护及预防知识。
（7）无并发症发生或发生并发症后能够及时的观察及处理。

【护理措施】

1. 心理护理

（1）及时与患者家属沟通，了解患者情况，及时采取有效的心理护理。

（2）鼻出血的患者因鼻腔突然出血或鼻腔反复出

血，会导致患者情绪紧张和恐惧，应耐心安慰患者，讲解不良情绪会导致血压升高，诱发或加重鼻腔出血，稳定患者情绪，缓解恐惧心理，必要时遵医嘱使用镇静剂。

（3）主动向患者及家属介绍鼻出血的常见止血方法、止血时的配合、止血后的用药，使患者及家属了解治疗过程，缓解紧张情绪，积极配合治疗及护理。

2. 病情观察

（1）询问患者鼻腔出血时间、大致出血量，监测患者生命体征，特别是血压的变化。

（2）观察患者有无面色苍白、头昏、乏力、出冷汗等休克症状，注意神志、意识改变。

（3）观察鼻腔出血情况，评估出血量、判断出血部位，及时准备止血物品和药品。

（4）观察口中分泌物的性质及量，如口、鼻同时涌出较多鲜血，提示鼻腔出血量大，血液经鼻咽部流入口腔，或出血部位在后鼻孔处。

（5）注意患者有无腹胀、腹痛的主诉，防止鼻腔大量出血流入胃内引起胃部不适，必要时观察并记录排便情况。

3. 鼻腔填塞的护理配合 见表19-1。

表19-1 鼻腔填塞的护理配合

项目	护理配合
鼻腔填塞前	保持病房清洁、舒适、安静，温湿度适宜 建立静脉通道，补充血容量
患者准备	患者取半卧位或坐位，疑有休克者应去平卧头低位 脱去高领衫、套头衫或紧口衣服，更换干净的患者服 协助患者用手紧捏双侧鼻翼，予湿毛巾冷敷后颈部及鼻额部 给予患者情感支持，向患者讲解纱条填塞的必要性，如操作中可能出现的情况和如何配合，缓解患者紧张情绪，保证其正确配合医生操作

续表

项目	护理配合
鼻腔填塞前用物准备	止血用物准备：鼻腔止血包、油纱条或碘仿纱条、纱布、手套等，有条件的备好鼻内镜及冷光源 抢救物品准备：氧气、负压吸引器、心电监护仪、气管切开包 急救药品准备：注射及外用止血药物，局部麻醉药、肾上腺素、多巴胺、麻黄碱等 必要时按医嘱交叉配血备用
鼻腔填塞中护理配合	保持静脉通路通畅，以便及时用药 注意倾听患者主诉，观察患者口唇面色，意识状态 监测患者脉搏、血压变化，如止血中患者虚脱，应暂停鼻腔填塞，给予平卧头偏向一侧、吸氧、加快补液等护理措施 安慰鼓励患者，嘱其不要屏气用力，可张口呼吸，切勿将血咽下，以免引起胃部不适

4. 鼻腔填塞后的护理　见表 19-2。

表 19-2　鼻腔填塞后的护理

项目	护理内容
鼻部观察及护理	鼻腔填塞后取坐位或半卧位，头部抬高，以减轻头部充血和鼻腔黏膜水肿 观察患者鼻腔填塞物有无松动、脱落，交代患者不要随意取出鼻腔填塞物 观察鼻腔有无活动性出血，如填塞后鼻腔有少许渗血，量逐渐减少，颜色变淡，表示无继续出血 如鼻腔流出的鲜血增多，或口中吐出较多鲜血，表示鼻腔仍有出血，或出血位于鼻后孔，应行后鼻孔填塞
疼痛护理	指导患者使用清鱼肝油滴鼻，防止填塞物与鼻腔黏膜粘连，以免抽取填塞物时再次引起出血 评估疼痛的性质及程度，必要时遵医嘱使用镇静镇痛药物 保持环境安静、减少噪声刺激 向患者解释疼痛的原因 给予鼻额部冷敷

续表

项目	护理内容
饮食指导	进食温凉的流质或半流质饮食，少食多餐，增加液体摄入量，多食蔬菜、水果及粗纤维食物，忌辛辣刺激饮食，保持大便通畅 鼓励贫血的患者多吃高蛋白质、高维生素饮食，补充猪肝、菠菜等含铁食物，必要时给予铁剂 高血压患者应进食低盐、低脂、维生素多的饮食
排便护理	嘱长期卧床便秘的患者进行腹部按摩，按摩时避免用力下压 患者病情稳定后应下床进行适当的活动，促进肠蠕动，必要时予开塞露通便 指导患者多饮水，必要时服用缓泻药物或灌肠
皮肤护理	及时清洁患者面部血迹，保持全身皮肤清洁卫生，如需卧床休息的患者应给予床上擦浴，定时翻身，预防压疮的发生
相关知识指导	告知患者鼻腔油纱条填塞的重要性，切忌自行拔出填塞物 保持半卧位休息，可减轻鼻额部胀痛，以利于分泌物引流 指导患者正确使用漱口液漱口，预防口腔感染 嘱患者活动时动作轻柔、缓慢，避免用力排便、咳嗽和打喷嚏，以防鼻腔填塞物松动或血管破裂而诱发再次出血

5. 鼻腔大出血的急救护理 见表 19-3。

表 19-3 鼻腔大出血的急救护理内容

项目	护理措施
心理护理	安抚患者及家属，使之镇静，减轻恐慌感
保持气道通畅	尽快为患者解开领口或脱去高领衫、取掉皮带 清醒患者取坐位或半坐位，休克患者予平卧位、头偏向一侧或侧卧位，避免压迫气道 及时清除口中分泌物，保持呼吸道通畅，尽快吸出口鼻内分泌物，预防窒息

续表

项目	护理措施
及时止血及抗休克护理	配合医生快速行鼻腔、鼻后孔填塞，填塞效果不佳者可急诊行鼻内镜下止血术、血管栓塞或结扎术 遵医嘱正确及时使用止血药物、凝血因子、抗生素、维生素，必要时输血 建立静脉双通道，快速静脉补液，及时纠正血容量不足 注意保暖，尽量避免搬动患者
病情观察及护理	持续心电监护，监测血压、脉率、呼吸、动脉血氧饱和度、心电图波形变化情况，出现异常，及时报告医生；出现低氧血症者，给予高流量或面罩吸氧，并行血气分析 备齐各种抢救物品及药品，急查血常规、出凝血时间、肝肾功能、电解质，并做好交叉配血 大出血的患者冷汗多、体质虚弱，止血后应及时温水擦浴，更换清洁患者服，注意保暖，进食冷流质饮食 密切观察鼻出血情况，并详细记录

6. 健康宣教　见表19-4。

表19-4　出院健康宣教

项目	健康宣教内容
饮食	养成良好的饮食习惯，进食清淡、营养丰富、易消化的食物，忌烟酒、坚硬及辛辣刺激性食物，保持大便通畅
习惯与活动	养成良好的生活习惯，避免重体力劳动，不熬夜，注意劳逸结合，勿过度劳累 纠正挖鼻、用力擤鼻的不良习惯，注意鼻腔卫生
预防保健	创造良好的休养环境，保持室内清洁，空气清新，注意通风换气 保持良好的心态，避免激动易怒的情绪，预防再次发生鼻出血 指导患者正确使用滴鼻剂 保持鼻腔湿润，滴用鼻润滑剂防止鼻腔干燥，冬季外出时可戴口罩保护，避免冷空气刺激鼻腔，少到空气污染严重的地方

续表

项目	健康宣教内容
预防保健	积极治疗诱发鼻出血的原发性疾病，高血压患者，积极控制血压，避免情绪激动 掌握少量鼻出血的止血方法：取半卧位，用手紧捏两侧鼻翼 15 ～ 30 分钟，头轻轻后仰，勿低头用力，用湿毛巾冷敷后颈部及鼻额部，及时吐出口中分泌物 鼻腔出现反复出血或出血量增多，应及时到医院就诊

【特别关注】

（1）心理护理。

（2）鼻腔填塞的护理配合。

（3）鼻腔填塞后的护理。

（4）鼻腔大出血的急救护理。

（5）预防保健知识宣教。

【前沿进展】

鼻内镜下通过微填塞、激光、微波、高频电凝器等手段治疗鼻出血为首选方法。射频治疗是利用低频电磁波对组织的内生热效应，破坏出血部位组织，使血管封闭或凝血达到止血目的，鼻内镜下射频治疗鼻出血临床疗效好。

【知识拓展】

以大量、反复鼻出血为症状的遗传性出血性毛细血管扩张症是显性遗传，突变基因携带者的表型外率为100%，即突变基因携带者肯定会发病。但其症状和体征是延迟发生的，随着年龄增长而逐渐显现。目前已经发现遗传性出血性毛细血管扩张症致病基因有 ENG、ACVRL-1 两个。由于基因诊断的高度特异性和灵敏度，基因检测对 HHT 家系成员早期诊断有重要意义。

（张小燕　周　鹏）

第二十章　鼻中隔疾病患者的护理

第一节　鼻中隔偏曲患者的护理

【概述】

凡鼻中隔偏离中线或呈不规则的偏曲，并引起鼻功能障碍，如鼻塞、鼻出血、头痛等，称为鼻中隔偏曲。

【病因】

可能的病因有鼻中隔的骨骼与鼻腔侧壁骨骼发育不平衡；鼻部外伤；鼻腔、鼻窦肿瘤，巨大息肉推压鼻中隔。

【诊断要点】

鼻塞最常见，持续性，鼻中隔较凸一侧严重；鼻出血易发生在凸面一侧鼻中隔；偏曲的鼻中隔压迫鼻甲出现反射性头痛。检查发现鼻中隔弯向一侧，伴或不伴鼻中隔利特尔区充血、糜烂。严重者出现嗅觉减退。

【治疗】

鼻中隔偏曲伴有明显鼻塞、头痛或鼻出血，应行鼻中隔黏骨膜下矫正术，目前采用鼻中隔重建术。

【主要护理问题】

1. 舒适的改变　与鼻塞、术后伤口疼痛、鼻腔填塞等有关。

2. 焦虑　与鼻出血、担心手术预后有关。

3. 潜在并发症　出血、感染等。

4. 知识缺乏 缺乏疾病治疗、预防保健知识。

【护理目标】

（1）疼痛和不适减轻，可以耐受。

（2）降低或消除不良情绪，积极配合手术治疗。

（3）切口愈合，无出血、感染发生。

（4）掌握有关的自我保健知识。

【术前护理措施】

1. 心理护理及健康宣教

（1）解释手术目的及意义，告知患者手术方式和注意事项，解除顾虑，取得合作。

（2）理解患者的不适感受，教会患者自我放松的方法，减轻焦虑。

（3）告知患者术后鼻腔填塞后会引起鼻额部胀痛、张口呼吸等不适，使患者有心理准备，增强对不舒适感的耐受。

（4）入院后戒烟酒，忌食辛辣刺激食物，避免感冒。

2. 病情观察及护理

（1）观察患者鼻腔情况，了解中隔偏曲的原因、程度。

（2）有鼻出血的患者，观察出血的性质和量，同时密切监测血压，注意鼻部清洁。

（3）观察头痛的部位、程度，有无呕吐等症状，可向患者解释引起头痛的原因，必要时按医嘱使用镇痛药。

（4）观察有无口腔疾患和呼吸道感染症状。

3. 术前常规准备 见第十六章第二节“慢性鼻窦炎术前常规准备”。

【术后护理措施】

1. 术后常规护理　见第十六章第二节“慢性鼻窦炎术后护理常规”。

2. 伤口护理

（1）伤口观察及护理见第十六章第二节“慢性鼻窦炎术后护理”相关内容。

（2）告知患者鼻腔填塞的重要性，填塞纱条或膨胀海绵需在术后 2 ～ 3 日左右分次抽出，切勿自行抽出填塞物。

（3）保护鼻部不受外力碰撞，防止出血和影响手术效果。

3. 健康宣教　见表 20-1。

表 20-1　出院健康宣教

项目	健康宣教内容
用药	正确使用滴鼻药及掌握正确的滴鼻方法
预防保健	出院后 3 月内避免剧烈或重体力活动，防止过度劳累 运动或工作时，注意保护鼻部免受外伤 养成良好的生活习惯，预防上呼吸道感染 良好的饮食习惯，忌烟酒、辛辣刺激性食物，保持大便通畅
复查	按医嘱定期门诊复查，观察鼻中隔偏曲矫正效果 出现头痛加剧或鼻腔再次出血应及时就诊

【特别关注】

（1）术前病情观察及护理（血压、血糖，女性关注月经周期）。

（2）出院健康宣教。

【前沿进展】

鼻声反射利用声波信号测量来反映鼻腔的几何形

态，如鼻腔的容积和不同距离的横截面积；而前鼻主动测压（active anterior rhinomanometry）是一种功能性检查方法，反映经鼻呼吸过程中一定压力下鼻腔的气流和鼻阻力。两种检查能从不同方面客观地反映鼻腔的通畅程度，互为补充，且具有一定的相关性，联合使用能够更为准确地评价鼻腔结构和功能。

【知识拓展】

鉴于鼻中隔在青春期前后生长变化较快和明显，17～18岁前后与外鼻和面部的发育相关，鼻中隔骨或软骨支架的切除，会抑制外鼻及颌面的发育，尤其是在青春软骨生长期，故一般不主张在15岁以前实施鼻中隔软骨切除矫正鼻中隔手术。但如果鼻中隔偏曲严重，且鼻腔狭窄一侧有病变，即使年龄较小，也应行鼻中隔手术。

第二节　鼻中隔血肿和脓肿患者的护理

【概述】

鼻中隔血肿为鼻中隔一侧或两侧软骨膜下或骨膜下积血。发生感染时就形成脓肿。脓肿单侧少见。

【病因】

鼻中隔手术、跌伤、击伤等，鼻中隔软骨膜或骨膜为坚韧致密结缔组织，不易被穿破，而形成血肿，自发性少见。血肿感染后，发生邻近组织炎症、急性传染病、鼻中隔黏膜损伤，可形成脓肿。

【诊断要点】

出现单/双侧持续性鼻塞，逐渐加重，鼻及前额跳痛，鼻梁部青紫。检查见鼻中隔单 / 双侧呈圆形隆起，黏膜表面正常，柔软，穿刺为血。如脓肿形成，除鼻塞外伴有畏寒、发热，全身不适，鼻窦区、鼻梁压痛，鼻中隔两侧对称性隆起。发红，有波动感，穿刺为脓性分泌物。

【治疗】

较小血肿：穿刺抽出积血，局部压迫。较大血肿：在血肿下部，鼻底部平行切开血肿，清除血凝块，并行鼻腔内油纱或止血海绵两侧鼻腔填塞，预防用抗生素。一旦脓肿形成及时切开排脓，在脓肿下部做一横切口，充分清除脓液及坏死骨片，冲洗鼻腔、置入橡皮引流条，抗感染治疗。

【主要护理问题】

1. 舒适的改变　与局部胀痛、鼻塞、张口呼吸有关。
2. 体温过高　与炎性反应，脓肿形成有关。
3. 知识缺乏　缺乏有关疾病的自我护理知识。

【护理目标】

（1）患者疼痛和不适减轻，可以耐受。
（2）炎症消除，体温降至正常。
（3）掌握疾病有关的自我保健知识。

【护理措施】

1. 心理护理

（1）理解患者的不适感受，安慰鼓励患者，给予心理支持。

（2）讲解疾病的治疗方法、治疗过程、治疗效果，以减轻患者的焦虑情绪。

2. 局部治疗的护理 见表20-2。

表20-2 局部治疗的护理内容

项目	治疗方式	护理内容
鼻中隔血肿	血肿小：穿刺抽出积血 血肿较大：血肿最低处作L形切口，排除积血	向患者解释表面麻醉手术的注意事项和配合要点 讲解穿刺或切开引流时的不适感受，鼻腔填塞的重要性 正确记录抽出积血的性质、颜色、量 按医嘱积极使用抗生素治疗，防止局部感染
鼻中隔脓肿	切开引流 清除坏死软骨 抽出脓液	向患者解释切开排脓的注意事项和配合要点 讲解引流条放置的重要性，每日更换引流条，保持局部清洁 正确记录抽出脓液的量、颜色、气味 按医嘱积极使用抗生素治疗，防止局部或全身性感染

3. 对症护理

（1）发热患者应观察体温的变化，及时进行降温处理，观察患者的神志、意识，警惕颅内并发症。

（2）如局部处理后体温不降反升，应警惕败血症的发生。

（3）疼痛的患者需观察疼痛的部位、性质、程度，根据情况给予镇痛处理。

4. 健康宣教

（1）养成良好的生活习惯，加强体能锻炼，增强抵抗力。

（2）发生血肿或脓肿时，切忌用手挖鼻、勿自行用利器穿破血肿或脓肿，以免引起鼻中隔穿孔，感染扩散。

（3）注意个人卫生，保持鼻部清洁，不拔剪鼻毛。

（4）养成良好的饮食习惯，增强营养，进食温凉、易消化的食物。

【特别关注】

鼻中隔血肿和脓肿局部治疗的护理配合。

【前沿进展】

除去常见的鼻中隔血肿因素，临床常见的原因如下。

（1）填塞物填塞过紧，鼻中隔局部缺血，影响两层黏膜之间粘连和愈合。

（2）填塞物太大，过厚，无凡士林等可润滑的填塞物，或者某些膨胀海绵弹性太差，可伸缩能力不好。在取出填塞物时与中隔黏膜的摩擦力增大，使得鼻中隔两层黏膜之间粘连，因拖拉填塞物的切力作用下分开，引发血肿。

（3）肾上腺素棉片在减少鼻腔出血和减少鼻中隔血肿方面起到了一定的作用。但是，由于手术中过量使用肾上腺素导致黏膜局部缺血，从而影响术后鼻中隔骨膜之间的粘连和愈合，导致鼻中隔血肿的形成。

（4）鼻中隔矫正或鼻腔功能性内镜手术后的患者术后食欲较差，进食较少而导致营养匮乏，同样影响鼻中隔两层骨膜的愈合。

【知识拓展】

鼻中隔脓肿如不及时处理，可使中隔软骨受压，血液供给障碍，导致软骨坏死，表现为塌鼻，鼻中隔穿孔。感染也可扩散至鼻梁部软组织，经静脉逆行，引起海绵窦栓塞。

第三节　鼻中隔穿孔患者的护理

【概述】

鼻中隔穿孔是多种原因导致鼻中隔的任何部位形成大小不等各种形态的永久性穿孔，两鼻腔由此相通。

【病因】

鼻中隔矫正手术时将两侧鼻中隔骨膜损伤或鼻局部外伤或中隔贯通伤引起。长期吸入腐蚀/刺激性物质，腐蚀黏膜，出现溃疡而终至鼻中隔穿孔。鼻中隔脓肿处理不当或特殊感染（梅毒、结核、麻风等）引起。其他可见于鼻中隔本身肿瘤紧贴对侧直接穿孔。鼻石或鼻腔异物长期压迫也可致鼻中隔穿孔。

【诊断要点】

呼吸时可产生吹哨音或无症状，大穿孔时有鼻塞、异物感、干燥感、鼻出血等。穿孔过大时，可有鼻腔黏膜萎缩现象。检查发现，鼻中隔穿孔大小，形态及部位。

【治疗】

去除病因治疗，避免接触吸入有害物质，治疗原发病。在条件成熟时可行鼻中隔穿孔修补术，包括黏膜移位缝合修补术、下鼻甲游离黏膜修补术，黏膜片修补术等方法。

【护理问题】

1. 舒适的改变　与头痛、鼻腔干燥等有关。

2. 焦虑　与担心疾病预后有关。

3. 知识缺乏　缺乏疾病自我护理的相关知识。

【护理目标】

（1）不适减轻或消失。
（2）了解疾病的基本知识，不良情绪减轻或消除。
（3）掌握有关的自我保健知识。

【护理措施】

1. 心理护理

（1）多与患者沟通，告知疾病治疗进程，了解患者的心理变化，进行有针对性的护理，提高护理效果。

（2）告知疾病的治疗方法、治疗配合、治疗效果，以减轻患者的焦虑情绪。

2. 病情观察

（1）观察患者鼻腔黏膜破损、脓痂覆盖、鼻腔通气情况，评估鼻阻塞的程度。

（2）有涕中带血或鼻腔出血的患者，注意保持鼻腔清洁，勿用力擤鼻。

3. 保守治疗的护理配合

（1）按医嘱全身和局部使用抗生素。

（2）保持鼻腔湿润清洁，协助或教会患者使用温盐水或生理性海水清洁鼻腔。

（3）鼻腔因干燥引起少量出血的患者，切勿用不洁的物品填塞鼻腔，鼻腔清洁后可予红霉素软膏或清鱼肝油保护鼻腔黏膜。

（4）保持口腔清洁，多饮水，避免口咽部干燥不适。

4. 鼻中隔穿孔修补术后护理

（1）常规护理内容见第十六章第二节“慢性鼻窦炎术后护理”相关内容。

（2）鼻腔伤口的观察及护理见表 20-3。

表 20-3 术后鼻腔护理内容

项目	护理内容
鼻腔伤口的观察及护理	观察鼻腔渗血的性质及量，如有较多鲜血渗出，应及时通知医生处里 观察口中分泌物的性质及量，协助患者轻轻吐出口中分泌物，切勿咽下 行游离组织片移植、黏骨膜瓣转移缝合、硅胶片植入的患者观察植入组织有无移位、脱出，嘱患者切忌用力擤鼻 保持鼻腔填塞物固定，嘱患者勿自行抽出填塞纱条 鼻部肿胀或伤口疼痛的患者予鼻额部冷敷，必要时按医嘱使用镇静、镇痛药物
相关知识指导	保持半卧位休息，有利于鼻腔引流和减轻鼻额部疼痛 勿用力挖鼻，不要用不洁的物品填塞鼻腔 勿剧烈咳嗽，避免打喷嚏 饮食规律，保持大便通畅

【特别关注】

（1）保守治疗的护理配合

（2）鼻中隔穿孔修补术后护理。

【前沿进展】

随着新材料的出现及新技术的开展，修补的方法日益增多。其中采用牛脱细胞真皮基质修复膜联合翻转或旋转的黏膜瓣对鼻中隔穿孔进行一期修复，取得了满意的疗效。但须注意，修复膜不能单独应用于鼻中隔穿孔的修复，因为血运支撑，不能成活或者使周围血管细胞进入，只能和其他带有血运的瓣膜联合使用。

【知识拓展】

鼻中隔穿孔较小时修补容易，不予修补症状明显；但较大的穿孔症状较少，修补困难，即使修补后效果较差。曾有人为消除呼吸时产生的哨声，建议扩大穿孔。但须知若如此，将加剧鼻腔黏膜干燥或导致其萎缩，故不予提倡。

（周　鹏　张小燕）

第二十一章　鼻及鼻窦良性肿瘤患者的护理

鼻及鼻窦的良性肿瘤按组织来源进行分类，包括骨瘤、血管瘤、内翻性乳头状瘤、脑膜瘤等。

一、骨瘤

【概述】

骨瘤（osteoma）多见于额、筛窦，青年男性多见。

【病因】

病因未明，可能由骨膜的胚胎残余引起，亦可见于外伤、炎症引起鼻窦骨壁增生。

【病理】

1. 密质型　质硬、多有蒂、生长缓慢，常见于额窦。

2. 松质型　质松软，广基，体积大、生长快、中央可液化成囊肿、表面为骨囊。常见于上颌窦、筛窦。

3. 混合型　外硬内松，以额窦多见。

【诊断要点】

常无症状，鼻窦X线成像、CT可见圆形高密度阴影，多见于额、筛窦，严重时可引起患处隆起。

【治疗】

较小骨瘤不需手术治疗。较大症状明显，筛骨骨瘤、额窦后壁骨瘤，应尽早手术。可采用鼻窦开放术、鼻侧切开术和额骨骨成形切口开放鼻前颅底。

二、血管瘤

【概述】

血管瘤是脉管组织良性肿瘤，在鼻腔良性肿瘤中最常见。分为毛细血管瘤、海绵状血管瘤、静脉血管瘤、良性血管内皮瘤、血管球瘤。毛细血管瘤前者多见。好发中青年男性。

【病因】

病因未明，可能与外伤、感染和内分泌紊乱有关，也可能为血管发育障碍畸形有关。

【病理】

鼻腔毛细血管瘤由多数成熟的薄壁毛细血管组成。瘤体小，常为有蒂息肉样，暗红或鲜红，质软。海绵状血管瘤由大小不一的血窦组成，瘤体大，广基，质软。

【诊断要点】

鼻出血为主要症状，肿瘤压迫窦壁破坏，窦壁骨质及邻器官，有局部畸形，眼球移位、复视、头痛等症状、检查可见鼻腔血管性新生物。活检宜慎重，以免引起严重出血。

【治疗】

以手术切除血管瘤体及连同根部的黏膜，同时电凝创面止血防止复发。

三、内翻性乳头状瘤

【概述】

内翻性乳头状瘤（inverting papilloma）有可能与

人乳头状病毒（HPV）感染关系密切。术后易复发（28% ～ 74%）；易发生恶变；多发性生长易产生组织破坏。

【病因】

发病原因至今不清楚，有研究发现该病与人乳头状瘤病毒感染有关。

【诊断要点】

多见于 40 岁以上男性，出现持续性鼻塞，进行性加重，脓涕、带血，头痛。肿瘤体积增大症状体征改变。诊断主要依据为新生物活检，病理检查。

【治疗】

因其极易复发，应作根治性切除。多采用鼻侧切开或上唇下进路，可行内侧上颌骨切除术，及筛窦开放术。该病不宜行放射治疗，放疗后反而可诱发肿瘤癌变。

四、脑膜瘤

【概述】

脑膜瘤是颅内常见的良性肿瘤，发生在鼻部较少，肿瘤好发于额窦，其次为筛窦，再次为鼻腔及上颌窦。

【病因及病理】

原发于残留脑神经鞘膜的蛛网膜细胞或异位蛛网膜细胞，不与颅内连续，也可由颅内的脑膜瘤向下延伸而来，或由颅内突出所致。脑膜瘤从组织形态可分为脑膜上皮型、砂粒体型、纤维细胞型、脉管型、骨–软骨母细胞型。

【诊断要点】

肿瘤好发于额窦，病程缓慢，进而出现进行性鼻塞、流液及继发息肉样改变。眼球移位，若颅内脑膜瘤生长过快，可引起颅内高压、头痛、呕吐甚至昏迷等。颅内及鼻窦 CT、血管造影可以明确诊断。

【治疗】

对局限于鼻腔、鼻窦的脑膜瘤较易切除；对有颅内蔓延，或颅内浸入鼻腔者，行颅面联合径路一次性切除肿瘤或先切除颅内脑膜瘤，然后再择期切除鼻部脑膜瘤。

【主要护理问题】

（1）焦虑 / 恐惧与担心疾病预后有关。

（2）舒适的改变与手术创伤及鼻腔油纱条填塞有关。

（3）生活自理能力下降与术后活动无耐力有关。

（4）潜在并发症：失明、脑脊液鼻漏、出血、颅内感染、嗅觉障碍加重等。

【护理目标】

（1）患者焦虑或恐惧情绪缓解，能积极配合疾病治疗及护理。

（2）患者不适程度降到最低，夜间能间断休息。

（3）在护士及家属的协助下，生活部分自理。

（4）未发生并发症或发生并发症后能得到及时治疗。

【术前护理措施】

1. 心理护理

（1）向患者及家属讲解疾病治疗的方法、效果，介绍相同病例预后情况，以增强患者战胜疾病的信心。

（2）需要手术的患者，介绍术前、术后注意事项及配合要点，鼓励患者积极配合治疗及护理。

（3）多与患者沟通，对情绪紧张的患者，指导采用松弛疗法，以分散其注意力，缓解不良情绪。

（4）留陪护，提供必要的心理及经济支持。

2. 病情观察

（1）观察患者鼻腔瘤体的形态、质地、颜色、有无出血等情况，如有鼻腔出血，应积极处理。

（2）观察患者有无头痛及呕吐等颅内高压的表现。如头痛明显，应绝对卧床休息，抬高床头 15° ～ 30°，遵医嘱使用降颅内压的药物。

（3）有癫痫表现的患者，应予床档保护，留陪护，防止舌咬伤、跌伤等，在床旁备好压舌板、开口器等急救物品，如癫痫发作应遵医嘱立即使用抗癫痫药物。

（4）积极营养支持，鼓励患者经口进食，对呕吐明显、进食量少、营养状况差的患者，遵医嘱予静脉滴注支持治疗。

3. 术前常规准备

（1）见第十六章第二节“慢性鼻窦炎术前常规准备”相关内容。

（2）术前 1 日剪患侧鼻毛，男性患者剃胡须，嘱患者清洁口腔，必要时按医嘱剃术侧眉毛或光头。

（3）术前遵医嘱做交叉配血试验，酌情备同型红细胞悬液。

【术后护理措施】

1. 术后常规护理　见第十六章第二节“慢性鼻窦炎术后护理”相关内容。

2. 病情观察及护理　见表 21-1。

表 21-1　病情观察及护理内容

项目	护理措施
保持呼吸道通畅	及时清除口腔内分泌物 观察呼吸变化，监测 SPO_2 给予半坐位，协助翻身、拍背，促进痰液排出 遵医嘱予雾化吸入、静脉输入化痰药物
引流管的观察及护理	了解安置引流管的原因、部位、目的、有无特殊要求等 妥善固定引流管，防止折叠、扭曲，保持引流通畅 密切观察引流液的颜色、量，如引流量过多，引流液颜色鲜红，应立即通知医生 保持利于分泌物引流的体位
鼻腔伤口观察及护理	观察鼻腔伤口渗出的情况，渗出液的颜色、性质及量 如鼻腔有无色、清亮液体流出，警惕脑脊液鼻漏的发生 鼻侧切开患者要注意保持面部敷料包扎完整无松脱，解除包扎后，密切观察伤口渗血、渗液情况，注意有无红、肿、热、痛等局部感染征象，伤口予以刺激性小的消毒液消毒，2～3 次 / 日 四头带压迫止血的患者，要妥善固定四头带，嘱患者勿自行拆除，以免引起伤口出血 观察眼部情况及有无颅内高压症状，警惕眶眼并发症及颅内并发症的发生
偏瘫的观察及护理	观察肢体活动的情况，四肢肌力是否正常，有无肢体功能障碍，如肢体出现活动异常，应立即报告医生，如有颅内出血或血肿，应立即手术 每日定时按摩，并予被动活动，预防压疮

3. 出院健康教育　见表 21-2。

表 21-2　出院健康教育内容

项目	护理内容
饮食	1 个月内禁食辛辣、刺激性强及过硬食物，勿进食活血的药物，以免引起伤口出血 营养均衡，多吃蔬菜、水果、富含粗纤维的食物，保持大便通畅

续表

项目	护理内容
活动及休息	3个月内避免剧烈活动、重体力劳动 劳逸结合，适当锻炼身体，增强体质，预防感冒 避免用力擤鼻，保持鼻腔及口腔清洁，外出时戴口罩，防止冷风刺激鼻腔黏膜引起不适
复查	术后第1月回院复查，以后根据情况定期复查，利于及早发现复发或恶变 如有鼻腔出血等异常情况，应及时就诊

【并发症的处理及护理】

并发症的处理及护理　见表21-3。

表21-3　并发症的处理及护理

常见并发症	临床表现	处理及护理
脑脊液鼻漏	鼻腔有无色、清亮液体流出，低头时加重	绝对卧床休息，床头抬高15°～30° 密切观察病情变化 遵医嘱使用抗生素预防颅内感染 保持口腔清洁 如两周不能自愈应行手术修补
颅内感染	体温持续升高 头痛或剧烈头痛、喷射性呕吐 意识障碍，甚至昏迷	密切观察生命体征变化 观察神志、瞳孔、意识情况 做好口腔护理，保持口腔清洁 嘱患者避免用力咳嗽及屏气 遵医嘱使用能透过血–脑屏障的抗生素治疗 静脉滴注脱水剂
脑水肿	剧烈头痛、喷射性呕吐、视乳头水肿、意识改变等颅内高压症状	腰穿放脑脊液 降颅内压处理，遵医嘱静脉输入脱水剂及激素治疗 记出入量，严格控制液体摄入量及输液速度 卧床休息，抬高床头15°～30°

续表

常见并发症	临床表现	处理及护理
颅内出血	意识障碍 血压降低、脉搏快	保持呼吸道通畅 积极降颅内压处理 尽快手术止血
面瘫	面部麻木 口角歪斜 不能皱眉 眼睑闭合不全等	遵医嘱予糖皮质激素、扩血管药、血管营养药静脉滴注 可配合行物理治疗 也可行手术治疗

【特别关注】

（1）术前、术后病情观察及护理。
（2）根据疾病情况进行健康教育。
（3）并发症的处理及护理。

【前沿进展】

不彻底的手术切除鼻腔鼻窦乳头状瘤是复发的最主要因素，大多数术后复发实际上是术后肿瘤的残留。目前有研究发现NIP复发可能与以下因素有关：①吸烟；②肿瘤生物特性；③人乳头状瘤病毒；④鳞状细胞癌抗原；⑤肿瘤的生长部位；⑥肿瘤的临床分级；⑦手术方法。

【知识拓展】

血管瘤的治疗以手术为主，其虽属良性肿瘤，发展缓慢，但迟早会影响面容和产生并发症，故应尽早手术。如单发于鼻腔的毛细血管瘤，在手术切除后，可在根部做电凝，以期止血，且防复发。对于鼻腔和鼻窦的海绵状血管瘤，术前可先行冷冻治疗，待其收缩变硬再行摘除，可减少术时出血。强调术后全部组织做病理检查、术后长期随访非常重要。目前普遍认为鼻内镜下低温等离子射频切除术治疗鼻腔血管瘤具有以下几个优势：①出血少，损伤小，手术操作简单，风险降低；②视野清晰，更易达到彻底切除病变的同时减少复发的目的；③术后恢复快，患者痛苦小，更微创，是鼻腔血管瘤的一种较好的手术治疗方法。

（周　鹏　张小燕）

第二十二章　鼻及鼻窦恶性肿瘤患者的护理

第一节　外鼻恶性肿瘤患者的护理

【概述】

外鼻恶性肿瘤多见于40岁以上中老年人，比较常见的有基底细胞癌、囊性腺样基底细胞癌、鳞状细胞癌及恶性黑色素瘤和肉瘤，多为原发性。

【诊断要点】

外鼻基底细胞癌发生于上皮基底层，位于鼻尖和鼻翼，以细小光泽性结节开始，逐渐长大，中心溃疡结痂，出血无痛，可有蓝色/棕色色素沉着。鳞状细胞癌较基底细胞癌少见。早期小疣状/皮肤浅溃疡，逐渐发展成难以愈合红色肉芽为基底的溃疡边界不齐，易出血，发展较快，可向颌下、耳前淋巴结转移。恶性黑色素瘤多数在色素病变基础上发生。黏膜恶性黑色素瘤的恶性程度较皮肤恶性黑色素瘤高，预后差。外鼻恶性黑色素瘤少见，诊断一般不做切取或钳取活检。

【治疗】

外鼻恶性肿瘤恶性程度低，发病慢，易发现，可得到早期治疗。凡对放疗敏感患者可单纯放疗或手术切除后放疗。放疗不敏感者则行根治性切除再辅助放疗。肿瘤小可一期修复切除；较大者切除肿瘤后1年观察无复发或转移后，再行外鼻成形术。

【主要护理问题】

1. 预感性悲哀 与被诊断为恶性肿瘤、担心疾病预后有关。

2. 自我形象紊乱 与手术后外鼻皮肤缺损、畸形有关。

3. 知识缺乏 缺乏疾病治疗及预防保健等相关知识。

【护理目标】

（1）对疾病有正确的认识，积极配合治疗和护理。

（2）能正确应对手术后的面容改变。

（3）掌握疾病相关知识，自我护理能力提高。

【术前护理措施】

1. 心理护理

（1）了解患者文化层次、职业、生活环境、卫生习惯、对疾病的认知程度、压力应对能力，针对性地给予心理护理。

（2）理解患者疾病带来的痛苦，鼓励患者及时表达内心的不适感受，引导患者正确地宣泄不良情绪。

（3）与患者家属多沟通，了解家庭经济情况及情感支持。

（4）讲解该疾病的可能致病因素、疾病发展、早期手术治疗的重要性，使患者以积极的心态配合手术治疗和术后后期治疗。

2. 病情观察及护理

（1）观察患者外鼻肿瘤的形状、颜色、浸润范围、边界是否清晰。

（2）观察瘤体有无触痛、溃疡、出血，有溃疡者按医嘱局部用药，注意保持溃疡面清洁无污染；有出血的患者，配合医生积极处理。

（3）观察有无耳前、颌下等颈部淋巴结肿大，关注各种检查结果是否正常，有无其他器官转移迹象。

（4）观察有无口腔疾患和呼吸道感染症状。

3. 术前常规准备

（1）见第十六章第二节“慢性鼻窦炎术前常规准备”相关内容。

（2）术前 1 日剪双侧鼻毛，男性患者剃须，按医嘱行供皮区域的皮肤准备。

【术后护理措施】

1. 术后常规护理　见第十六章第二节“慢性鼻窦炎术后护理”相关内容。

2. 观察及护理　见表 22-1。

表 22-1　观察及护理内容

项目	护理内容
伤口观察及护理	观察鼻面部伤口敷料、取皮区切口敷料有无浸血，如伤口敷料大面积被鲜血浸湿，应及时通知医生止血处理 观察伤口愈合情况，注意有无异常分泌物，局部有无红、肿、热、痛的表现 严格无菌技术，定时伤口换药，根据需要给予局部理疗
病情观察及护理	观察生命体征、意识、肢体活动的变化，必要时给予心电监护 观察患者张口受限情况，张口明显受限或完全不能张口者，可用牙垫放置于患者一侧口角协助张口 及时吸出口中分泌物，观察分泌物的性质及量
皮瓣的观察及护理	有皮瓣植入的患者，密切观察移植皮瓣的颜色、血供、肿胀程度，判断移植皮瓣的成活情况 及时清除伤口渗出物，保持局部清洁、干燥 防止移植部位受外力碰撞，避免移植皮瓣受压 正确使用扩血管药物

3. 健康宣教

（1）定期门诊复查，做好随访工作。

（2）肿瘤科会诊，拟定放疗时间和方案。

（3）皮瓣植入的患者，短时间内防止局部受外力碰撞、搓揉、阳光暴晒，禁止游泳。

（4）养成良好的卫生习惯，洗脸时防止用力过大，建议用小毛巾浸湿凉开水后轻轻擦洗。

（5）加强营养，提高机体免疫力，饮食要营养丰富、清淡、温冷、易消化，忌烟酒、坚硬及辛辣刺激性食物。

（6）建议鼻部皮肤缺损畸形严重者，待放疗结束后，到整形科行整形修复手术。

【特别关注】

（1）针对性的心理护理。

（2）术后的观察及护理内容。

（3）健康宣教内容。

【前沿进展】

肿瘤浸润淋巴细胞回输治疗为选择性地从肿瘤组织中分离出肿瘤浸润淋巴细胞，体外扩增活化 $CD8^{+}$T 细胞和 $CD4^{+}$T 细胞，使它们具有杀伤肿瘤细胞的活性后再回输患者体内。TIL 细胞回输第一次应用于临床治疗恶性黑色素瘤的报道是在 1988 年。近几年，有研究通过临床干预，使用肿瘤浸润淋巴细胞回输治疗恶性黑色素瘤，有效率可以高达 70%。

【知识拓展】

恶性黑色素瘤因属乏氧细胞，对辐射损伤修复能力强，放射敏感性差的放射抗拒性肿瘤，仅适用于对全身转移的姑息治疗。术后辅助化学药物治疗多以DTIC为主，经多年观察，其治疗效果不甚理想。目前常用的免疫治疗制剂多为非特异性免疫治疗制剂，包括卡介苗、小棒状杆菌苗、Lak细胞、转移因子和干扰素等。有无颈转移是影响预后的主要因素之一，在原发灶切除广泛，周界较安全的基础上，不同术式的颈清扫对延缓肿瘤转移甚或阻止再转移有明显的作用，而且随着转移淋巴数目的增加而使患者生存率下降的结果应引起关注。应对转移性淋巴结按高危因素灵活规范处理。

第二节　鼻腔及鼻窦恶性肿瘤患者的护理

【概述】

鼻腔及鼻窦恶性肿瘤较为常见，癌多于肉瘤。有以下几个共同点。

（1）大多为原发性，转移而来的极少。

（2）解剖位置较为隐蔽，早期症状少，且常伴有慢性炎症，早期不易确诊。

（3）鼻腔、鼻窦与眼眶、颅脑互邻，晚期肿瘤常侵犯邻近组织，难以判断原发部位，诊治棘手。预后较外鼻恶性肿瘤差。

【诊断要点】

鼻腔恶性肿瘤早期多为一侧，间歇性进展为持续性鼻塞、黏脓液、涕血或鼻出血、头痛、嗅觉丧失等。当肿瘤侵入鼻窦后，则出现相应鼻窦的症状。活检证实为恶性肿瘤。鼻窦恶性肿瘤可有脓血鼻涕，一侧为主，持续时间长；面颊部疼痛麻木等；磨牙松动和疼痛。如果累及鼻窦邻近器官可出现：面颊部隆起，流泪，牙槽变形，硬腭溃烂下塌，张口困难，神经性疼痛；头痛、耳痛。可有颈淋巴结转移。侵入眶内，出现眼球外突、复视，运动受限；侵入颅内，出现头剧痛，头面部肿痛，鼻出血。鼻咽镜或鼻内镜可查见肿瘤部位、大小、外形及鼻窦开口，同时进行病理活检明确诊断。鼻窦 CT 扫描可明确肿瘤大小和范围，帮助确立手术方式。

【治疗】

早期临床公认采用以手术为主的综合治疗，术前放疗，术中完整切除全部原发病灶，如有颈部淋巴结转移，需行一侧 / 两侧颈淋巴结清扫术；术后进行放化疗，注重第一次治疗的质量，提高生存率。

【主要护理问题】

1. 预感性悲哀 与被诊断为恶性肿瘤、担心疾病预后有关。

2. 疼痛 与肿瘤压迫、手术切口的机械刺激有关。

3. 潜在的出血加重 与手术创伤有关。

4. 潜在的感染 与手术创面大、营养摄入不足、机体抵抗力下降有关。

5. 自我形象紊乱 与手术后鼻面部畸形、容貌改变有关。

6. 知识缺乏 缺乏疾病知识、综合治疗知识、预防保健知识。

【护理目标】

（1）患者能正确认识疾病，表现出积极的应对方式。

（2）患者疼痛减轻或能耐受。

（3）伤口愈合良好，修复移植皮瓣存活，无术后大出血、感染发生。

（4）患者能接受手术后容貌改变的现实。

（5）掌握疾病相关知识，配合手术及术后放射治疗等。

【术前护理措施】

1. 心理护理

（1）评估患者文化、职业、卫生习惯、对疾病的认知程度、压力应对能力，家庭成员及经济收入情况。

（2）理解患者正常的情绪反应，观察情绪动态变化，鼓励患者及时表达内心的不适感受，引导患者正确地宣泄不良情绪。

（3）与患者家属有效沟通，鼓励家属配合医护人员，共同做好解释工作，关心患者，为患者做好心理疏导，给予患者情感支持。

（4）讲解该疾病尽早手术的重要性，讲解术后可能会导致面容改变，重要生理功能缺失，让患者以治疗疾病为主，面对现实，增强手术信心，使患者以积极的心态配合手术和术后后期治疗。

2. 病情观察及护理

（1）观察并记录患者生命体征、神志、意识、有无剧烈头痛、恶心、呕吐等。

（2）观察患者鼻腔内有清亮色脑脊液样分泌物，有无出血，少许出血时，及时拭去血性分泌物，保持鼻部清洁；较多出血者应配合医生做好处理。若有皮瓣修复，应加强对皮瓣是否存活、感染的观察。

（3）眼球有突出、移位的患者，观察视力改变情况。

（4）上颌磨牙松动、疼痛的患者，进食时防止过度咀嚼，以免加重疼痛或牙齿脱离牙槽。有义齿佩戴者，应严密观察，避免造成食管异物。

（5）张口困难影响进食的患者，按医嘱安置鼻饲管，鼻饲管应从尽量由健侧置入。

（6）癌性疼痛剧烈的患者，在排除颅内转移、颅内高压等的情况下，按医嘱使用镇痛药物。

（7）观察有无颈部淋巴结和其他器官转移。

（8）观察有无口腔疾患和呼吸道感染症状。

3. 术前常规准备

（1）见第十六章第二节“慢性鼻窦炎术前常规准备”相关内容。

（2）保持口腔清洁，术前 3 日漱口液漱口。

（3）术前 1 日遵医嘱做交叉配血试验，备同型红细胞悬液 2 ～ 4U。

（4）手术需要植皮的患者，做好供皮区域的皮肤准备。

（5）按医嘱术晨安置胃管，胃管安置在健侧鼻孔。

【术后护理措施】

1. 术后常规护理 见第十六章第二节“慢性鼻窦炎术后护理”相关内容。

2. 饮食护理 见表 22-2。

表 22-2 饮食护理内容

手术方式	饮食护理
鼻侧切开	术后因鼻面部敷料加压包扎，患者张口受限，术后 1 ～ 3 日以温冷的流质饮食为主 术后第 3 日，伤口敷料撤除后进食半流质饮食，随着切口愈合，疼痛减轻，逐步过渡到软食、普食 鼓励患者少食多餐，保证营养供给 因患者手术后张口受限，患侧术后伤口疼痛，咀嚼困难，应协助患者经健侧进食，进食流质饮食时最好选用吸管 安置鼻饲管的患者，按鼻饲饮食护理

续表

手术方式	饮食护理
唇下正中切口	手术当日进食冷流质饮食 术后 2 ～ 7 日予温冷的流质或半流质饮食 食物应清淡、易咀嚼和吞咽 协助患者从健侧进食，避免食物刺激伤口
经鼻内镜手术	术后 1 ～ 3 日进食温冷的流质或半流质饮食 3 日后给予温冷的半流质和软食 饮食要少食多餐、进食高热量、高蛋白、高维生素食物

注：饮食要注意营养丰富，忌过热，禁辛辣、坚硬、刺激性食物

3. 伤口观察及护理　见表 22-3。

表 22-3　伤口观察及护理内容

术式	护理内容
鼻侧切开	观察鼻面部伤口敷料浸血情况，如伤口敷料大面积被鲜血浸润，可能有出血，要及时通知医生处理 术后鼻面部伤口敷料加压包扎，嘱患者切忌因不舒适而自行松懈敷料，避免引起伤口出血 观察伤口愈合情况，注意有无异常分泌物，局部有无红、肿、热、痛的表现 及时擦除伤口分泌物，保持清洁、干燥，防止感染 保持口腔清洁，口腔护理，一日 2 次
唇下正中切口	观察口中分泌物的性质和量，正常情况，术后分泌物呈淡血性或少许暗红色血凝块，并逐渐减少，如口中持续吐出较多鲜血，要积极处理 观察切口愈合情况，有无感染和异常分泌物 保持口腔清洁，口腔护理，一日 2 次，予消炎、杀菌或抗生素漱口液漱口
经鼻内镜手术	参见第十六章第二节“慢性鼻窦炎术后护理”相关内容

4. 口腔功能恢复训练

（1）坚持进行张口训练，防止术后翼腭窝瘢痕挛缩引起的张口困难和吐字不清。

（2）交给患者张口训练的具体方法：将软木塞削成几个大小不等的楔形备用，在患者拆除鼻面部敷料和拆线后（一般为术后 6 ～ 8 日），予最小的软木塞放在上下牙列之间，向内楔入，至患者感觉不适但无明显疼痛为宜，约半小时后取出，休息半小时再次放入，如此反复即可；随着张口度的增加，逐步更换稍大的软木塞，反复训练，至患者张口基本正常，以便术后到口腔科行颌骨修复体制作。

（3）配戴牙托的患者，观察牙托是否大小合适、在位，有无松动，保持口腔清洁卫生，教会患者及家属清洗牙托的方法。

5. 健康宣教 见表 22-4。

表 22-4 出院健康宣教内容

项目	健康宣教内容
饮食	宜温冷、适量、营养丰富、易咀嚼、易消化 忌刺激性食物、忌坚硬食物、忌过热食物、忌烟酒
自我保健	术后避免剧烈活动、干重体力活 适当进行体育锻炼，增强机体抵抗力，预防感冒 养成良好的生活起居习惯，劳逸结合，避免过度劳累 勿挖鼻及用力擤鼻 合理饮食，保持大便通畅 学会清洁口腔和牙托的护理 继续张口训练
用药	掌握正确滴鼻药的方法，术后继续使用清鱼肝油等滴鼻，防止鼻黏膜干燥不适 积极治疗咽部及口腔疾患

续表

项目	健康宣教内容
治疗及复查	定期门诊随访，利于及早发现复发迹象 需要做放射治疗和化学治疗的患者及时到肿瘤科治疗 指导眶内容物剜除的患者可行下一步的整形治疗 需要安置牙托的患者出院后及时到口腔科治疗

【并发症的处理及护理】

并发症的处理及护理参照第十二章第二节“鼻部脑膜脑膨出并发症的处理及护理”。

【特别关注】

（1）心理护理。

（2）伤口观察及护理。

（3）术后饮食护理。

（4）口腔功能恢复训练。

【前沿进展】

随着计算机重建技术的发展，对于上颌窦癌术后修复，可术前根据鼻窦三维计算机断层摄影术（three dimention.CT，3D.CT）重建，制订手术切除上颌骨范围，形成三维立体原形模型；应用 Surgicare5.0 软件模拟外科手术，形成计算机三维立体赝复体模型（three-dimensional computer model of pmsthesis），技师依据计算机模型及患者术前的印模，快速制作精确的中空充填式赝复体，上颌骨全切除术毕完成即刻置入。

【知识拓展】

Ohngren 等曾建议，将内眦和下颌角之间划一假设线，称为“恶性线”。凡肿瘤生长于此线之前下部者，临床症状出现较早，易于诊断，且多能经手术完全切除，预后较好；反之，肿瘤生长于其内、上、后部者，常累及眼脑等重要器官或广泛浸入翼腭窝，多不能通过手术全部切除，预后较差。

（周　鹏　张小燕）

第四篇 咽科疾病护理

第二十三章 咽部炎症性疾病患者的护理

第一节 急性咽炎患者的护理

【概述】

急性咽炎（acute pharyngitis）是咽部黏膜、黏膜下组织及其淋巴结的急性炎症，单独发病，也可继发于急性鼻炎及急性扁桃体炎之后，以冬春季、秋冬季多见。

【病因】

1. 病毒感染 以柯萨奇病毒、腺病毒、副流感病毒引起多见。

2. 细菌感染 以链球菌、葡萄球菌、肺炎双球菌为主，如果毒素入血引起远处器官化脓性感染，则为急性脓毒性咽炎。

3. 物理化学因素 粉尘、烟雾、刺激性气体、高温等。

【病理】

咽部黏膜充血，血管扩张，浆液渗出，黏膜及黏膜下水肿，白细胞浸润。可有黏膜化脓性点状渗出物。

【诊断要点】

以咽部干燥、灼热、咽痛开始。继而出现发热、头痛、食欲差等症状。

检查发现口咽、鼻咽急性弥漫性充血，咽舌腭舌弓、腭垂水肿，淋巴滤泡红肿，中央可见白色点渗出物，颌下淋巴结肿大。

【治疗】

感染严重者，应用抗生素治疗，首选青霉素类。注意休息，多饮水，进食易消化的食物。咽部局部可以使用含片或温生理盐水漱口。可同时使用清热解毒中成药。选用激素（如普米克令舒）雾化吸入治疗。

【主要护理问题】

1. 紧张 与担心疾病预后等有关。

2. 舒适的改变 与咽部不适及四肢酸痛等有关。

3. 体温过高 与咽部急性炎症反应有关。

4. 知识缺乏 缺乏疾病相关知识和预防保健知识。

5. 潜在并发症 扁桃体周围脓肿、急性会厌炎、急性肾炎、风湿热等。

【护理目标】

（1）患者紧张、焦虑程度减轻，情绪稳定，积极配合治疗及护理。

（2）患者主诉不适感减轻或消失，生理及心理舒适感有所增加。

（3）患者体温恢复正常。

（4）患者能正确认识疾病，掌握预防本病传播的知识及自我保健相关知识。

（5）未发生相关并发症或并发症发生后能得到及时治疗与处理。

【护理措施】

1. 心理护理

（1）热情接待患者，加强入院宣教工作。

（2）介绍疾病的特点，主要治疗方法，治疗过程及相关的注意事项，满足其知情权，避免出现紧张、恐惧、害怕心态，有利于提高依从性，使其积极配合治疗与护理。

（3）多与患者沟通，了解患者心态，针对患者心理特征给予耐心解释，随时关心安慰患者，提高其心理承受能力。

2. 病情观察及护理

（1）观察咽痛好转情况，有无耳痛、流脓涕、咳嗽等症状。

（2）观察口唇、面色，有无发绀、气紧及三凹征，必要时吸氧。

（3）观察体温变化，预防感冒，高热者给予物理降温或药物降温。

（4）观察有无关节痛、浮肿、蛋白尿等症状出现，发现异常及时通知医生处理。

（5）若经治疗后局部或全身症状未减轻或加重，警惕有并发症的发生。

3. 健康宣教　见表23-1。

表23-1　健康宣教

项目	健康宣教内容
饮食指导	饮食以清淡、易消化、富含维生素的流质或半流质为宜，保持大便通畅 戒烟酒，忌吃辛辣、腊制、腌制食物

续表

项目	健康宣教内容
卫生指导	保持口腔清洁，给予漱口液漱口，鼓励多饮温冷开水，保持口腔湿润 注意勤洗手，适当隔离，必要时戴口罩 保持室内空气流通、清新，防止与有害气体接触
药物护理	讲解使用药物的作用及不良反应，增加其相关知识 观察药物的作用及不良反应，遵医嘱及时调整用药 保证及时、准确的使用药物，达到治疗目的 嘱坚持规范治疗，预防并发症的发生
休息与活动	采用正确的雾化吸入方法：指导患者雾化前及雾化后用温冷开水漱口，雾化吸入时嘱患者深呼吸，以增加到达咽喉的药物剂量，雾化后暂禁食45分钟左右雾化吸入后使用漱口液漱口 注意休息，劳逸结合 适当锻炼身体，增强体质，预防感冒

【并发症的处理及护理】

并发症的处理及护理见表23-2。

表23-2　并发症的处理及护理

常见并发症	临床表现	处理及护理
急性会厌炎	剧烈的咽喉痛，吞咽时加重 讲话时语音含糊不清 吸气性呼吸困难 会厌明显充血、肿胀	全身应用足量抗生素和糖皮质激素 酌情吸氧，根据情况调整氧流量 严格卧床休息，半卧位为宜 予以地塞米松5～10mg加0.9%氯化钠溶液5ml或普米克令舒1～2mg雾化吸入，一日2次 做好气管切开的急救准备，必要时行气管切开

续表

常见并发症	临床表现	处理及护理
急性肾炎	腰痛 肉眼血尿或镜下血尿 蛋白尿 眼睑水肿或全身水肿 血压升高 少尿等	卧床休息 低盐饮食 适当限制蛋白质的摄入 足量、按疗程应用抗生素 随时复查尿常规 密切观察患者局部及全身症状

【特别关注】

（1）病情观察及护理。
（2）健康宣教。
（3）并发症的观察及护理

【前沿进展】

雾化吸入疗法是目前治疗急性咽炎局部用药最常用的方法，通过雾化器将药物和水分超声雾化成雾状颗粒，经口腔、咽部和呼吸道吸入，同时起到湿热敷的作用，有效的提高局部用药浓度，使药效快而明显。

【知识拓展】

急性咽炎患者依从性不强，可以通过相应的健康教育或者是针对性的护理干预来有效的提升，加速疾病康复，总体提升患者的生活水平以及生活质量。可采用中医中药治疗，针刺颊车、合谷、少商或作下颌角封闭，可使急性咽炎炎症消退，镇痛效果尤佳。可采用局部按摩方法来缓解咽部不适，操作方法：用示指、中指、无名指于喉结旁开 1 ～ 2 寸，或沿颈部第 1 ～ 7 颈椎棘突旁开 1 ～ 3 寸处沿纵向平行线上下反复轻轻揉按，每次 10 ～ 20 分钟，每日 3 ～ 5 次即可。

第二节　慢性咽炎患者的护理

【概述】

慢性咽炎是咽黏膜，黏膜下及其淋巴组织的慢性炎症。弥散性咽部炎症常为上呼吸道慢性炎症的一部分；局限性咽部炎症则多为咽淋巴组织炎症，成年人多见，病程长，症状容易反复发作。

【病因】

1. 全身因素　多见于多种慢性疾病（如贫血、消化不良、慢性支气管炎、支气管哮喘、心血管病、肝疾病、肾疾病等）、内分泌紊乱、自主神经失调、免疫功能紊乱等。

2. 局部因素　急性咽炎反复发作转为慢性，上呼吸道慢性炎症刺激，长期烟酒过度，职业因素（教师、歌手），吸入性变态原（药物、工作环境中的化学刺激物质及食物过敏源）。

【病理】

1. 慢性单纯性咽炎　咽黏膜层慢性充血、黏膜下结缔组织、淋巴结增生、黏液腺肥大、腺体分泌功能亢进、黏液分泌多且黏稠。

2. 慢性肥厚性咽炎　咽黏膜慢性充血、肥厚，黏膜下广泛的结缔组织及淋巴组织增生，咽后壁滤泡黏膜下隆起。

【诊断要点】

咽部异物感，灼热感、干燥、发痒、咽痛、咳嗽等症状，感冒时加重。晨起可出现刺激性咳嗽及恶心等。

检查发现黏膜弥漫充血、干燥、菲薄，血管扩张暗红色。咽后壁分泌物多，多个颗粒状滤泡增生隆起呈慢性充血状。

【治疗】

去除病因，戒烟酒，积极治疗引起慢性咽炎的原发病（如鼻和鼻咽部的慢性炎症，反流性胃食管疾病），提高抵抗力。清淡饮食，保持良好的心理状态，改善生活及工作环境。

中医中药治疗，滋阴降阳。局部可使用漱口、激光、冷冻等治疗。

【主要护理问题】

1. 焦虑 / 抑郁　与疾病长期迁延不愈，担心疾病恶化及预后等有关。

2. 舒适的改变　与咽部不适等有关。

3. 知识缺乏　缺乏防治疾病及预防保健相关知识。

【护理目标】

（1）患者焦虑 / 抑郁程度减轻，情绪稳定，配合治疗及护理。

（2）患者主诉不适感减轻或消失。

（3）患者对病情有所了解，能正确面对所患疾病，掌握了防治本病及自我保健相关知识。

【护理措施】

1. 心理护理

（1）热情接待患者，耐心倾听患者诉说，理解患者的主观感受，针对其动态心理变化进行有针对性的心理护理。

（2）介绍疾病与环境关系，保持居住环境空气的清洁，温度和湿度适宜，尽量避免长期受粉尘刺激。

（3）主动与患者沟通，了解患者心态及其对疾病的认知，给予耐心解释，宣教疾病相关知识，取得其理解和配合，促进疾病康复。

2. 健康宣教 见表23-3。

表23-3 健康宣教

项目	健康宣教内容
饮食指导	注意饮食调养，以清淡易消化饮食为宜 多喝水 忌食烟酒、辛辣及油煎等刺激性食物
卫生指导	注意口腔卫生，早晚刷牙餐后使用漱口液或用淡盐水漱口 纠正张口呼吸的不良习惯 保持室内适宜的温度和湿度，空气流通 改善生活及工作环境，避免接触有害气体，注意职业防护，必要时戴口罩
休息与活动	注意劳逸结合，坚持锻炼身体，预防呼吸道感染 勿用声过度，避免长时间及大声说话 保持情绪稳定乐观心态
用药指导	可含服各种中成药含片，如草珊瑚含片、西瓜霜含片、四季润喉片等 可选用金银花、菊花、胖大海等泡水喝 勿自行乱用抗生素 出现咽痛、咽痒、咳嗽、分泌物增多等症状，应及时就诊 积极治疗鼻炎、气管支气管炎等呼吸道慢性炎症及其它全身性疾病

【特别关注】

（1）心理护理。

（2）饮食指导。

（3）用药指导。

【前沿进展】

慢性咽炎是多种因素共同作用的结果，其中与不良饮食习惯关系特别密切。目前，多采用中医中药结合心理干预、合理用嗓、改善环境、养胃护胃等方法进行治疗，对滤泡增生明显或 OSAHS 可给予低温等离子消融治疗。

【知识拓展】

慢性咽炎为难治之症，而且病程漫长，自我保健尤为重要。应尽量改善工作环境和生活环境，积极治疗鼻炎及鼻咽部慢性炎症，纠正消化不良，治疗全身疾病以消除诱发因素。因慢性咽炎引起抑郁、焦虑情绪者应注意自我心理调节，保持乐观、平和的心态，必要时看心理医生。

（徐　婷　辜德英）

第二十四章　扁桃体炎症患者的护理

第一节　急性扁桃体炎患者的护理

【概述】

急性扁桃体炎为腭扁桃体的急性非特异性炎症，伴有咽部黏膜和其它淋巴组织炎症。也可能是慢性扁桃体炎的急性发作。多见于青少年，换季、气温变化时发病。

【病因】

主要致病菌为乙型溶血性链球菌。非溶血性链球菌、葡萄球菌、肺炎球菌、鼻病毒、腺病毒、流感嗜血杆菌、弓形虫等感染也可引起本病。细菌和病毒混合感染较多见。

正常人扁桃体隐窝内存留的病原体在机体抵抗力下降时，病原体大量繁殖，侵入扁桃体实质发生炎症。

【病理】

1. 急性卡他性扁桃体炎　多由病毒引起，炎症在黏膜表面，其它未累及。

2. 急性滤泡性扁桃体炎　炎症侵及扁桃体实质内，淋巴滤泡充血、肿胀甚至化脓。

3. 急性隐窝性扁桃体炎　扁桃体充血、肿胀、隐窝内充填脱落上皮，纤维蛋白、脓细胞细菌等。

起病急，有畏寒、高热、头痛、食欲缺乏、乏力；

小儿抽搐、呕吐，昏睡等，咽剧痛、吞咽困难、下颌淋巴结肿大，压痛。

检查发现口咽黏膜，扁桃体及腭舌弓弥漫性充血，腭扁桃体肿大，表面有黄白色脓点，假膜形成（图 24-1）。

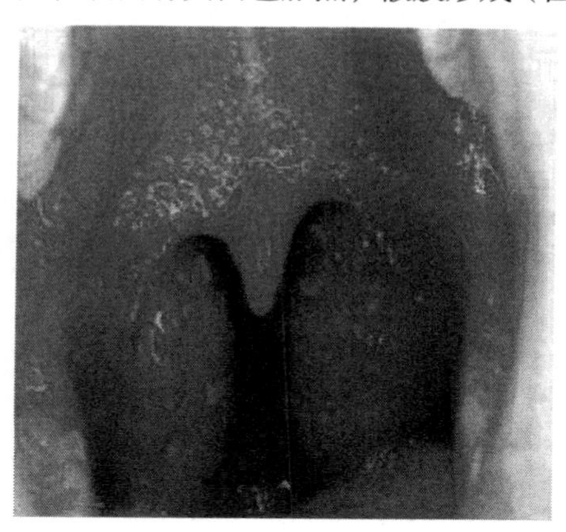

图 24-1　急性扁桃体炎

【治疗】

主要使用抗生素抗感染治疗，对于病情较轻者给予青霉素，如病情较重或使用青霉素后不缓解，可给予革兰阳性球菌较为敏感的第二代头孢抗生素治疗。若已发生局部并发症，可给予第三代头孢同时合用甲硝唑及单独使用喹诺酮类抗生素治疗。酌情使用糖皮质激素。局部使用抗菌漱口液，口服中成药，加强营养，对症治疗疼痛及发热症状。

对于已形成扁周脓肿等局部并发症的患者，可行脓肿切开引流术。多次反复发作急性扁桃体炎，有并发症存在，宜在急性炎症消退后行扁桃体切除术。

【主要护理问题】

1. 舒适的改变 与咽痛等有关。

2. 体温过高 与炎症反应有关。

3. 紧张 与患者 / 家属担心疾病预后等有关。

4. 营养失调——低于机体需要量 与吞咽困难、食欲减退、咽喉疼痛不愿进食或进食少有关。

5. 知识缺乏 缺乏疾病预防保健相关知识。

6. 潜在并发症 扁桃体周围脓肿、急性中耳炎、急性会厌炎、急性肾炎、心肌炎、风湿热、咽旁脓肿等。

【护理目标】

（1）患者主诉不适感减轻或消失。

（2）患者体温恢复正常。

（3）患者 / 家属紧张、焦虑程度减轻，积极配合治疗及护理。

（4）患者营养状况得到改善或维持。

（5）患者及家属对病情有所了解，掌握本病预防保健相关知识。

（6）未发生相关并发症。

【护理措施】

1. 心理护理

（1）热情接待患者，主动介绍病区环境，介绍同病室病友，以缓解环境陌生所产生的抵触情绪。

（2）讲解疾病特点及主要治疗方法，以及潜在危险，使其积极配合治疗。

（3）向患者解释疼痛的原因及减轻疼痛的方法，使患者树立信心。

（4）多与患者沟通，了解患者心态，针对患者心理特征予以耐心解释，随时关心安慰患者，使其保持情绪稳定，促进疾病康复。

2. 病情观察及护理

（1）观察咽痛好转情况，有无咽痛加重、耳痛、流脓涕、咳嗽等症状。

（2）观察口唇、面色有无青紫及三凹征，询问有无胸闷、胸痛、气紧，必要时给予吸氧。

（3）监测生命体征的变化，高热者给予降温。

（4）观察患者有无腰痛、尿频、尿急、尿痛，以及尿液的颜色、性质，发现异常及时通知医生处理。

（5）关注实验室检查结果，发现异常应协助医生对症处理。

3. 健康宣教　见表 24-1。

表 24-1　健康宣教

项目	健康宣教内容
饮食指导	进食温凉清淡的流质、半流质或软食，忌辛辣、刺激性食物，加强营养 保持良好的生活习惯，多饮水，忌烟酒
用药指导	进食困难的患者遵医嘱给予静脉高营养，讲解所用药物的作用及不良反应 观察用药后的不良反应及效果，判断患者症状有无改善 遵医嘱及时、准确的使用药物，坚持规范治疗，防止并发症的发生
卫生指导	保持口腔清洁，早晚刷牙，指导正确使用漱口液漱口 注意勤洗手，适当隔离，必要时戴口罩 保持室内空气流通、清新 注意职业防护，避免与有害气体接触 预防感冒，减少诱发因素
休息与活动	注意休息，劳逸结合 适当锻炼身体，增强体质

【并发症的处理及护理】

并发症的处理及护理见表 24-2。

表 24-2 并发症的处理及护理

常见并发症	临床表现	处理及护理护理
扁桃体周围脓肿	持续发热或发热加重 一侧咽痛加重，腭舌弓及软腭明显充血、红肿 言语含糊不清，张口困难 下颌淋巴结肿大	穿刺抽脓或切开排脓 准确用抗生素 加强口腔护理，予以消炎漱口液漱口 炎症消退 2 周后可行扁桃体切除
急性中耳炎	耳痛、耳闷胀感或耳鸣 耳流脓 听力下降	全身应用足量抗生素 局部应用抗生素滴耳剂 保持外耳道清洁、干燥，防污水入耳

【特别关注】

（1）病情观察及护理。
（2）健康宣教。
（3）并发症的处理及护理。

【前沿进展】

急性扁桃体炎的危害性往往大于急性扁桃体炎本身，由于抗生素的应用，其并发症于经济发达地区已明显减少。近几十年来，还发现急性扁桃体炎患者合并厌氧菌感染的病例。根据患者病情，及时、足量使用有效抗生素抗感染治疗是关键。治疗期间注意休息及保暖，戒烟戒酒，饮食清淡，加强个人及环境卫生。

【知识拓展】

急性扁桃体炎的病原体可以通过飞沫、食物或直接接触而传染，对于急性扁桃体炎的患者应该进行适当隔离，及时诊治。急性扁桃体炎若治疗不及时，人体抵抗力不足以战胜病原体时，炎症就可向周围组织扩散，并可经血液播散至其他器官，使之发生炎症，如继发风湿热、风湿性关节炎、风湿性心脏病、急性肾炎和无显著原因的低热、扁桃体周围脓肿、急性中耳炎、鼻窦炎等并发症。

第二节　慢性扁桃体炎患者的护理

【概述】

慢性扁桃体炎多由急性扁桃体反复发作转为慢性，或因隐窝引流不畅，其内细菌、病毒感染演变为慢性扁桃性炎，鼻腔鼻窦感染也可伴发本病。

【病因】

链球菌和葡萄球菌为主要致病菌。也可能与自身变态反应有关，可继发于白喉、猩红热、麻疹、鼻窦感染。

【病理】

1. 增生型　腺体淋巴组织与结缔组织增生，发生中心扩大，吞噬活跃。

2. 纤维型　淋巴组织和滤泡变性萎缩，因瘢痕缩小，腺体小，与腭弓粘连。

3. 隐窝型　隐窝内有大量脱落上皮细胞、淋巴细胞，白细胞及细菌脓栓或囊肿，成为病灶。

【诊断要点】

常常急性发作，间歇无症状，可有咽干、异物感、刺激性咳嗽、口臭等症状。可有消化不良、头痛、乏力、低热。

检查发现扁桃体、腭弓慢性充血，隐窝口有白色干酪样点状物，周围组织粘连明显（图 24-2）。

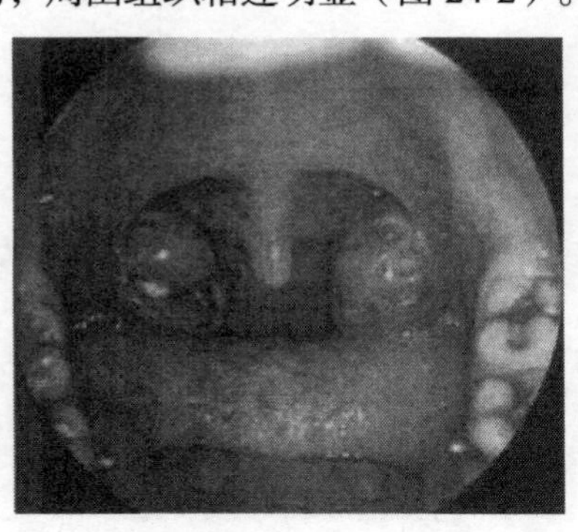

图 24-2　慢性扁桃体炎

【治疗】

因慢性扁桃体炎是感染–变应性疾病，所以首推手术治疗。可使用有脱敏作用的细菌制品，增强免疫力，加强煅炼。

手术切除术是最主要的治疗方法，切除扁桃体，掌握其手术治疗的适应症，禁忌症。

【主要护理问题】

1. 焦虑 / 恐惧　与疾病长期迁延不愈、害怕手术、担心预后等。

2. 疼痛　与扁桃体炎症反应或手术创伤等有关。

3. 知识缺乏　缺乏疾病、手术相关知识及自我保健知识等有关。

4. 潜在并发症　出血、感染、风湿性关节炎、肾炎等。

【护理目标】

（1）患者 / 家属焦虑 / 恐惧程度减轻，情绪稳定，积极配合治疗及护理。

（2）患者主诉疼痛等不适感减轻或消失。

（3）患者 / 家属能正确认识疾病、对手术及麻醉相关知识有所了解，掌握防治本病及自我保健相关知识。

（4）未发生相关并发症，或并发症发生后能得到及时治疗与处理。

【术前护理措施】

1. 心理护理

（1）热情接待患者，主动介绍病区环境、主管医生、护士，介绍同病室病友，以缓解环境改变所产生的陌生感及抵触情绪。

（2）了解患者 / 家属对疾病的认知程度、压力应对及家庭支持系统情况，有针对的进行心理护理。

（3）介绍疾病的特点，主要治疗方法，介绍同种疾病患者康复情况，或请同类患者现身示教，使患者树立战胜疾病信心，增加心理承受能力，积极配合治疗。

（4）主动与患者及家属沟通，随时了解患者心态，关心安慰患者，根据患者的年龄及病情落实陪护人员，增强其安全感。

（5）讲解术前检查内容及注意事项，嘱咐患者积极配合术前检查。

2. 病情观察及护理

（1）监测生命体征，观察有无高血压、发热等症状。

（2）询问患者有无咽痛、咳嗽、腰痛、尿频、尿急、尿痛等情况，观察尿液的颜色、性质，发现异常及时通知医生处理。

（3）女性患者应关注其月经来潮时间，必要时通知医生予以处理。

（4）观察患者有无精神或心理障碍，发现异常及时与主管医生联系，并给予相应处理。

3. 术前准备 见表24-3。

表24-3 术前准备

项目	健康宣教内容
卫生指导及知识宣教	协助患者做好个人卫生，保持口腔清洁，正确使用漱口液漱口 进食清淡、易消化食物，忌烟酒 讲解手术过程、术中配合要求、术后可能出现的症状及注意事项，增加患者的自护能力
术前检查	协助完善相关术前检查，包括心电图、胸片、出凝血试验、血常规、生化1＋4、输血前全套等，必要时行免疫学检查 检查结果发现异常及时通知主管医生
术前1日	遵医嘱做抗生素皮试，并正确记录皮试结果，阳性者及时通知主管医生更换药物 遵医嘱备好术中用药 向患者/家属交代术前禁饮禁食的要求及时间 男性患者剃净胡须
手术当日	更换清洁病员服，取下所有饰物及活动义齿 建立静脉通道，按医嘱用药，并说明用药目的及意义 与手术室人员核对患者信息、术中药物等，嘱排空大小便，将患者护送入手术室

【术后护理措施】

1. 扁桃体切除术后护理常规 见表24-4。

表 24-4　常规护理内容

项目	护理内容
全身麻醉术后护理常规	了解麻醉和手术方式、术中情况，做好相应准备 全身麻醉未清醒予平卧位、头偏向一侧或侧俯卧位，清醒后给予半卧位 吸氧 2 ～ 3L/ 分 严密监测生命体征、SPO_2 的变化 床档保护防坠床
伤口观察及护理	观察伤口有无活动性出血，有无频繁吞咽动作 嘱患者将口中分泌物轻轻吐出，并观察分泌物颜色、性质及量 术后第 1 日起观察创面白膜生长情况
疼痛护理	说明疼痛的原因、过程及减轻疼痛的方法，提高耐受性 给予颌下及颈部冷敷 进食凉、无刺激的无渣流质，可适当吃冰激凌或饮冰水 避免剧烈咳嗽、咯痰，少说话、少做吞咽动作 评估患者疼痛情况，遵医嘱给予镇痛药物 提供安静舒适的环境，避免不良刺激

2. 口腔护理　见表 24-5。

表 24-5　口腔护理

时间	护理要求
术后当日	检查患者口腔情况，观察有无口腔异味 嘱患者将口中分泌物轻轻吐出，口腔残留的血性分泌物，可用棉签或棉球清除，保持口腔清洁，预防口腔感染 术后当日暂不漱口，口唇干裂者可涂抹无色润唇膏或液体石蜡
术后第 1 日	指导其正确使用漱口液漱口，至少 3 次 / 日，特别是在进食后要及时漱口 多喝水，保持口腔湿润
2 日以后	可酌情用软毛牙刷刷牙、但动作轻柔，切勿损伤伤口处生长的白膜 指导用 0.9% 氯化钠溶液或漱口液或温冷开水勤漱口，尤其是餐后

3. 饮食护理 见表 24-6。

表 24-6 饮食护理

时间	饮食要求
术后当日	局部麻醉术后 4 小时、全身麻醉术后 6 小时进无渣、冷或冰的流质饮食 少量多餐，酌情吃适量冰激凌 多喝冷开水，适当喝冰水 进食少者，酌情增加补液量
术后第 1 ～ 3 日	半流质饮食 食物以温冷为宜，少量多餐，多喝水
3 日以后	可逐步过渡到软食，注意营养丰富，多喝水 食物忌过热，2 周内禁辛辣、粗糙、硬性、刺激性食物，忌烟酒 2 周后可过渡到普食

4. 出院健康宣教 见表 24-7。

表 24-7 出院健康宣教

项目	健康宣教内容
饮食指导	术后 2 周内由流质过渡到软食，饮食宜清淡、易消化、营养丰富 2 周后可进普食，忌辛辣、刺激性、坚硬不易咀嚼、带骨或带刺的食物
口腔卫生	保持口腔清洁、湿润，预防口腔感染 用软毛牙刷刷牙，正确使用漱口液 多喝温凉开水
活动与休息	注意休息，保持生活的规律性 适当锻炼身体，提高机体抵抗力 防止与有害气体接触，预防感冒
注意事项	遵医嘱服药，预防伤口感染 介绍创面形成白膜的原因、作用、脱落时间，切勿触动或人为去除，以免造成伤口出血、感染 术后 5 ～ 6 日有白膜从口中脱出属正常现象，勿惊慌 若出现发热、咽痛加重、口吐鲜血等症状要及时就诊

【并发症的处理及护理】

并发症的处理及护理见表 24-8。

表 24-8　并发症的处理及护理

常见并发症	临床表现	处理及护理
出血	口腔持续有新鲜血液吐出，有频繁吞咽动作 切口可见明显的渗血 神志淡漠、血压下降、出冷汗、面色苍白	根据情况采取半卧位头偏向一侧或侧卧位 嘱患者轻轻吐出口中分泌物，勿咽下，必要时用吸引器吸出 颌下及颈部冷敷 局部用收缩血管药物 扁桃体纱球压迫止血 静脉用止血药 保守治疗无效者及时行手术止血
感染	口腔异味重、口臭 持续发热或体温增高 创面不生长白膜或白膜生长不均匀、污秽 咽痛加剧 下颌淋巴结肿大疼痛	口腔护理，用具有消炎杀菌作用的漱口液含漱，可用软毛牙刷刷牙、动作轻柔 监测体温变化，高热者行物理降温或药物降温 进食清淡、高蛋白、易消化的流质或半流质，多喝水，忌碳酸饮料 应用敏感抗生素，及时准确给药

【特别关注】

（1）伤口观察及护理。

（2）饮食及口腔护理。

（3）并发症的处理及护理。

【前沿进展】

慢性扁桃体炎不仅由于炎症蔓延可引起邻近器官的感染，更重要的是为人体常见的感染病灶之一，与急性肾炎、风湿性关节炎、风湿热、心脏病、长期低热等疾病关系密切。扁桃体内细菌、脓栓常随吞咽进入消化道，可引起消化不良。如细菌毒素进入体内，可有头痛、四肢乏力、容易疲乏或低热等表现。本病应与扁桃体角化症、扁桃体肿瘤、扁桃体症状性肥大等疾病相鉴别，根据周围血常规及骨髓象进行确诊性诊断。有干燥性或萎缩性咽炎的患者如不十分必要可不手术，否则，术后咽炎症状加重。

【知识拓展】

保持口腔清洁，餐后勤漱口，含漱液可选用漱口液或淡盐水。可长期服用维生素 C，多进食新鲜水果，避免进食香燥、辛辣及油炸食物。体质虚弱常易发作者，可在医生指导下使用提高机体免疫力的制剂。非急性发作时，不要滥用抗生素。加强锻炼，特别是冬季，要多参与户外活动，使身体对寒冷的适应能力增强，减少扁桃体发炎的机会。

（徐　婷　辜德英）

第二十五章　腺样体炎患者的护理

第一节　急性腺样体炎患者的护理

【概述】

腺样体也叫咽扁桃体或增殖体，位于鼻咽部顶部与咽后壁处，属于淋巴组织，表面呈桔瓣样。腺样体出生后开始发育，6 ～ 7 岁发育最大，10 岁后开始萎缩。急性腺样体炎，为儿童常见疾病，以 3 ～ 10 岁多见，男女没有区别，常和急性咽炎、扁桃体炎、上呼吸道感染同时发生，由于腺样体位置隐蔽，易被忽视。

【病因】

其发病原因与急性咽炎、扁桃体炎相同，由细菌及病毒感染引起。

【诊断要点】

腺样体面容，突发高热、体温 40℃，鼻塞严重，张口呼吸，有咽炎并发则有咽痛拒食。甚至出现耳闷胀、耳痛，可出现夜惊，多梦，反应迟钝等，甚至出现化脓性中耳炎。

检查发现，鼻咽镜下见腺样体肿大，有分泌物潴留。鼻腔、口咽有急性炎症表现，咽后壁有分泌物附着。触诊：鼻咽顶后壁处有软组织团块。X 线及 CT 检查可判断腺样体的部位及大小。

【治疗】

注意休息，多饮水，使用镇静退热药物及抗生素控制感染防止并发症，使用鼻腔黏膜收缩剂，如0.5%～1%麻黄碱或呋可麻滴鼻剂滴鼻。

【主要护理问题】

1. 舒适的改变 与疼痛、鼻塞、张口呼吸等有关。

2. 体温过高 与腺样体急性炎症反应有关。

3. 恐惧 与环境陌生、小儿患者害怕打针等有关。

4. 营养失调——低于机体需要量 与进食困难、食欲减退、咽喉疼痛不愿进食或进食少有关。

【护理目标】

（1）患者恐惧程度减轻，生理及心理的舒适感有所增加，能积极与医护配合。

（2）患者体温恢复正常。

（3）患者能摄入足够的营养素，满足生理需要。

【护理措施】

1. 心理护理

（1）加强入院宣教工作，介绍医院环境及相关制度、主管医生及责任护士，减轻其对环境的陌生感。

（2）主动、耐心地解释疾病发生的原因、临床表现、治疗及预后，减轻家属/患者急躁、焦虑情绪。

（3）多与患者/家属交谈，耐心倾听其诉说，有针对性的进行疏导，减轻其恐惧心理。

（4）营造安静、无刺激、温馨的就医环境，增加安全感。

2. 病情观察及护理 见表25-1。

表 25-1　病情观察及护理

项目	观察及护理
生命体征	监测 T、P、R、Bp，尤其是体温的变化，高热者给予物理降温或药物降温 观察口唇、面色情况，有无气紧及三凹征症状，必要时经口腔或面罩吸氧，监测 SPO_2 的变化
保持鼻腔通畅	观察鼻腔情况及鼻塞程度，及时清除鼻腔分泌物，予 0.5% ～ 1% 麻黄碱或呋可麻滴鼻剂滴鼻，3 次 / 日，以减轻鼻腔充血水肿，改善通气
并发症的观察	注意倾听患者主诉，观察有无耳痛、耳流脓、听力减退等症状，发现异常及时通知主管医生，给予相应处理 积极治疗急性扁桃体炎、急性咽炎等邻近组织的炎症
营养与发育	观察患者全身营养状况，有无脱水或衰竭症状 观察患者发育状况，有无发育畸形等异常情况 了解患者进食情况，鼓励患者进食，不能进食者遵医嘱静脉补充营养

3. 健康宣教　见表 25-2。

表 25-2　健康宣教

项目	健康宣教内容
饮食指导	进食清淡、易消化、富营养的流质、半流质或软食 少量多餐，餐后多饮水 禁辛辣刺激性食物
卫生指导	保持口腔清洁，会刷牙的患者，为其准备适宜的牙刷，指导其早晚刷牙，必要时予以漱口液漱口，口唇干裂者予润唇膏或液体石蜡涂唇 注意勤洗手，适当隔离，必要时戴口罩 保持大便通畅，及时排除体内毒素
活动与休息	注意休息，劳逸结合，适当锻炼身体，增强体质 根据天气变化适时增减衣物，防止与有害气体接触，避风寒燥气，预防感冒
用药指导	遵医嘱用药，预防并发症的发生 教给正确的擤鼻及滴鼻的方法

【特别关注】

（1）病情观察及护理。

（2）心理护理。

（3）健康宣教。

【前沿进展】

使用小儿型纤维鼻咽镜检查可见腺样体充血肿大，表面覆有渗出物。鼻腔和口咽也有不同程度急性炎症现象，咽后壁有下流的分泌物黏附。一经确诊，应尽早局部使用鼻腔收缩剂缓解鼻塞，使用抗生素控制感染，及时、正确清理鼻腔分泌物。

【知识拓展】

当儿童机体抵抗力降低，如受凉、感冒时，病毒、细菌容易在此处繁殖，引发急性腺样体炎。若炎症波及咽鼓管咽口，还可引起化脓性中耳炎。如果腺样体反复发炎，就会出现病理性增生。

第二节　腺样体肥大患者的护理

【概述】

腺样体肥大系腺样体因炎症的反复刺激而发生病理性增生，本病最多见于儿童，常与慢性扁桃体炎、扁桃体肥大合并存在。

【病因】

急性鼻炎、咽炎、扁桃体炎的反复发作及鼻窦炎均可导致腺样体黏膜发生炎症反应。诱因以寒冷潮湿为主。

【诊断要点】

传导性耳聋、耳鸣等分泌性中耳炎症状，甚至化脓性中耳炎表现。

鼻音、打鼾，睡眠时呼吸暂停，有鼻塞、流涕等症状。有阵发咳嗽、低热，下颌下淋巴结肿大。长期鼻塞、张口呼吸引起骨发育障碍（上颌骨变长，牙齿不齐、上牙突出、唇厚、上唇上翘）匀出现所谓“腺样体面容”。

患者有厌食、消化不良、发育和营养差，检查可见硬腭高而窄，鼻咽部有黏脓；腭扁桃体肥大，鼻咽部红色隆起，分叶状，似剥皮小橘子。

鼻咽侧位及鼻窦 CT 可查见鼻咽顶软组织增生影像（图 25-1）。

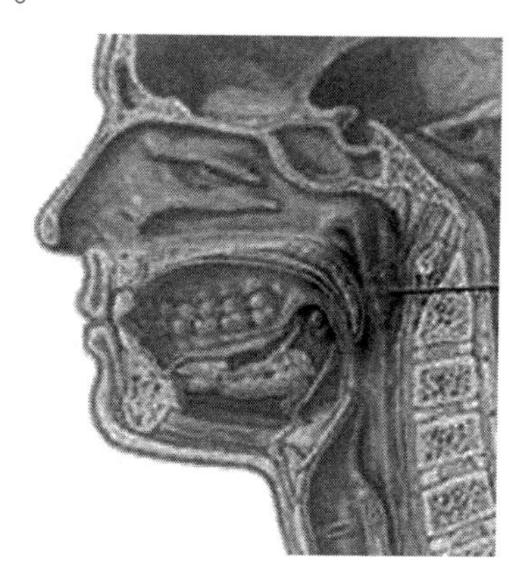

图 25-1　肿大的腺样体

【治疗】

一旦诊断为腺样体肥大，应尽量行腺样体切除术，以控制症状，促进发育及营养改善。手术通常同扁桃体一并切除，如扁桃体非增生肥大且很少发炎可单独切除腺样体。主张 4 ～ 10 岁患者诊断成立后施行手术，急性炎症时不宜手术治疗，有凝血功能障碍及腭裂不宜手术。

【主要护理问题】

1. 低效性呼吸型态 与鼻塞有关。
2. 恐惧 / 焦虑 与环境陌生、担心疼痛及预后有关。
3. 知识缺乏 缺乏疾病及手术的相关知识。
4. 潜在并发症 出血等。

【护理目标】

（1）患者呼吸顺畅，睡眠时憋气、觉醒明显减少或消失。

（2）患者 / 家属恐惧、焦虑心理减轻，积极与医护人员配合。

（3）患者家属能正确认识疾病、对手术及麻醉相关知识有所了解，掌握了疾病护理相关知识。

（4）无并发症发生。

【术前护理措施】

1. 心理护理

（1）热情接待患者 / 家属，加强入院宣教工作，以减轻环境改变所产生的陌生感及抵触情绪。

（2）了解患者 / 家属对疾病的认知程度，向其讲解疾病发生的原因、临床表现、治疗及预后，减轻家属急躁、焦虑情绪。

（3）介绍同种疾病患者康复情况，或请同类患者 / 家属现身示教，以增强患者战胜疾病的信心。

（4）根据患者的年龄及病情落实陪护人员，营造安静、温馨的就医环境，增强其安全感。

（5）讲解术前检查内容及注意事项，嘱咐其积极配合术前检查。

（6）多与患者交谈，耐心倾听诉说，鼓励表达自身感受，教会其自我放松的方法，减轻其恐惧、焦虑心理，保持情绪稳定，积极配合治疗和护理。

2. 病情观察及护理

（1）监测生命体征的变化，观察有无咽痛、发热等症状，发现异常及时通知主管医生，并给予相应处理。

（2）观察呼吸情况，有无气紧及三凹征，入睡后有无憋气、呼吸暂停症状，必要时给予经口腔或面罩吸氧，监测 SPO_2。

（3）观察患者全身营养及发育状况，有无贫血及发育畸形等异常情况。

（4）10 岁以上的女患者应询问月经是否来潮。

（5）观察患者有无精神或心理障碍，发现异常及时与主管医生及家属沟通，采取针对性的护理。

3. 术前准备　见表 25-3。

表 25-3　术前准备

项目	术前准备内容
卫生指导	保持口腔清洁，会刷牙的患者，要求早晚刷牙，餐后漱口，术前 1 ～ 2 日指导正确使用漱口液漱口 告知并监督患者进食清淡、易消化食物，注意饮食卫生，避免胃肠道疾病 勿擅自离开病房，避免感冒
术前检查	协助完善相关术前检查：心电图、胸片、出凝血试验、血常规、生化 1 + 4、输血前全套等，必要时行免疫学检查 关注检查结果，发现异常及时通知主管医生

续表

项目	术前准备内容
术前 1 日	遵医嘱行抗生素皮试，正确标注皮试结果，阳性者及时通知主管医生处理，备好术中用药 根据手术排程，嘱患者术前禁食 6 ～ 8 小时，包括奶制品，禁饮 2 ～ 4 小时 做好个人卫生，沐浴、洗头 介绍有关麻醉、手术方面的知识及术前注意事项
手术日晨	协助更换清洁病员服，督促取下佩戴的首饰、眼镜等，贵重物品交家属保管，检查腕带信息及佩戴落实情况 建立静脉通道，按医嘱给予术前药物 与手术室人员核对患者信息、术中药物等，嘱排空大小便，将患者护送入手术室

【术后护理措施】

1. 腺样体切除术后护理常规 见表 25-4。

表 25-4 常规护理内容

项目	护理内容
全身麻醉术后护理常规	了解麻醉和术中情况、切口情况 平卧位头偏向一侧或侧卧位 经口腔或面罩吸氧 2 ～ 3L/ 分 严密监测 T、P、R、Bp、SPO_2 加床档保护防坠床
伤口观察及护理	观察鼻腔有无出血，若有活动性出血，给予鼻额部冷敷或冰敷，并及时通知医生处理 观察有无频繁吞咽动作，口腔分泌物颜色、性质及量，嘱患者轻轻吐出口腔分泌物，勿咽下 避免打喷嚏、剧烈咳嗽及咯痰，勿用力擤鼻 同时行扁桃体切除术的患者，按扁桃体切除术后护理的相关内容护理

续表

项目	护理内容
饮食护理	全身麻醉术后4小时可进少量温开水，观察半小时无不适后可进温、凉的流质或半流质，逐步过渡到软食 进食时采用半卧位或坐位，避免食物呛入鼻腔污染伤口 同时行扁桃体切除术的患者，饮食要求要按相关章节的护理内容进行

2. 出院健康宣教　见表25-5。

表25-5　出院健康宣教

项目	健康宣教内容
饮食	1周内以清淡的软食为主，温度以温凉为宜 同时切除了扁桃体的患者，术后2周内避免进食硬性、粗糙食物，禁辛辣、刺激性食物，饮食以清淡的半流质或软食为宜
口腔卫生	保持口腔清洁，为患者准备适宜的牙具，教会其刷牙，餐后漱口 多饮水，保持口腔湿润
活动与休息	注意休息，1月内禁止剧烈运动 适时增减衣服、被褥，尽量不到人群聚集的地方，预防感冒 适当锻炼身体，增强体质，提高机体抵抗力
用药	遵医嘱用药，指导其正确滴鼻或喷鼻的方法
注意事项	勿用力擤鼻、挖鼻，避免打喷嚏、剧烈咳嗽及咯痰 同时切除了扁桃体的患者，术后5～6日创面白膜开始自行脱落，切勿人为去除 若出现发热、咽痛加重、口吐鲜血等症状要及时就诊 养成良好的饮食习惯、勿挑食，保持大便通畅

【并发症的处理及护理】

并发症的处理及护理见表25-6。

表 25-6 并发症的处理及护理

常见并发症	临床表现	处理及护理
出血	鼻腔或口腔有新鲜血液流出，有频繁吞咽动作 神志淡漠、出冷汗、血压下降、面色苍白	根据情况采取半卧位或侧卧位 嘱患者将口腔分泌物轻轻吐出，吐出困难者用吸引器及时吸出，勿咽下 鼻额部或颈部冷敷 使用肾上腺素浸湿的棉片填塞鼻腔止血 使用 0.5% ～ 1% 麻黄素或呋可麻滴鼻剂滴鼻 必要时鼻腔填塞油纱条或止血海绵止血 静脉用止血药 保守治疗无效者及时行手术止血

【特别关注】

（1）伤口观察及护理。

（2）出院健康宣教。

【前沿进展】

对腺样体肥大不能轻视，要早期发现，早期治疗，当患者有听力不好或经常鼻塞、流鼻涕时，要想到可能不仅仅是耳朵或鼻子的病，还要检查是否有腺样体肥大。一经确诊，应尽早行腺样体切除术。

【知识拓展】

行 PSG 检查的目的是：鉴别单纯鼾症与 OSAHS；确定 OSAHS 的诊断；评价 OSAHS 的严重程度；评估手术效果；鉴别中枢性呼吸暂停及肺泡低通气；评估睡眠结构及非呼吸相关性睡眠障碍（如夜间癫痫发作等）。

（辜德英）

第二十六章　咽部脓肿患者的护理

第一节　扁桃体周围脓肿患者的护理

【概述】

扁桃体周围脓肿为扁桃体周围间隙内的化脓性感染，先发生蜂窝织炎，再继发形成脓肿，多见于青壮年。

【病因】

大多继发于急性扁桃体炎，以慢性扁桃体炎急性发作者更多见。由于扁桃体隐窝特别是上隐窝引流不畅或深部滤泡化脓，感染向深层发展，穿透扁桃体被膜进入扁桃体周围间隙。其致病菌为金黄色葡萄球菌、乙型溶血型链球菌、甲型草绿色链球菌、厌氧菌等。

【病理】

单侧，分前上、后上型脓肿，前上型最多见。镜下见扁桃体周围疏松结缔组织中大量炎性细胞浸润，组织细胞坏死液化形成脓肿。

【诊断要点】

急性扁桃体炎 4 日左右出现高热、咽痛加剧，放射至耳部及牙痛。表情痛苦，头偏向患侧，语言含糊，口似含物，张口困难。

检查见一侧腭舌弓显著充血，患侧软腭和腭垂红肿，向对侧偏斜，腭舌弓上方隆起（图 26-1），穿刺此处有脓液。后上型则患侧腭咽弓红肿圆柱状，扁桃体推向前下方，下颌下淋巴结肿大。

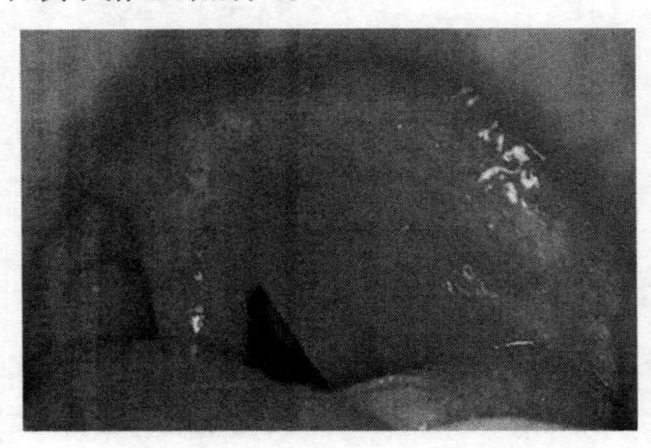

图 26-1 扁周脓肿

【治疗】

（1）如果脓肿未形成，给予足量有效抗生素抗炎治疗。

（2）形成脓肿后穿刺抽脓，并按常规方法切开引流，充分排脓。

（3）在炎症消退后 2 周行扁桃体切除术，并使用抗生素治疗。

【主要护理问题】

1. 紧张 / 焦虑 与担心疾病预后、缺乏相关知识有关。

2. 舒适的改变 与咽痛、全身乏力、张口呼吸有关。

3. 体温过高 与扁桃体炎症反应有关。

4. 营养失调——低于机体需要量 与食欲减退、吞咽困难有关。

5. 潜在的窒息 与咽腔组织肿胀致呼吸道狭窄有关。

【护理目标】

（1）患者紧张 / 焦虑程度减轻，心态逐渐趋于平和，

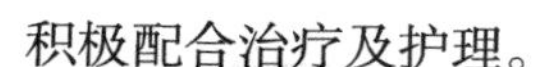
积极配合治疗及护理。

（2）患者主诉不适感减轻或消失，生理及心理的舒适感有所增加。

（3）患者体温恢复正常。

（4）患者营养状况得到改善或维持。

（5）患者呼吸道通畅，无窒息发生。

【护理措施】

1. 心理护理

（1）热情接待、妥善安置患者，及时通知医生、责任护士询问病情，给予相关处理，减轻其急躁、焦虑情绪。

（2）介绍病区环境，以缓解环境陌生所产生的陌生感。根据患者的年龄及病情落实陪护人员，增强其安全感。

（3）了解患者/家属对疾病的认知程度、压力应对及家庭支持系统情况，及时满足其合理需求。

（4）讲解疾病治疗、护理内容及注意事项等相关知识，提高患者依从性。

（5）讲解疼痛的原因、过程，指导患者少说话、少做吞咽动作，教会其自我放松的方法，如看书、看电视、听音乐等，以减轻其不适感，保持情绪稳定。必要时遵医嘱予以镇静镇痛药。

2. 病情观察及护理　见表 26-1。

表 26-1　病情观察及护理

项目	病情观察及护理内容
生命体征监测	重症患者给予心电监护 监测体温的变化，高热者及时给予物理降温或药物降温 观察患者口唇、面色情况，必要时给予吸氧

续表

项目	病情观察及护理内容
脓肿切开引流的观察	告知患者脓肿切开引流的目的、操作过程及配合要点 脓肿切开排脓后，观察口腔分泌物的颜色、性质及量，切口有无活动性出血等 告诉患者为使脓液彻底排尽，需进行多次切口分离排脓，嘱其积极配合医生处理
相关疾病观察	有糖尿病者严格监测及控制血糖，以免加重病情 有高血压者应监测及控制血压，预防心血管疾病的发生 及时准确使用有效抗生素

3. 健康宣教 见表 26-2。

表 26-2 健康宣教

项目	健康宣教内容
饮食指导	告知加强营养的重要性，鼓励患者尽量经口进食，少食多餐，多喝水 饮食以高蛋白、高热量、富维生素的清淡、温凉流质或半流质为宜，禁食辛辣、硬性、刺激性食物 不能进食或进食过少者经静脉补充营养，或安置鼻饲管
口腔护理	保持口腔清洁，协助用软毛牙刷刷牙，不能自理者予口腔护理 2 次 / 日 正确使用漱口液含漱，去除口腔分泌物或异味 口唇干裂者可涂保湿唇膏或液体石蜡
活动与休息	脓肿切开后 24 小时内应静卧休息，以防止出血 病情好转后可适当下床活动，根据体力逐步增加活动量 出院后注意劳逸结合，可适当锻炼身体，增强体质 根据天气变化适时增减衣物，避免接触有害气体，预防感冒

【特别关注】

（1）病情观察及护理。

（2）心理护理。

（3）健康宣教。

【前沿进展】

因本病易复发，故应在炎症消退两周后行扁桃体切除术。对于扁桃体周围脓肿者，确诊后或切开排脓后数日，在足量抗生素控制下，便可施行患侧扁桃体切除术。此时扁桃体被膜与扁桃体窝之间已为脓液所分离，所以，手术剥离扁桃体较易，出血少、疼痛轻。扁桃体切除后，其脓腔完全敞开排脓彻底，容易治愈。尽早除去病灶，可减少并发症的发生，亦可避免再次手术时的痛苦和因瘢痕形成造成剥离扁桃体的困难。

【知识拓展】

慢性扁桃体炎的患者应养成良好的生活习惯，保证充足的睡眠时间，随天气变化及时增减衣服，防止感冒。去除室内潮湿的空气，减少诱因。避免辛辣刺激性食物，养成不挑食、不暴饮暴食的良好饮食习惯。

第二节　咽后脓肿患者的护理

【概述】

咽后脓肿为咽后间隙的化脓性感染，分急性和慢性两种。

【病因及病理】

急性咽后脓肿，以咽后淋巴结化脓最常见，多发于3岁以下小儿。咽后间隙异物刺入或外伤也是病因之一。

慢性咽后脓肿，多见于成人，由颈椎结核引起，在椎体与椎前筋膜之间形成囊性脓肿。

【诊断要点】

1. 急性咽后脓肿 起病急，有发热、烦躁、咽痛、拒食、奶汁反流入鼻腔、呛咳等。哭声含糊不清，打鼾，有不同程度的呼吸困难。

2. 慢性咽后脓肿 多有结核病的全身症状，起病慢。无咽痛，有咽部阻塞感。检查见咽后壁隆起，充血、咽腭弓推移。局部有脓性分泌物，双侧或单侧颈淋巴结肿大、压痛。慢性咽后脓肿见咽后壁正中有黏膜色泽较淡的隆起。

【治疗】

1. 急性咽后脓肿 确诊后切开引流，术后抗感染治疗，通畅引流，排尽脓液直到痊愈。

2. 结核性咽后脓肿 抗痨治疗，咽穿刺抽脓，并注入链霉素 0.25g，但不能在咽部以颈外进路切开引流。

【主要护理问题】

1. 恐惧 / 焦虑 与环境陌生、担心预后有关。

2. 舒适的改变 与咽痛、呼吸不畅有关。

3. 体温过高 与咽部炎症反应有关。

4. 营养失调——低于机体需要量 与食欲减退、吞咽疼痛、吞咽困难有关。

5. 潜在的窒息 与咽腔组织肿胀致呼吸道狭窄、大量脓液呛入呼吸道有关。

6. 知识缺乏 缺乏疾病的治疗及护理等相关知识。

7. 潜在并发症 窒息、肺部感染、咽旁脓肿、大出血等。

【护理目标】

（1）患者恐惧 / 焦虑程度减轻，配合治疗及护理。

（2）患者主诉不适感减轻或消失，生理及心理的舒适感有所增加。

（3）患者体温恢复正常。

（4）患者营养状况得到改善或维持。

（5）患者呼吸道通畅，无窒息发生。

（6）患者及家属能正确认识疾病、对疾病的治疗和护理有所了解。

（7）未发生相关并发症，或并发症发生后能得到及时治疗与处理。

【护理措施】

1. 病情观察及护理

（1）监测生命体征、SPO_2 的变化，高热者给予物理降温或药物降温。

（2）观察患者口唇、面色的变化，有无紫绀、三凹征、喘鸣等症状。

（3）根据病情给予鼻导管或面罩吸氧，并做好气管切开的急救准备。

（4）观察患者神志、意识、肢体活动等情况。

（5）观察患者进食时有无呛咳、憋气、拒食，及时判断营养状况，注意有无脱水、衰竭等现象。

2. 心理护理

（1）加强入院宣教，介绍医院环境及相关制度，介绍主管医生及责任护士，使患者/家属尽快熟悉环境，减轻焦躁情绪。

（2）了解患者/家属对疾病的认知程度，讲解疾病的治疗及预后，有针对性地进行心理疏导，保持情绪稳定。

（3）多与患者/家属交谈，耐心倾听患者/家属诉说，鼓励患者表达自身感受，满足合理需求，增加信任感，促进疾病康复。

（4）营造安静、无刺激、温馨的休息环境，增加其舒适感。

（5）根据患者的年龄及病情落实好陪护人员，增强其安全感。

3. 健康宣教 见表 26-3。

表 26-3 健康宣教

项目	健康宣教内容
相关知识介绍	告知疾病的治疗方式、过程、预后及可能发生的并发症，提高患者 / 家属的自护意识 避免患者哭闹，以免加重呼吸困难或致脓肿破裂引起窒息 及时告知患者或家属病情，病重的患者向家属讲解行预防性气管切开的目的、必要性，带管时间，预后等，解除其顾虑，争取抢救时间
饮食指导	讲解加强营养的重要性，鼓励患者尽量多经口进食 饮食以高蛋白、高热量、富维生素的清淡、温凉流质或半流质为宜，少食多餐，忌食粗糙、硬性、刺激性食物，多喝水，保持大便通畅 进食少或不能经口进食者给予静脉高营养，或留置胃管鼻饲
保持口腔卫生	常规予以口腔护理 2 次 / 日 指导患者用漱口液正确漱口，及时清除口腔分泌物及异味 鼓励多喝水，保持口腔湿润
休息与活动	急性期患者嘱其卧床安静休息，避免躁动、哭闹 病情好转后指导患者酌情床上、床旁或室内活动，忌奔跑、跳跃等大幅度活动 根据天气变化适时增减衣物，预防感冒

【并发症的处理及护理】

并发症的处理及护理见表 26-4。

表 26-4　并发症的处理及护理

常见并发症	临床表现	处理及护理
窒息	突发吸气性呼吸困难、口唇发绀、面色苍白或青紫、烦躁、神志不清或昏迷、大小便失禁 查体见明显三凹征	给予半卧位或坐位，保持颈部舒展 心电监护，监测 SPO_2 的变化 高流量鼻导管或面罩吸氧 做好气管切开的急救准备，协助医生进行床旁脓肿切开排脓或气管切开术 及时吸出呼吸道分泌物
肺部感染	气紧、胸闷、胸痛 咳嗽、咳痰 高热不退或体温持续升高 白细胞明显增多 胸片示肺部有感染灶	卧床休息，注意保暖，多喝水 使用足量广谱抗生素 使用镇咳、化痰药或雾化吸入，适时拍背，协助排痰，及时吸出呼吸道分泌物 高热者予以物理或药物降温 必要时予以低流量吸氧

【特别关注】

（1）病情观察及护理。

（2）饮食指导。

（3）窒息的预防及处理。

【前沿进展】

咽后脓肿一经确认，应尽早切开排脓。在用手指触扪检查脓肿时须慎重轻柔，在作穿刺或切开排脓时也应有充分应急准备，如吸引器、直达喉镜、气管切开的准备、抢救药品、氧气等，以免脓肿突然破裂，脓液流入呼吸道而致窒息甚至死亡。要注意全身支持疗法及应用足量抗生素控制感染，常用大剂量青霉素静脉滴注。小儿还可能发生喉痉挛，甚至呼吸、心跳骤停等危险情况，事先一定要做好急救准备工作，以便顺利地进行抢救。

【知识拓展】

咽后隙位于咽喉壁后方，颊咽筋膜与翼筋膜之间，上达颅底下接纵隔，两侧咽旁隙相邻，为一含疏松结缔组织的潜在筋膜间隙，并由咽缝分为左右两部，婴幼儿咽喉隙中富于淋巴结，这些淋巴结接受鼻腔、喉部，鼻咽部，咽鼓管及中耳的部分淋巴引流。故上述部位的急性炎症可循淋巴途径感染，引起化脓性淋巴结炎及脓肿，咽喉淋巴结于 3 ～ 8 岁时逐渐消失，故本病多发生于 3 岁以下幼儿，部分病例可因咽喉壁损伤并感染，或由邻近部位的炎症蔓延所致。

第三节 咽旁脓肿患者的护理

【概述】

咽旁脓肿为咽旁间隙的化脓性感染，先以蜂窝织炎开始，发展为脓肿。

【病因】

邻近器官或组织化脓性感染的扩散最常见，如急性扁桃体炎、扁桃体周围脓肿、咽后脓肿等。

咽部外伤异物引起的感染，口咽、口腔手术后并发症等，如拔牙、扁桃体切除术后的并发症。血液感染途径将导致领近器官组织的感染扩散至咽旁间隙。

【诊断要点】

全身症状包括：发热、寒战、大汗、头痛、头偏向一侧。持续高热或脓毒血症的驰张热、呈衰竭状态。咽旁脓肿侧颈侧剧痛，吞咽困难，言语不清，张口困难。

检查见患者急性病容，颈侧颌下区肿胀，坚硬、压痛明显，伴有牙痛，局部可出现脓肿，有波动感。穿刺抽出脓液，明确诊断。咽部检查可见咽侧壁隆起，软腭及腭弓充血水肿，扁桃体被推向咽腔中央，而扁桃体本身无明显病变。

【治疗】

脓肿未形成应全身抗感染治疗，使用广谱抗生素，适量使用糖皮质激素，防止感染蔓延和并发症。

脓肿形成后立即脓肿切开引流，采取颈外径路，充分引流，术后连续抗感染。

【主要护理问题】

1. 疼痛　与咽部炎症刺激、脓肿压迫等有关。

2. 焦虑　与患者担心疾病的治疗及预后有关。

3. 体温过高　与咽部化脓性炎症反应有关。

4. 潜在窒息　与咽部组织肿胀、脓肿阻塞致呼吸道狭窄有关。

5. 营养失调——低于机体需要量　与吞咽疼痛、吞咽困难、食欲减退有关。

6. 知识缺乏　缺乏疾病、手术、治疗及护理等相关知识。

7. 生活自理能力下降　与切口疼痛、体质虚弱、活动受限等有关。

8. 潜在并发症　咽后脓肿、喉水肿、纵隔炎、大出血、血栓性静脉炎、脓毒败血症。

【护理目标】

（1）患者主诉不适感减轻或消失，生理及心理的舒适感有所增加。

（2）患者焦虑程度减轻，情绪稳定，配合治疗及护理。

（3）患者体温恢复正常。

（4）患者呼吸道通畅，无窒息发生。

（5）患者营养状况得到改善或维持。

（6）患者及家属能正确认识疾病，对疾病相关知识有所了解，掌握注意事项及自护知识。

（7）未发生相关并发症，或并发症发生后能得到及时治疗与处理。

【术前护理措施】

1. 心理护理

（1）热情接待患者，做好入院宣教，及时缓解陌生感及紧张情绪。

（2）了解患者及家属对疾病的认知程度、压力应对及家庭支持系统情况，进行针对性指导。

（3）根据患者的年龄及病情落实陪护人员，增强其安全感。

（4）介绍疾病的治疗、护理内容及注意事项，提高自护能力。

（5）主动关心患者，满足其合理需求，鼓励患者表达自身感受，教会其自我放松的方法，减轻其不适感。

（6）介绍疾病的预后及转归，及时告知病情，以增强患者战胜疾病的信心。

2. 病情观察及护理 见表26-5。

表26-5 病情观察及护理

项目	病情观察及护理内容
生命体征监测	心电监护，监测 SPO_2 的变化 监测体温的变化，高热者及时给予物理降温或药物降温 观察患者口唇、面色情况，必要时给予吸氧 观察神志、意识、肢体活动情况 观察口腔分泌物的颜色、性质及量，有无咯血或呕血

续表

项目	病情观察及护理内容
全身营养状况	观察有无脱水、衰竭等症状，做好营养状况评估 加强饮食指导，进食困难者给予静脉高营养，必要时留置胃管鼻饲 观察全身皮肤情况，尤其是骶尾部等受压部位皮肤，做好评估，采取预防压疮措施
相关疾病观察	有糖尿病者应严格监测及控制血糖，加强医、护、患三者之间的有效沟通，以免加重病情 有高血压者应监测血压变化，积极治疗高血压

3. 术前准备 见表 26-6。

表 26-6 术前准备

项目	准备内容
术前检查	协助完善常规检查: 心电图、胸片、出凝血试验、血常规、生化 1 + 4、输血前全套，颈部增强 CT 等。 关注检查结果，发现异常及时通知主管医生
药物准备	遵医嘱行抗生素皮试，并正确标注皮试结果 及时、准确使用抗生素，并观察用药后的效果反应 备好术中用药
饮食及卫生指导	协助患者做好个人卫生 保持口腔卫生，给予漱口液漱口 更换清洁病员服 做好手术区域皮肤准备，男性患者剃胡须 告知术前禁食禁饮 6 ～ 8 小时
急救准备	床旁备好吸引装置，气管切开包，气管切开护理用物等
入手术室前	取下活动义齿、眼镜、首饰，贵重物品交家属保管 建立静脉通道，按医嘱给予术前药 嘱患者排空大小便，给予适当安抚 与手术室人员核对患者信息、交接术中药物、病历及 CT 片等，护送患者入手术室

【术后护理措施】

1. 术后护理常规 见表 26-7。

表 26-7 常规护理内容

项目	护理内容
全身麻醉术后护理常规	了解麻醉和手术方式、术中情况、切口情况 全身麻醉未完全清醒时予以平卧位、头偏向健侧，全身麻醉清醒后逐步抬高体位，避免牵拉颈部伤口 持续吸氧 心电监护，严密监测生命体征及 SaO_2 的变化 酌情加床档保护防坠床
伤口观察及护理	经颈外进路手术患者：观察颈部伤口渗血、渗液情况，切口周围皮肤有无红肿、淤血等，保持敷料清洁、干燥 经口腔进路手术患者：观察口腔分泌物的颜色、性质及量，注意有无咯血及呕血 保持头颈部舒展、适当限制活动，避免牵拉伤口 避免剧烈咳嗽、咯痰，少说话，多休息
各管道观察及护理	保持输液管道通畅，留置针妥善固定 安置尿管的患者按照尿管护理常规进行护理 观察颈部负压引流管是否通畅在位，引流液的颜色、性质及量，妥善固定，避免脱出或堵塞，适时挤压引流管，保持有效引流，适时更换引流器，并做好标识 持续脓腔冲洗者，保持冲洗管和引流管通畅，及时更换冲洗液及倾倒引流液，详细记录引流液的颜色及性质，做好管道标识 气管切开术后患者按气管切开护理常规护理
疼痛护理	告知疼痛的原因、过程及减轻疼痛的方法 评估患者疼痛情况，根据个体需要给予镇痛处理 提供安静舒适的休息环境，避免不良刺激

续表

项目	护理内容
口腔护理	及时清除口腔内分泌物 保持口腔清洁，协助用 0.9% 氯化钠溶液和漱口液交替漱口 口唇干裂者涂保湿唇膏或液体石蜡 可经口进食者，鼓励多喝水，保持口腔湿润
药物观察及护理	及时、准确使用药物，注意抗生素药物的间隔时间及药物间的配伍禁忌 观察用药后的效果反应，关注患者血常规、生化 1+4、细菌培养等结果，发现异常及时与医生沟通，以便及时调整用药，预防或控制并发症的发生

2. 胃管护理　见表 26-8。

表 26-8　胃管护理

项目	护理内容
管喂饮食指导	全身麻醉术后 6 小时可逐步开始管喂温开水、流质饮食 保证饮食营养均衡，协助营养师制订针对性的管喂饮食，或指导家属结合患者喜好自备管喂饮食 饮食量要尽量满足机体需要，1 日不少于 1500ml
保持胃管固定	每班检查胃管安置的长度，每日更换固定胃管的胶布，胶布注意正确粘贴，确保牢固，可采用系带进行固定，做好管道标识 告知患者保留胃管的重要性，切勿自行拔出 嘱咐其在咳嗽时用手固定胃管，以免脱出
保持胃管通畅	规范管喂操作，管饲饮食前、后需注入 20 ～ 40ml 温开水冲洗胃管，防止食物残渣阻塞胃管 管饲的流质应无渣，稀稠适度，避免堵塞管腔 胃肠减压期间勿折叠、扭曲、压迫管道，以保持有效引流

3. 伴发疾病的观察及护理 见表26-9。

表26-9 伴发疾病的观察及护理

伴发疾病	观察及护理内容
高血压	监测血压变化并详细记录，提供准确数据便于医生及时调整降压药及剂量 指导并督促患者按时服用降压药 给予低盐饮食，告知忌腊制、腌制食物，戒烟酒 进行高血压相关知识宣教，增加患者自我保健知识
糖尿病	监测血糖变化并详细记录，为医生调整降糖药及剂量提供准确数据 指导并督促患者按时服用降糖药 皮下注射胰岛素时，注意注射部位的选择及保护，胰岛素剂量及注射时间的准确性 给予糖尿病饮食，告知治疗饮食对预防高血糖或低血糖的作用 进行糖尿病相关知识宣教，增加患者自我保健知识

【并发症的处理及护理】

并发症的处理及护理见表26-10。

表26-10 并发症的处理及护理

常见并发症	临床表现	处理及护理
喉水肿	缓慢或突发气紧、口唇发绀、三凹征 烦躁、意识淡漠或昏迷	鼻导管或面罩吸氧 半卧位或端坐卧位 静脉推注/滴注地塞米松，或地塞米松、普米克令舒雾化吸入 做好气管切开的急救准备
大出血	口中分泌物带血转为咯血及呕血 血压下降，脉搏细速	予半卧位，及时吐出或吸出口中分泌物，嘱患者勿剧烈咳嗽、咯痰 建立静脉双通道，及时、正确使用止血药，合血、备血 心电监护，观察并记录出血量 协助医生紧急床旁止血，备好气管切开用物，做好气管切开准备 做好手术探查止血的准备

【特别关注】

（1）生命体征的观察及护理。
（2）伴发疾病的观察及护理。
（3）并发症的观察及紧急处理。

【前沿进展】

咽旁隙位置隐蔽、深在，且拥有颈内动脉，颈内静脉，Ⅸ、Ⅹ、Ⅺ、Ⅻ脑神经，颈外动脉等重要结构，当发生脓肿时，若处理不当，可致窒息、大出血、脑神经损伤等严重并发症，甚至危及患者生命。因此，咽旁间隙感染患者一旦发现有脓肿形成，应立即手术。病情严重者，采用气管切开＋颈部脓肿切开引流术，以保证呼吸道通畅，防止因大出血及脓性分泌物导致窒息的致命并发症，同时又能防止脓液进入肺部，引起肺部感染及全身脓毒败血症。

【知识拓展】

由于炎症扩散，可并发咽后隙及腮腺隙等周围组织感染。颈动脉鞘感染为咽旁隙感染最常见、最严重的并发症。炎症侵及颈动脉壁可发生致死性大出血，颈内静脉受累，可引起血栓性静脉炎及脓毒性败血症危及生命。

咽旁脓肿多发生在合并有糖尿病的患者，糖尿病患者一旦发生急性扁桃体炎，扁桃体周脓肿或有咽部异物、外伤等情况应及时到医院诊治。

（辜德英）

第二十七章　阻塞性睡眠呼吸暂停低通气综合征患者的护理

【概述】

阻塞性睡眠呼吸暂停低通气综合征（OSAHS）是指由颅外解剖生理异常引起睡眠时出现上呼吸道间障性塌陷。鼻、口内空气流通停止10秒以上，在7小时的夜间睡眠期内，至少有30次呼吸暂停发作。

【病因】

1. 鼻腔阻塞　鼻中隔偏曲、鼻息肉、鼻腔异物、鼻腔鼻窦肿瘤等。

2. 鼻咽部病变　腺样体肥大、鼻咽纤维血管瘤、其它肿瘤。

3. 咽部病变　扁桃体肥大、咽部肿瘤、咽部畸形、咽淋巴组织弥漫性肿大等。

4. 舌部因素　巨舌症、舌根后移、舌肿瘤等。

5. 其它　喉部疾病、先天性面颈部畸形综合征。

【诊断要点】

严重打鼾，夜间睡眠出现呼吸暂停，白天嗜睡。出现上述症状应进行以下检查：常规耳鼻咽喉检查了解鼻腔、鼻咽、咽喉部有无异常及病理改变，心肺功能检测，CT确定气道狭窄，多导睡眠监测进一步明确诊断。

【治疗】

1. 保守治疗

（1）避免使用降低中枢神经系统兴奋性的药物（催眠药、乙醇等）。

（2）降低体重，可减少气道阻塞，可部分或暂时缓解症状。

（3）鼻内持续正压通气（CPAP）能安全有效缓解症状。

2. 手术治疗

（1）进行鼻部手术，腺样体、扁桃体切除术可以解除气道阻塞，解除病因。

（2）咽部手术以腭垂腭咽成形术（UPPP）最常用，能缩短软腭，增加咽腔面前后径及左右径、障低阻力、维持通气（图 27-1，图 27-2）。

（3）舌部手术：舌缩小成形术、舌骨技术等。

（4）气道造口术：有一定适应症。

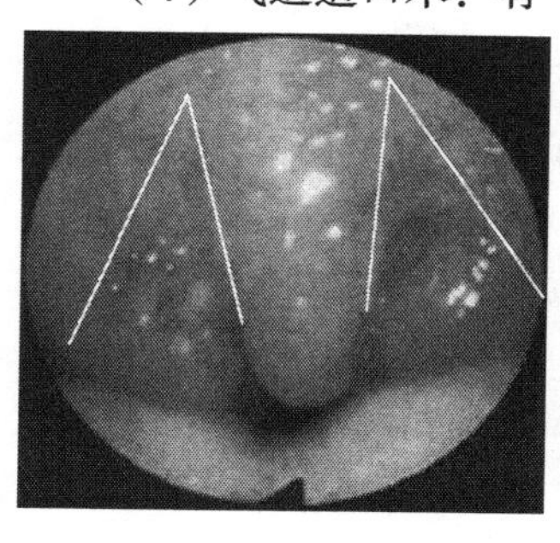

图 27-1　UPPP 术前

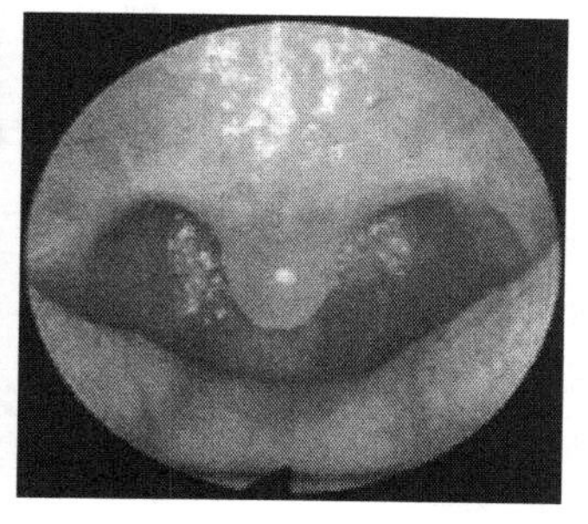

图 27-2　UPPP 术后

【主要护理问题】

1. 睡眠型态紊乱　与睡眠时憋气、觉醒等有关。

2. 恐惧 / 焦虑　与惧怕手术，担心预后有关。

3. 知识缺乏 缺乏疾病、手术、麻醉及自我保健方面知识。

4. 有外伤的危险 与睡眠行为改变有关。

5. 有窒息的危险 与呼吸道狭窄、咽腔组织水肿、出血有关。

6. 舒适的改变 与切口疼痛、麻醉插管、安置呼吸机有关。

7. 生活自理能力下降 与切口疼痛、活动受限、体力不足有关。

8. 潜在并发症 心律失常、心肌梗死、继发性出血、呼吸道梗阻、鼻咽反呛、感染等。

【护理目标】

（1）患者呼吸道通畅、睡眠时憋气、觉醒减轻或消失，无窒息发生。

（2）患者/家属恐惧/焦虑程度减轻，积极配合治疗及护理。

（3）患者/家属能主动采取防护措施避免患者发生意外。

（4）患者/家属了解疾病的治疗和护理内容，理解手术、麻醉可能出现的并发症及其处理措施，掌握自我保健方法及相关知识。

（5）患者主诉不适感减轻或消失，生理及心理的舒适感有所增加。

（6）未发生相关并发症或并发症发生后能得到及时治疗与处理。

【术前护理措施】

1. 心理护理

（1）热情接待患者，加强入院宣教，使患者尽快适应病区环境。

（2）了解患者/家属对疾病的认知程度、压力应对及家庭支持系统情况，制订有针对性的护理措施。

（3）介绍同种疾病患者康复情况，促进同种疾病患者之间的沟通，增强战胜疾病的信心。

（4）根据患者的年龄及病情落实陪护人员，增强其安全感。

（5）告知术前检查的目的、检查内容、注意事项，促进患者积极配合。

（6）鼓励患者表达自身感受，教会其自我放松的方法，减轻焦虑、恐惧心理，保持情绪稳定。

2. 病情观察及护理　见表27-1。

表27-1　病情观察及护理

项目	病情观察及护理内容
呼吸	观察患者口唇、面色，有无气紧及三凹征 观察患者入睡后憋气、呼吸暂停的程度、频率、次数 必要时监测 SPO_2，适时给予吸氧
血压	监测血压变化，尤其要加强夜间血压监测，及时发现和处理因血压过高引发的意外 根据医嘱指导患者改变降压药常规服药时间，在睡前服用降压药物，使夜间血压能够维持在一个较平稳的水平
血糖	密切监测空腹及餐后2小时血糖值，随时掌握血糖变化，及时发现和处理因血糖过高或过低引发的意外 指导患者按时服用降糖药或按医嘱给予胰岛素治疗，有效控制好血糖

3. 多导睡眠监测的护理

（1）告知监测的目的、方法、注意事项及配合要求。

（2）监测前做好个人清洁卫生，不要使用头油、摩丝、面霜和化妆品。

（3）保持日常生活习惯，勿服用催眠药或其他镇静药。

（4）提供适宜的监测睡眠环境、舒适的床单位，保持室内温度 18 ～ 20℃，湿度 50%～ 60%，将便器放于床旁。

（5）熟练操作多导睡眠仪，妥善连接好各个导联（图 27-3），密切监测、观察病情变化，并详细记录。

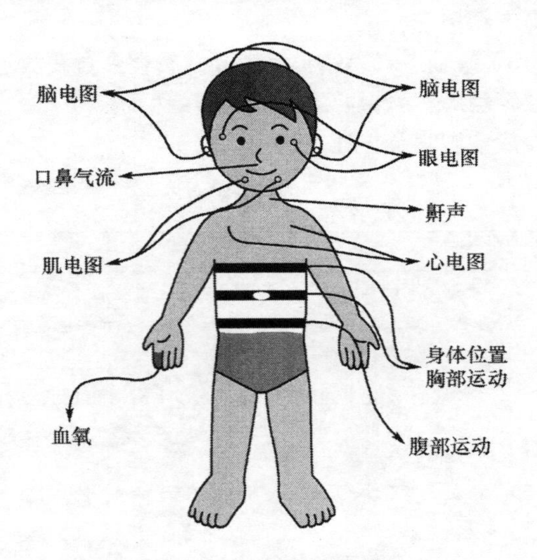

图 27-3　睡眠仪导联连接法

（6）监测过程中发现患者呼吸暂停时间延长、次数增加、出现严重的低氧血症、心律紊乱、抽搐、心前区疼痛等异常情况，应停止监测，进行紧急处理。

（7）监测完毕待患者清醒后关闭多导睡眠仪，为患者擦净导电膏，做好皮肤护理及整理维护导联电极。

4. 术前准备　见表 27-2。

表 27-2　术前准备

项目	准备内容
术前检查	协助完善相关术前检查 关注检查结果，有异常应及时通知主管医生，协助处理
卫生指导	协助患者做好个人卫生，保持口腔清洁，入院后即给予漱口液漱口 减少外出活动，适时增减衣物，预防感冒 入睡时穿着宽松的衣服，枕头以 15 ～ 20cm 为宜，避免平卧位 保持充足的睡眠时间，入睡时加床档
饮食指导	纠正不良饮食习惯，避免暴饮暴食，控制零食 进食清淡、易消化食物，忌辛辣、刺激性食物，戒烟酒
术前 1 日	遵医嘱行抗生素皮试，正确标注皮试结果，备好术中用药 协助患者沐浴、洗头，男性患者病人剃净胡须 根据手术排程，嘱患者术前禁食、禁饮 6 ～ 8 小时 向患者 / 家属讲解手术流程、注意事项、术后当日需要到重症监护室观察治疗的重要性和必要性，解除其顾虑 必要时讲解术中或术后可能行预防性气管切开的目的及作用
手术当日	协助更换清洁病员服，取下活动义齿、佩戴的首饰、眼镜等，贵重物品交家属保管 建立静脉通道，按医嘱给予术前药 指导高血压患者术晨用少量温开水服用降压药，糖尿病患者停用降糖药 与手术室人员核对患者信息、术中药物、病历等，嘱患者排空大小便后护送患者入手术室

【术后护理措施】

1. 腭咽成形术术后护理常规 见表 27-3。

表 27-3 常规护理内容

项目	护理内容
全身麻醉术后护理常规	了解麻醉和手术方式、术中情况、切口情况 平卧位头偏向一侧或侧卧位，全身麻醉清醒后采取半卧位 吸氧，酌情调整氧流量及吸氧时间 严密监测生命体征，尤其是 SPO_2 的变化 酌情加床档保护防坠床
伤口观察及护理	观察患者有无频繁吞咽动作，有无咯血及呕血，嘱患者将口中分泌物轻轻吐出，勿咽下，并观察分泌物的颜色、性质及量，以判断伤口有无活动性出血 告知患者自我保护创口的重要性，嘱少说话，少作咀嚼、吞咽动作，避免剧烈咳嗽、咯痰，勿用舌头舔伤口
疼痛护理	告知疼痛的原因、过程及减轻疼痛的方法 及时评估患者的疼痛程度，给予相应的镇痛处理 禁用水杨酸类镇痛药，以防引起伤口出血 颌下、颈部间断冷敷，适量食用冰激淋或饮冰水 提供安静舒适的环境，避免不良刺激
口腔护理	手术当日不漱口，给予口腔护理 2 次 / 日，以清除口腔中的血痂及异味，口唇干裂者涂润唇膏或液体石蜡 术后第 1 日起指导患者用漱口液漱口，可酌情用软毛牙刷刷牙、但动作轻柔，切勿触动伤口
饮食护理	未安置呼吸机的患者，全身麻醉术后 6 小时可进无渣冷流质饮食 术后第 1 日起可进流质、半流质饮食，逐步过渡到软食，至伤口愈合或白膜完全脱落后可进普食 进食时要细嚼慢咽，避免大口吞咽 术后 1 月内禁食辛辣、带骨刺的粗糙、硬性或刺激性食物

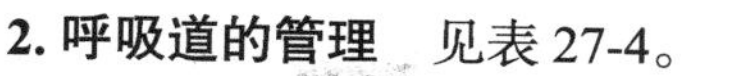

2. 呼吸道的管理 见表27-4。

表27-4 呼吸道的管理

项目	护理内容
麻醉插管护理	床旁备气管切开护理装置 持续低流量吸氧 定时雾化吸入 适时吸痰，方法正确 准确记录分泌物的量及性质，以确保呼吸道通畅
拔麻醉插管后的护理	持续低流量吸氧，并根据患者缺氧程度调整氧流量及吸氧时间 心电监护，监测P、R、Bp、心率、SPO_2的变化 严密观察患者面色、呼吸节律、频率等，做好气管插管、气管切开等急救的准备

3. 术后疗效的观察 见表27-5。

表27-5 术后疗效的观察

观察指标	观察内容
打鼾	入睡后打鼾的程度，鼾声较术前有无减轻
憋气、呼吸暂停	入睡后憋气、呼吸暂停较术前有无减少或消失
SPO_2	入睡后SPO_2较术前有无提高
睡眠结构	入睡后频繁的翻身、蹬被子，遗尿，白天嗜睡，反复觉醒现象较术前有无减少或消失

4. 出院健康宣教 见表27-6。

表27-6 出院健康宣教

项目	健康宣教内容
饮食	术后半月内进半流质，逐步过渡到软食，1月后再过渡到普食，饮食宜清淡，忌食粗糙、辛辣、坚硬及刺激性食物 养成良好饮食习惯，避免暴饮暴食，不吃肥腻食物、动物内脏等，睡前勿饮食，戒烟酒

续表

项目	健康宣教内容
活动	根据体力情况适当活动，1个月内禁剧烈运动 坚持体育锻炼，控制体重
口腔卫生	保持口腔清洁，早晚刷牙、餐后漱口 及时治疗口腔疾病
睡眠	养成良好睡眠习惯，按时睡觉，勿熬夜，早睡早起 调整睡眠姿势，以侧卧位为宜，枕头不宜过高
用药	按医嘱使用药物 忌用或慎用镇静催眠药物
复查	1个月后门诊复查，按医生指导进行下一步治疗 术后3个月做睡眠监测，客观了解睡眠呼吸各项指标情况、判断术后疗效 出现发热、咽喉疼痛加重、明显口臭、口吐鲜血等异常情况及时就诊

【并发症的处理及护理】

并发症的处理及护理见表27-7。

表27-7 并发症的处理及护理

常见并发症	临床表现	处理
继发性出血	术后24小时至1周内口中吐出新鲜血性液 检查见切口有明显渗血	根据情况给予平卧位或半卧位，嘱患者轻轻吐出或协助吸出口腔分泌物，观察并记录分泌物的颜色、性质及量 颌下及颈部冷敷 局部使用收缩血管药物，扁桃体纱球压迫止血 静脉使用止血药 保守治疗无效者及时行手术止血

续表

常见并发症	临床表现	处理
呼吸道梗阻	缓慢或突发呼吸困难、气紧及三凹征 面色青紫、口唇发绀 SPO_2 持续下降	密切观察呼吸频率、节律、SPO_2 的变化 静脉推注或滴注地塞米松 10～20mg，予以地塞米松或普米克令舒雾化吸入 给予半卧位，嘱患者张口深呼吸，保持上气道通畅 持续鼻导管或面罩吸氧 适时呼叫患者，避免患者处于睡眠状态 做好气管插管及气管切开的急救准备
鼻咽反呛	进食时食物或水从鼻腔流出	观察反呛的程度，指导患者进食方式：小口、慢咽 告知鼻咽反呛的原因、持续时间、预后，减轻紧张、恐惧心理，保持情绪稳定 指导患者进行吞咽功能训练，促进口咽部肌群功能尽早恢复，防止瘢痕挛缩
感染	口腔异味或口臭加重 中低度发热或高热 咽痛加剧 颈部及下颌淋巴结肿大	保持口腔清洁，予有消炎杀菌作用的漱口液漱口 监测体温变化，高热者及时降温处理 及时、准确使用敏感抗生素，观察用药后的效果及反应

【特别关注】

（1）术后伤口观察及护理。

（2）口腔护理及饮食指导。

（3）术后疗效的观察。

（4）并发症的观察及处理。

（5）出院健康宣教。

【前沿进展】

OSAHS 初筛诊断仪检查：多采用便携式，大多数是用多导睡眠图（polysomnography，PSG）监测，整夜 PSG 监测是诊断 OSAHS 的“金标准”。

诊断标准：主要根据病史、体征和 PSG 监测结果。

临床上有典型的夜间睡眠时打鼾及呼吸不规律、白天过度嗜睡，经 PSG 监测提示每夜 7 小时睡眠中呼吸暂停及低通气反复发作在 30 次以上，或 AHI 大于或等于 5 次 / 小时。

根据 AHI 和夜间 SaO_2 将 SAHS 分为轻、中、重度，其中以 AHI 作为主要判断标准，夜间最低 SaO_2 作为参考。

【知识拓展】

OSAHS 在成年人的患病率为 2%～4%，是多种全身疾患的独立危险因素。大量研究数据表明，OSAHS 与心血管疾病具有密切关系，有观点认为治疗 OSAHS 即是预防和治疗心血管疾病。

（辜德英）

第二十八章　咽部肿瘤患者的护理

第一节　鼻咽纤维血管瘤患者的护理

【概述】

鼻咽纤维血管瘤为鼻咽部最常见的良性肿瘤，好发于 10 ～ 25 岁青少年男性。

【病理】

肿瘤源于枕骨底部，蝶骨体及翼突内面骨膜。肿瘤由纤维组织基质包绕的形状和大小各异的血管间隙组成。有向邻近组织扩张生长能力，侵入邻近组织。

【诊断要点】

（1）鼻、口腔出血，反复大量，有不同程度贫血。

（2）进行性鼻塞，肿瘤阻塞鼻腔引起一侧或双侧鼻塞流涕，嗅觉减退。

（3）可有相邻结构畸形与功能障碍，可伴有颊部畸形，耳鸣耳闷、听力减退，眼球运动障碍，视力下降及眼球移位突出等。

（4）鼻腔检查可见鼻腔后粉红色肿瘤，分叶状，表面光滑，质软（图 28-1）。

（5）鼻窦 CT 及 MRI 可查见肿瘤部位、大小及侵及范围。

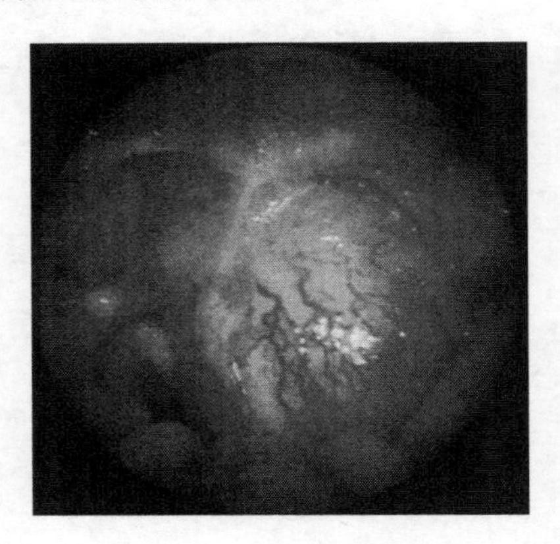

图 28-1 鼻咽纤维血管瘤

【治疗】

（1）以手术切除为主要治疗方式。围手术期需要进行血管栓塞，术中控制低血压等。

（2）少数不能立即手术的患者，可酌用放射治疗、注射硬化剂、内服激素等治疗，等待手术时机。

【主要护理问题】

1. 焦虑 / 恐惧 与担心手术及预后有关。

2. 舒适的改变 与鼻塞、鼻腔填塞、疼痛有关。

3. 营养失调——低于机体需要量 与吞咽困难、慢性失血有关。

4. 知识缺乏 缺乏疾病、手术及自我保健相关知识。

5. 生活自理能力下降 与体质虚弱、手术创伤、术后疼痛有关。

6. 潜在并发症 出血、窒息、颅内并发症等。

7. 有口腔黏膜受损的危险 与张口呼吸、进食少、口腔环境改变有关。

8. 有感染的危险　与机体抵抗力下降、手术创伤及术后鼻咽填塞有关。

【护理目标】

（1）患者焦虑/恐惧程度减轻，积极配合治疗及护理。

（2）患者主诉不适感减轻或消失。

（3）患者营养状况得到改善或维持。

（4）患者及家属了解疾病的治疗、预后和护理内容，能正确应对。

（5）患者掌握自我保健方法及相关知识，自理能力逐渐恢复，自护能力得到提高。

（6）未发生相关并发症或并发症发生后能得到及时治疗与处理。

【术前护理措施】

1. 心理护理

（1）热情接待患者，加强入院宣教。

（2）主动关心患者，了解患者/家属对疾病的认知程度，经济来源及家庭支持系统情况，鼓励患者表达自身感受，使患者尽快熟悉病区环境，减轻紧张情绪。

（3）耐心细致地讲解疾病相关医学知识，如疾病的特点、治疗方法、预后及转归等，增强患者战胜疾病的信心。

（4）告知术前检查内容及注意事项，提高患者依从性。

（5）告知术后可能出现的不适，以及应对的方法，教给自我放松的方法，减轻对手术的担心。

2. 病情观察

（1）观察患者有无咽痛、打喷嚏、流鼻涕等症状，预防感冒。

（2）观察患者鼻腔有无活动性出血及口中分泌物情况。

（3）监测患者生命体征，观察有无高血压或低血压，有无发热，有无缺氧症状，必要时予以吸氧。

（4）观察患者口唇、面色，贫血情况及进食情况，必要时予以静脉支持治疗。

3. 术前准备 见表 28-1。

表 28-1 术前准备

项目	准备内容
术前检查	协助完善相关术前检查，关注检查结果，发现异常及时通知主管医生处理 查血型、交叉配血，做好术中用血准备
口腔卫生	保持口腔清洁，嘱早晚刷牙，入院后即指导其用漱口液漱口 张口呼吸的患者，嘱多喝水，保持口腔湿润，预防口腔溃疡
饮食指导	讲解术前营养的重要性，鼓励患者多进食、少食多餐 进食清淡、易消化饮食，忌油炸、辛辣食物，戒烟酒 营养状况较差者，可给予静脉高营养支持
术前 1 天	遵医嘱行抗生素皮试，备好术中用药 贫血严重者遵医嘱输血 做好个人卫生，洗澡、洗头、剪鼻毛，男性患者剃胡须，女性患者询问月经是否来潮 嘱术前晚 10 点以后禁食，12 点以后禁饮 告知患者及家属术后注意事项，使其有所心理准备
术晨	更换清洁病员服，取下佩戴的首饰、眼镜、义齿等，贵重物品交家属保管 建立静脉通道，按医嘱给予术前用药 与手术室人员核对患者腕带信息、术中药物、CT 及病历后送患者入手术室

【术后护理措施】

1. 鼻咽纤维血管瘤术后护理常规 见表 28-2。

表 28-2　常规护理内容

项目	护理内容
全身麻醉术后护理常规	了解手术方式、术中情况、病变范围 平卧位头偏向一侧 持续吸氧，根据情况选择给氧方式 持续心电监护，严密监测 T、P、R、BP、SPO_2 的变化
伤口观察及护理	观察鼻面部敷料渗血情况，保持敷料清洁、干燥、无松脱 观察鼻腔渗血情况及口腔分泌物的颜色、性质及量，如有活动性出血应及时通知医生处理 保持情绪稳定，避免剧烈咳嗽、咯痰 鼻面部敷料拆除后，应保持伤口清洁、干燥，有分泌物时用消毒棉签轻轻擦净，勿用手触摸伤口 暴露的伤口每日消毒 3 ～ 4 次 行气管切开患者按气管切开护理常规进行
疼痛护理	告知疼痛的原因、持续过程及减轻疼痛的方法，提高耐受性 给予鼻额部间断冷敷 评估患者疼痛情况，遵医嘱给予镇痛药物或安置镇痛泵 提供安静舒适的休息环境，避免不良刺激 少说话，避免咀嚼，减少面部活动引起伤口牵拉疼痛
口腔护理	口腔护理 2 次 / 日，观察口腔黏膜情况，及时对症处理 鼓励患者多喝水，保持口腔湿润 指导用温开水或漱口液勤漱口，及时清除口腔分泌物

2. 饮食护理　见表 28-3。

表 28-3　饮食护理

时间	饮食要求
术后当日	全身麻醉术后 4 小时可试进少量温冷开水，无不适后进温冷的流质饮食，少量多餐，吞咽困难者，不能强行进食，予以静脉营养支持治疗
术后第 1 ～ 3 日	逐步过渡到半流质饮食 食物温度应偏凉，少量多餐，避免咀嚼

续表

时间	饮食要求
3 日以后	逐步过渡到软食，半个月后可过渡为普食 食物宜清淡，易消化，忌过热，以温冷为宜 注意营养搭配，鼓励进食，尽快纠正贫血，满足机体需要量 1 个月内禁辛辣、硬性、刺激性食物

3. 健康宣教 见表 28-4。

表 28-4 出院健康宣教

项目	健康宣教内容
饮食	告知饮食规律的重要性，纠正不良饮食习惯，避免偏食 半月内进软食，以清淡、易消化、营养丰富饮食为主 忌辛辣、坚硬及刺激性的食物，戒烟、酒
休息与活动	注意休息，根据体力情况适当活动，1 个月内避免剧烈运动及干重体力活 体力恢复后适当参加锻炼，增强体质
口鼻腔卫生	早晚刷牙、餐后漱口，保持口腔清洁 正确使用滴鼻剂，勿用力擤鼻、挖鼻，预防感冒，避免粉尘刺激 积极治疗临近器官疾病
复查	术后第 1 个月、3 个月、6 个月复查 1 次，以后每半年复查 1 次，至少复查 5 年 出院后若出现持续发热、鼻腔有不凝固的清亮液体流出或有活动性的出血，应及时来院检查

【并发症的处理及护理】

并发症的处理及护理见表 28-5。

表 28-5　并发症的处理及护理

常见并发症	临床表现	处理
出血	鼻面部伤口及鼻腔持续有鲜红色血液渗出，口腔内有新鲜血液吐出 血压下降	嘱患者轻轻吐出口腔分泌物，勿咽下，观察分泌物的颜色、性质及量 鼻额部间断冷敷 鼻面部伤口加压包扎，鼻腔填塞 及时、正确使用止血药 保守治疗无效者及时行手术止血
颅内并发症	患者自述剧烈头痛 持续中度发热或高热 神志淡漠，嗜睡 颈项强直 恶心、呕吐	密切监测生命体征的变化 观察意识、瞳孔、四肢活动情况 高热患者及时降温处理 应用能通过血－脑屏障的敏感抗生素，保证药物及时准确的滴注 保持鼻面部伤口清洁、干燥，适时抽除鼻腔填塞物 保持静脉通道通畅，随时准备急救 颅内高压者积极降颅内压处理，遵医嘱使用脱水剂 减少患者躁动及搬动，必要时使用约束带 呕吐患者，避免呕吐物误入气道

【特别关注】

（1）病情观察。
（2）术前准备。
（3）心理护理。
（4）鼻面部伤口的护理。
（5）饮食护理。
（6）并发症的观察及护理。

【前沿进展】

鼻咽纤维血管瘤的治疗除了改善营养、治疗贫血等一般疗法外，还有放疗、局部注射硬化剂、动脉栓塞、冷冻等，但均无根治效果。目前治疗仍以手术切除为主。鼻咽纤维血管瘤术前结合交叉配血、血管栓塞，在鼻外进路联合鼻内镜进行手术切除，已获得满意疗效。

鼻咽纤维血管瘤术后复发率相当高，据统计有1/6 ～ 1/2。对于复发肿瘤可酌情再行手术、注射硬化剂、放疗或冷冻等治疗。

【知识拓展】

鼻咽纤维血管瘤也称鼻咽纤维瘤，包括男性青春期出血性纤维瘤或鼻咽血管纤维瘤等。其常直接侵入周围组织及器官（如鼻腔、鼻窦、翼腭窝、颞下窝、眼眶），甚至压迫破坏颅底骨质侵入颅内，引起一系列症状。鼻咽纤维血管瘤患者常伴有反复鼻出血，有时出血量可达数百毫升，不易止住。由于大量或长期出血，患者多伴有不同程度的贫血。由于肿瘤位置深在，不易暴露，术中常有猛烈出血，使手术操作有一定的困难和危险，有时因切除肿瘤不彻底而复发。因此，手术前必须做好充分准备，采用优良的麻醉方法，选择适当的手术途径暴露肿瘤及熟练的手术操作，以避免危险及减少术后的复发。

第二节　鼻咽癌患者的护理

【概述】

鼻咽癌是指发生于鼻咽腔顶部和侧壁的恶性肿瘤。是我国高发恶性肿瘤之一，发病率为耳鼻咽喉恶性肿瘤之首，以广东、广西、河南、福建、四川为高发区，可发生在各年龄段，40 ～ 50 岁多见。男性发病率为女性的2 ～ 3 倍。

【病因】

目前认为，鼻咽癌的发病与家族遗传、EB病毒感染及环境因素有关；人类白细胞抗原（HLA）的某些遗传因素和鼻咽癌发生发展密切相关；一种特异性EB病毒感染起着重要作用。某些微量元素，如镍等在环境中含量超标，也有可能诱发鼻咽癌。

【病理】

98%的鼻咽癌属低分化鳞癌，也有较少见的高分化鳞癌、腺癌及肉瘤等。

【诊断要点】

回吸涕血、鼻出血，伴有鼻塞。一侧耳鸣、耳闷、听力下降、鼓室积液。同侧颈部淋巴结进行性肿大（图28-2），质硬、无压痛，早期可活动，晚期与皮肤或深层组织粘连而固定。同侧头痛、面部麻木，眼球固定或外展受限，上睑下垂、复视等。晚期出现骨、肺、肝转移。

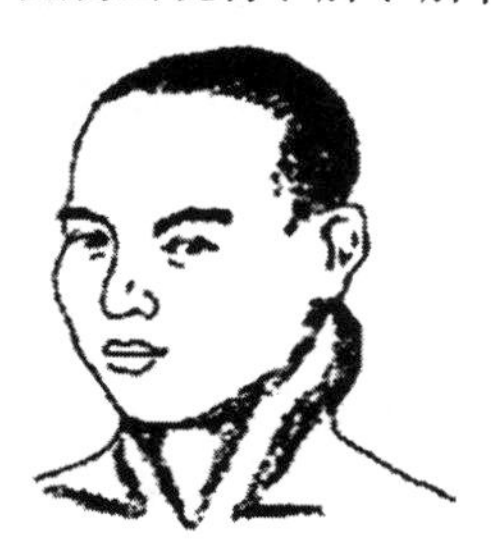

图28-2　肿大的颈淋巴结

检查见鼻咽隐窝、鼻咽顶新生物隆起，粗糙不平、易出血（图28-3）。病理活检可以确定诊断。

EB病毒壳抗原－免疫球蛋白（EB VcA-IgA）阳性。鼻窦颅底CT可见明确骨质破坏范围。

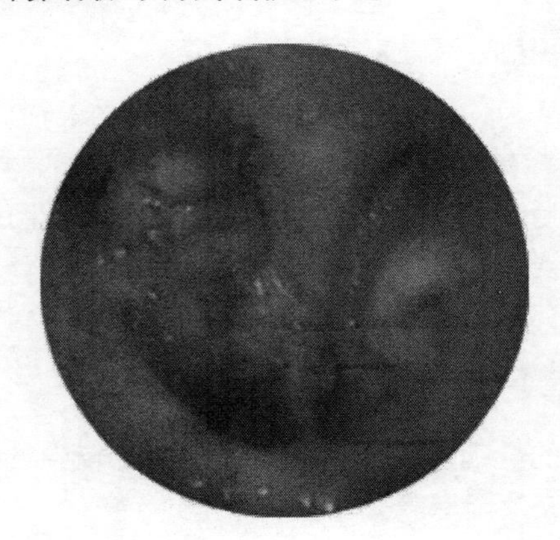

图 28-3　鼻咽癌

【治疗】

首选放射治疗，采用钴-60或直线加速器高能治疗，外照射达60～70Gy，有残留行腔内后装治疗。

化学药物治疗，主要用于中、晚期病例。用于放疗后未能控制及复发者，所以是一种辅助性或姑息性的治疗。

【主要护理问题】

1. 预期性悲伤　与被诊断为癌症和担心疾病预后有关。

2. 知识缺乏　缺乏疾病预防保健、治疗的相关知识。

3. 舒适的改变——疼痛　与神经反射或肿瘤破坏颅底累及三叉神经有关。

4. 口腔黏膜受损　与放射治疗损伤黏膜及唾液腺有关。

5. 潜在并发症　鼻出血、张口困难、口腔溃疡等。

【护理目标】

（1）患者悲观、焦虑情绪减轻，积极配合、接受治疗及护理。

（2）患者/家属对疾病治疗方法及护理内容有所了解，掌握了预防及自我保健相关知识，自我护理能力得到提高。

（3）疼痛减轻或消失。

（4）口腔溃疡愈合。

（5）未发生相关并发症，涕中带血或痰中带血消失。

【护理措施】

1. 心理护理

（1）尊重患者，主动关心患者，关注患者的情绪变化，对患者充满同情心和责任感，取得患者信任，帮助患者尽快适应医院环境，增强生活自理能力，达到最佳康复状态。

（2）主动与患者沟通，了解患者心理状态及家庭支持系统情况，争取患者家属、亲友及有关社会团体的关心，陪伴患者，给予心理支持。

（3）行诊断性检查及放射治疗前，说明目的及注意事项。放疗患者会出现头痛、恶心、食欲减退和全身不适反应，应耐心解释和安慰，并给予药物进行对症治疗。

（4）对疾病晚期患者，应密切观察病情和心理变化，适时介绍有关疾病治疗、预后方面的知识，促进患者之间的沟通，增强患者战胜疾病的信心，避免因疼痛难忍、瘫痪、失眠等产生悲观情绪。

（5）指导患者合理安排病后的生活，鼓励患者运用合适的方法转移情感，分散注意力，参加兴趣活动，如下棋、打扑克、听音乐及放松疗法等。

2. 疼痛护理

（1）告知疼痛的原因，教会缓解疼痛的方法。

（2）及时评估疼痛的程度，疼痛严重者给予镇静药或镇痛药，晚期疼痛剧烈的患者可使用镇痛泵。

（3）告知患者经过放疗及化疗的正规疗程治疗后，头痛能够明显减轻或消失，鼓励患者坚持治疗，在治疗的过程中密切关注头痛的变化。

3. 口腔护理

（1）告诉患者口腔护理的重要性，协助患者晨起、睡前、饭后用软毛牙刷刷牙，饭前用清水或0.9%氯化钠溶液漱口，口干时用1%甘草液漱口或用麦冬、金银花、胖大海泡水喝。

（2）告知患者放化疗后，口腔内的腺体分泌减少，口腔的自洁作用消失，常有口干、咽部干痛、口腔溃疡等症状，鼓励多喝水，保持口腔黏膜湿润。

（3）口腔溃疡者局部可喷涂西瓜霜喷剂，做张口牙齿运动，使口腔黏膜皱壁处充分进行气体交换，破坏厌氧菌的生长环境，防止口腔继发感染。

（4）改善生活环境，避免接触有害气体，外出时戴口罩。

4. 饮食护理

（1）讲解保证营养摄入的重要性，营养不良可能导致的不良后果，准备高蛋白、高维生素、低脂肪、易消化的食物，鼓励患者进食，保证放化疗按计划完成。

（2）为患者创造清洁、舒适的进食环境，注意食物色香味的搭配，以增进食欲。

（3）有口腔溃疡或吞咽困难的患者，应备营养丰富、均衡的流质，忌辛辣、刺激性、冷硬食物。

（4）督促患者改变不良生活方式及不良嗜好，戒烟酒，忌食生冷、坚硬、霉变食物，不食油炸、火烤、腊制、腌制菜等。

5. 休息与活动　见表 28-6。

表 28-6　休息与活动

项目	内容
休息	注意多休息，不宜过度劳累 保持良好的睡眠习惯，勿熬夜，早睡早起 根据身体状况，可适当参加轻松的工作和学习
活动	根据体质恢复情况，参加适宜的活动，如练气功、散步等，以增强体质，使身体保持最佳状态 活动要循序渐进，量力而行，避免大量或剧烈运动
康复训练	放疗期间，每日做最大幅度张口训练，练习咀嚼、鼓腮、微笑、屏气 5 ～ 6 次 / 日，5 ～ 15 分 / 次，避免张口困难 咀嚼口香糖 3 ～ 5 次 / 日，练习伸舌、后缩、卷动、深呼吸等每日数次，并配合头向左右侧弯、旋转活动，动作宜缓慢，幅度不宜过大 口含小圆形的塑料瓶或光滑的小圆木等，按摩颌颞关节

6. 鼻部出血的护理

（1）告诉患者鼻部出血是因为鼻咽部的血管丰富，肿瘤生长到一定的时候引起溃疡，以及放射线引起的局部黏膜组织损伤引起，使患者及家属正确对待鼻咽出血，勿过度地惊慌。

（2）鼻腔小量出血，在鼻额部放置冰袋或冷毛巾，可用 1% 麻黄碱或呋可麻滴鼻剂滴鼻，使用药物保守治疗。

（3）鼻腔大量出血时，立即平卧或半卧位头偏向一侧，用手指压住颈外动脉止血，鼻额部冷敷，吸出口中血性分泌物，协助医生施行鼻腔填塞、血管结扎或血管栓塞，给予止血药；失血严重者进行交叉配血、备血，做好输血准备。

（4）告知患者不要捏鼻、挖鼻和用力擤鼻，鼻腔干燥时可用清鱼肝油或复方薄荷油滴鼻，饮食不宜过烫，以温凉软食为主。

（5）保持大便通畅，勿用力大便，有便秘时使用缓泻剂，避免增加腹压引起出血。

7. 出院健康宣教 见表 28-7。

表 28-7 出院健康宣教

项目	健康宣教内容
复诊指导	定期检查，一般前 3 年每 2 ～ 3 个月复查一次，如 3 年内无复发，以后可延长至 6 个月复查一次，5 年未复发的可每年复查一次
	育龄妇女要避孕 2 ～ 3 年，坚持复诊，待病情稳定 3 年后再考虑生育问题
知识宣教	出现颈部包块、剧烈头痛、张口困难或原有症状加重，属异常现象，应及时来医院复查，以免延误病情
	重视放疗后反应，经常检查血常规，防止感染，注意口腔卫生，适当中药调理
	进食高蛋白、高热量、高维生素饮食，多吃水果，改善营养状态增强机体免疫功能和抵抗力，在医生指导下使用提高机体免疫力功能的制剂

【特别关注】

（1）心理护理。

（2）疼痛护理。

（3）康复训练。

（4）鼻出血的护理。

（5）口腔护理。

（6）出院健康宣教。

【前沿进展】

鼻咽癌大多对放射治疗具有中度敏感性，放射治疗一直是治疗鼻咽癌的首选方法。但是对较高分化癌、病程较晚及放疗后复发的病例，手术切除和化学药物治疗亦属于不可缺少的手段。

【知识拓展】

鼻咽癌患者早期发现、早期诊断最为重要。鼻咽纤维镜或电子鼻咽纤维镜检查，是借助一种可弯曲的软性光导纤维镜，在鼻腔表面麻醉下从鼻腔导入，能全面仔细地观察鼻咽部，可行照相、录像及活检，是检查鼻咽部最有效的现代工具。鼻咽癌常规放疗常见后遗症有口干、龋齿、张口困难、听力下降、颈部纤维硬化及中枢神经系统损伤，加强口腔护理及张口训练尤为重要。

第三节　扁桃体恶性肿瘤患者的护理

【概述】

扁桃体恶性肿瘤为口咽部常见肿瘤、发病原因不清。

【病理】

扁桃体可发生鳞癌、淋巴肉瘤、网织细胞肉瘤及血管内皮瘤等恶性肿瘤，以鳞癌较多见。

【诊断要点】

咽部不适、异物感、一侧明显。进而明显加剧，同侧反射性耳痛，吞咽困难，呼吸困难，言辞不清。同侧颌下淋巴结肿大，无压痛，质硬。

【治疗】

常见一侧扁桃体肿大显著，表面溃烂或结节粗糙状隆起，易出血，与周围粘连。按病变范围及病理类型采取不同的治疗措施。恶性淋巴瘤、未分化癌、病变范围广的高分化鳞癌采用放射治疗，加化学及免疫治疗。病变局限的扁桃体行扁桃体切除术，可进行颈部淋巴结清扫术。

【主要护理问题】

1. 预期性悲伤 与被诊断为癌症和担心疾病预后有关。

2. 知识缺乏 缺乏疾病的治疗、护理及预防保健方面的知识。

3. 口腔黏膜完整性受损 与肿瘤浸润、手术创伤、炎症刺激有关。

4. 舒适的改变 与肿瘤侵犯咽部神经、局部溃烂有关。

5. 潜在并发症 出血、感染等

【护理目标】

（1）患者悲观、焦虑程度减轻，情绪稳定，积极配合、接受治疗及护理。

（2）患者 / 家属对疾病治疗和护理内容有所了解，掌握自我保健方法及相关知识，自我护理能力得到提高。

（3）口腔黏膜保持完好。

（4）患者主诉不适感减轻。

（5）未发生相关并发症或并发症发生后能得到及时治疗与处理。

【术前护理措施】

1. 心理护理

（1）介绍疾病相关知识，告知疾病的主要治疗方法、治疗效果及转归，提高对疾病的认识，树立信心，减轻悲伤情绪。

（2）主动与患者交流、沟通，关注患者的情绪变化，了解患者心理状态及家庭支持系统，寻求患者亲人的支持。

（3）根据患者的年龄及病情落实陪护人员，增强其对治疗环境的安全感。

（4）介绍相关保健及自护知识，提高自护能力。

2. 术前准备

（1）术前做好口腔护理，防止口腔感染。

（2）协助完善相关术前检查：CT、胸部X线片、心电图、B超、出凝血试验等。根据医嘱交叉配血、备血，做好输血前的准备。

（3）术前行抗生素皮试，遵医嘱准备术中用药。

（4）术晨更换清洁病员服，取下所有饰物、义齿等，贵重物品交由家属保管，建立静脉通道，遵医嘱术前半小时预防性使用抗生素。

（5）术晨与手术室人员进行患者腕带、术中用药核对后，送患者入手术室。

【术后护理措施】

根据不同的手术方式给予相应的护理措施。

1. 扁桃体切除术的护理

（1）参照第二十四章第二节“扁桃体切除术后护理措施”内容。

（2）加强口腔护理，保持口腔清洁，指导患者餐后用0.9%氯化钠溶液或漱口液及时漱口。

（3）对口腔异味重、口臭者特别注意预防伤口感染，观察体温的变化，保证抗生素的及时应用，观察抗生素的作用及不良反应，及时与主管医生沟通，必要时调整药物。

2. 颈淋巴结清扫术的护理

（1）参照第四十三章“颈部转移性癌后护理措施”内容。

（2）注意观察引流液的颜色、性质及量，保持引流管通畅、引流器始终处于负压状态。

（3）若引流出的血性液24小时内＞100ml，疑切口有活动性出血，应及时通知医生处理，必要时行手术治疗。

【并发症的处理及护理】

并发症的处理及护理见表28-8。

表28-8 并发症的处理及护理

常见并发症	临床表现	处理及护理
出血	口中持续吐出新鲜血液 检查伤口有活动性出血 血压下降	根据情况采取半卧位或侧卧位 嘱患者轻轻吐出或协助吸出口中分泌物，避免咽下及误入气管 颈部冷敷或冰敷 局部用血管收缩药物，用扁桃体纱球压迫止血 静脉推注或滴注止血药 必要时行气管切开术，手术止血

【特别关注】

（1）心理护理。

（2）术后护理。

（3）并发症的处理及护理。

【前沿进展】

检查扁桃体，不仅要作视诊，而且要用探针作触诊或用手指作双合诊。对可疑病变还应及时取活组织作病理学检查，以避免漏诊或误诊。扁桃体恶性肿瘤多采用手术与放射综合疗法。对部分不适于手术的患者，可单独放疗，亦可单独化疗或与前述方法结合进行，或选用中药与前述方法结合治疗。

【知识拓展】

预防扁桃体恶性肿瘤首先增强机体的抵抗力，并注意劳逸结合。常加夜班工作，容易导致扁桃体发炎。应减少烟酒等的刺激，养成良好的学习、生活习惯。还应积极治疗邻近器官的疾病，如急慢性鼻炎等。

（谭　敏　辜德英）

第五篇 喉科疾病护理

第二十九章 先天性喉蹼患者的护理

【概述】

喉腔内出现一先天性膜状物，称为先天性喉蹼（congenital webs），其发生与喉发育异常有关。先天性喉蹼按发生部位可分为声门上蹼、声门间蹼、声门下蹼3型，其中以声门间蹼最常见。

【病因】

人胚胎发育过程中，在第4、第5对鳃弓发育形成声带及室带的过程中，两侧声带之间的部分未能分开，则形成喉蹼。

【病理】

喉蹼为一层结缔组织，上面覆有鳞状上皮，下面为喉黏膜和黏膜下组织，厚薄不一。

【诊断要点】

1. 临床表现 根据喉蹼处于不同的部位和累及的范围症状不同。喉蹼小者，患儿表现为哭声嘶哑，无呼吸困难。喉蹼大者，患儿出生后可能无哭声，有喉鸣音及明显呼吸困难。

2. 检查 直接喉镜检查可见双侧声带之间有灰白色或淡红色蹼状物（图 29-1）。

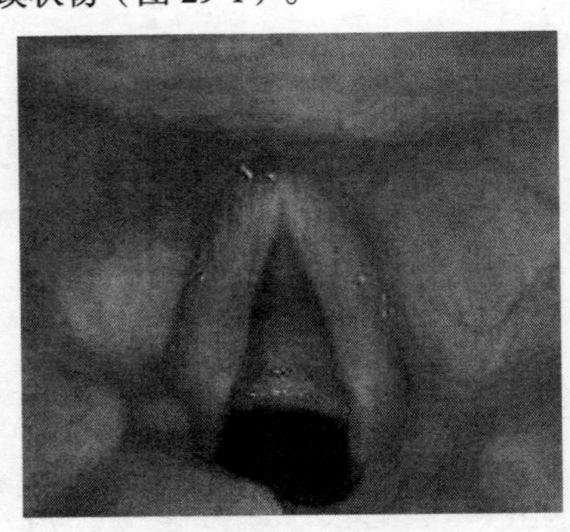

图 29-1 先天性喉蹼

【治疗】

治疗原则是：首先恢复气道通畅，其次改善音质。

（1）有呼吸困难者应在直接喉镜下行切除喉蹼，术后再行喉扩张术。

（2）无呼吸困难者，可等患儿长大以后再行处理。

【主要护理问题】

1. 呼吸形态改变 与喉狭窄、呼吸道阻塞有关。

2. 舒适改变 与呼吸费力、声嘶有关。

3. 潜在并发症 肺部感染、窒息、出血。

【护理目标】

（1）呼吸通畅，缺氧症状得到改善。

（2）患者主诉不适感减轻或消失。

（3）无相关并发症发生。

【术前护理措施】

1. 心理护理

（1）介绍患病的原因、治疗方法、手术的目的和意义，说明术中可能出现的情况，术后注意事项，以及治疗效果等，使患者及家属有充分的思想准备。

（2）针对个体情况进行针对性心理护理。

（3）加强与患者家属的联系，鼓励家属和朋友给予患者关心和支持，减轻患者的自卑心理。

2. 病情观察

（1）观察患者呼吸情况，注意有无喉阻塞加重、缺氧的症状，预防窒息发生。

（2）观察患者有无发热、咳痰、气喘等肺部感染的症状。

（3）床旁备好气管切开包、吸氧及负压装置等，以利于紧急抢救。

（4）嘱患者安静卧床休息，减少活动，降低氧耗量。

3. 术前准备

（1）术前做好口腔护理，防止口腔感染。

（2）协助完善相关术前检查：CT、胸部 X 线片、心电图、B 超、出凝血试验等。

（3）术前行抗生素皮试，术晨遵医嘱带入术中用药。

（4）术晨更换清洁病员服，取下所有饰物，建立静脉通道。

（5）术晨与手术室人员进行患者、药物核对后，送患者入手术室。

【术后护理措施】

1. 喉部疾病术后护理常规 见表 29-1。

表 29-1 常规护理内容

项目	护理内容
全身麻醉术后护理常规	了解麻醉和手术方式、术中情况、切口和管道安置情况 持续低流量吸氧，密切监测 SPO_2 的变化 持续心电监护，监测心率、血压的变化 床档保护防坠床，小儿患者防抓扯各种管道
伤口观察及护理	观察颈部伤口有无渗血渗液，若有异常及时通知医生处理 嘱患者吐出口中分泌物，观察分泌物的颜色、性质及量。 正常情况下口中分泌物会带少许血丝，量不多，如口中 持续吐出血性液体，应警惕喉腔出血
各管道观察及护理	输液管保持通畅，留置针妥善固定，小儿患者要避免抓扯管道 尿管护理按常规进行，一般术后 1 ～ 2 日可拔除尿管，拔管后注意关注患者自行排尿情况 气管切开、喉部成型管护理参照相关护理要求
疼痛护理	评估患者疼痛情况，遵医嘱给予镇痛药物 有镇痛泵（PCA）的患者，注意检查管道是否通畅，评价镇痛效果是否满意 颈部制动，尽量避免咳嗽，注意声带休息，减少活动，以避免过多牵拉伤口引起的疼痛 减少病室人流量和噪声刺激，提供安静舒适的环境
饮食护理	术后 2 ～ 4 小时可进食温冷流质或半流质，防止食物温度过高引起局部充血 进食不畅或有吞咽困难的患者，给予留置胃管或静脉高营养 禁食辛辣刺激性食物，禁烟酒

续表

项目	护理内容
基础护理	做好口腔护理、皮肤护理、定时翻身拍背、雾化吸入及患者的清洁工作等

2. 心理护理

（1）手术后患者短时间内不能进行语言交流，应告知不能讲话的原因、注意事项及应对方法。

（2）备好纸笔或写字板，加强与患者的非语言沟通，及时满足患者需要，保持情绪稳定。

（3）介绍该疾病治疗的主要目的是恢复气道畅通，但音质的改善个体差异较大，将患者对疾病愈后的期望值控制在正常范围，避免较大的情绪波动。

3. 健康教育　见表 29-2。

表 29-2　先天性喉噗患者的出院宣教

项目	宣教内容
饮食	三宜：宜温冷、宜营养丰富、宜易咀嚼吞咽 三忌：忌刺激性食物、忌坚硬食物、忌烟酒
活动	注意休息，适当轻微活动，避免剧烈运动 防止呼吸道感染，避免冷空气刺激 正确用嗓，注意休声，避免大声和长时间讲话
复查	术后 1 个月、3 个月、6 个月各复查一次，以后根据情况每半年复查一次 带有气管套管或成型管的患者需每月复查 1 次 出现咯血、咳嗽咳痰、呼吸困难等异常情况及时就诊

【并发症的处理及护理】

并发症的处理及护理见表 29-3。

表 29-3 并发症的处理及护理

常见并发症	临床表现	处理
出血	颈部敷料在短时间内被血液浸湿 口中吐出大量的血性分泌物或气管套管内涌出大量血性液体	立即安置患者静卧，颈部制动 更换敷料，给予颈部加压包扎 及时吸出血液及分泌物，避免气道阻塞 严密监测患者的生命体征、伤口敷料的渗血情况 按医嘱使用止血药及对症治疗 治疗无效者及时行手术止血
肺部感染	咳嗽加重，咳出的痰液量增多，有异味 体温升高 X 线片显示有肺部感染征象	加强营养，给予高热量、高蛋白食物，根据需要给予静脉高营养 加强气道护理，充分、有效吸痰 充分气道湿化，定时翻身拍背，保证咳痰通畅 做好口腔护理，防止口腔感染 保持室内适宜的温湿度及空气流通 及时正确使用抗生素

【特别关注】

（1）疾病的相关知识介绍。

（2）术后定期复查的重要性。

【前沿进展】

目前较常用的治疗喉蹼的方法为：采用 CO_2、YAG 等激光于支撑喉镜下切断或切除喉蹼，该方法主要适用于先天性喉蹼伴Ⅰ、Ⅱ度喉狭窄者。术后无需用喉扩张器，对正常组织损伤轻；如创面较大，为保证安全，可行预防性气管切开术。对术后创面的处理，方法也较多，有报道应用下唇黏膜移植、纤维蛋白胶固定。也有介绍通过喉裂开的外进路法在喉蹼切除后放入一三角形的钽片以防止粘连；另一种方法是将一三角形硅胶通过喉镜插入，用缝针穿过环甲膜缝合同定于该处。也有置入金属、聚乙烯管者，固定扩张2周以防前连合粘连及喉蹼复发。近年也有人将颈前皮瓣转入以防止粘连。

【知识拓展】

先天性喉软化症又称先天性喉鸣，因婴儿喉骨软化，吸气时因气道狭小而间歇或持续地发出喉鸣声。发生原因主要是由于妊娠期营养不良，胎儿缺钙，致使喉软骨软弱，吸气时负压增大，使会厌软骨两侧边缘向内卷曲接触，或会厌软骨过大而柔软，两侧杓会厌襞互相接近，喉腔变窄成活瓣状震颤而发生喉鸣。喉软化症为自限性疾病，多数患儿随着年龄的增长，喉部软骨逐渐发育完全，至1～2岁时症状消失。保守治疗为补充钙剂，避免仰卧激惹和胃食管反流。

（余　蓉）

第三十章　喉外伤患者的护理

第一节　闭合性喉外伤患者的护理

【概述】

闭合性喉外伤（closed injury of larynx）指颈部皮肤及软组织无伤口，而有喉部软组织、喉软骨、喉黏膜、声带、环甲关节和环杓关节损伤的喉外伤。包括挫伤、挤压伤、扼伤等。

【病因】

（1）颈部遭受外来暴力的直接打击，如拳击、钝器打击、交通事故等。

（2）颈部的过度伸展、弯曲或旋转。

（3）压迫性损伤，如扼伤、上吊自杀等。

【病理】

闭合性喉外伤可发生甲状软骨、杓状软骨或气管的挫伤、水肿、撕裂伤或骨折等。大多数气道内黏膜的水肿或血肿在伤后几小时内即可形成，由此而形成的气道梗阻常发生于伤后 6 小时左右。喉软骨骨折可发生于任何年龄，但老年人由于软骨钙化增加，故较年轻人更易发生喉损伤。

【诊断要点】

1. 临床表现

（1）疼痛：喉及颈部触痛明显，随发声、吞咽、咀嚼、咳嗽加重，可向耳部放射。

（2）声音嘶哑或失声：因声带、室带充血、肿胀所致。

（3）咳嗽及咯血：由于挫伤刺激引起咳嗽，喉黏膜破裂轻者仅有痰中带血，重者可有严重咯血。

（4）颈部皮下气肿：轻者局限于颈部，重者可扩展至面颊、胸、腰部，累及纵隔则出现严重呼吸困难。

（5）呼吸困难：喉内黏膜肿胀或喉软骨骨折所致喉狭窄，双侧喉返神经受损均可引起吸气性呼吸困难。若气道内出血较多，血液流入下呼吸道，严重时可导致窒息。

（6）休克：损伤严重可致外伤性或出血性休克。

2. 辅助检查

（1）颈部检查：颈部有无肿胀、瘀斑、触痛、软骨片摩擦音或捻发感等。

（2）喉镜检查：包括间接喉镜，纤维喉镜等，注意喉黏膜情况，有无喉腔变窄，声带动度等。

（3）影像学检查：喉部X线片、喉部CT或MRI，可了解有无组织肿胀、软骨骨折或移位及血管损伤等。

【治疗】

损伤程度决定治疗原则。

1. 一般外科挫伤治疗　包括颈部制动，进食流质或软食，减少吞咽动作，气道湿化，抗生素及糖皮质激素的使用等。适用于仅有喉部软组织损伤，无明显喉黏膜撕裂、喉软骨移位或骨折、关节脱位及气道狭窄者。

2. 手术治疗　有严重吸气性呼吸困难者应行气管切开术，紧急时可行环甲膜切开术。喉黏膜撕裂明显、喉软骨移位、粉碎性骨折者应行喉裂开修复术。

【主要护理问题】

1. 舒适的改变 与疼痛、声音嘶哑、呼吸不畅等有关。

2. 焦虑 / 恐惧 与咯血、呼吸困难有关。

3. 知识缺乏 缺乏本疾病相关的防治知识。

【护理目标】

（1）患者主诉不适感减轻或消失。

（2）焦虑 / 恐惧程度减轻，积极配合治疗及护理。

（3）患者掌握本病的治疗和护理知识。

【护理措施】

1. 心理护理

（1）及时安抚患者，保持抢救有条不紊，了解患者发生喉外伤的原因、急救经过及外伤时间，避免刺激患者。

（2）了解患者的主观感受，避免情绪激动，根据心理变化进行有针对性的心理护理。

（3）多与患者家属沟通，做好解释安慰工作，及时通报病情，取得家属配合。

（4）在患者及家属情绪稳定时，实时介绍疾病的治疗方法及效果，减轻焦虑情绪。

2. 病情观察 闭合性喉外伤由于症状与体征要经过一定的潜伏期才能表现出来，因此，病情的观察非常重要（表 30-1）。

表 30-1 病情观察内容

项目	护理内容
声嘶及咯血的观察	声嘶是闭合性喉外伤的早期表现，应注意观察声嘶的程度及有无加重 损伤后可有少量咯血或痰中带血，如出现比较严重的咯血，需及时报告医生，警惕有血管损伤

续表

项目	护理内容
呼吸的观察及护理	闭合性喉外伤呼吸困难可在数小时内无明显症状，一般在伤后48小时达高峰 禁声，减少吞咽动作，充分气道湿化 持续心电监护，记录心率变化 持续低流量吸氧，记录 SPO_2 的变化 卧床休息，予高枕卧位，颈部制动 有呼吸困难者做好气管切开准备 已行气管切开的患者，做好气管切开护理，保持气管套管的通畅 昏迷或烦躁的患者床档保护防坠床
颈部皮肤血运情况观察	观察颈部皮肤有无瘀斑、青紫及其范围 皮肤有无红肿、破溃，破溃处渗出物的颜色、性质及量 皮肤温度是否正常 局部疼痛及压痛有无加重 皮下气肿及发展的情况

3. 饮食护理　吞咽时喉部的上下运动会导致疼痛加剧，引起吞咽困难，或由于伤及喉咽导致吞咽困难。

（1）告知患者减少吞咽动作，进食温冷的流质或软食，进食时采取坐位或高枕卧位。

（2）损伤较重或疼痛剧烈者，伤后7～10日应予以鼻饲，即减轻疼痛，又能保证营养供给，利于伤口愈合。

4. 严重损伤的护理

（1）休克患者：紧急抢救，建立静脉双通道，快速补液；心电监护，做好交叉配血。配合医生查找休克的原因并对因处理。

（2）喉软骨损伤：减少搬动，保持呼吸道通畅，密切观察有无气胸、纵隔气肿的症状。对有手术指征的患者需做好术前准备，术后根据手术方式制订护理计划，保证手术效果。

5. 健康教育

（1）减少颈部活动，避免颈部过度后仰及前屈。

（2）安静休息，保持良好的心态，避免感冒，保持大小便通畅。

（3）保持口腔清洁，忌食辛辣、刺激性食物，禁烟酒。

（4）告知患者闭合性喉外伤的损伤表现有一定的潜伏期，病情是动态变化的，如出现新的不适应及时告知医务人员。

【特别关注】

（1）闭合性喉外伤的原因。

（2）呼吸观察：闭合性喉外伤因伤口一般 7 ～ 12 小时开始肿胀，24 ～ 48 小时达高峰，严密观察患者呼吸是护理重点。

【前沿进展】

喉插管损伤（intubation trauma of larynx）多发生于全身麻醉、危重患者抢救等需要经口、经鼻行喉气管插管术的情况下。喉插管损伤 30% 病因是由异常操作所致：气管插管术不熟练，操作粗暴，未看清声门，盲目强行插入。由于清醒插管时，表面麻醉不充分，患者咳嗽剧烈，发生喉部痉挛，喉镜或插管前端损伤喉部。

【知识拓展】

喉烫伤的主要原因有：热液、热蒸气喷入或吸入咽、喉及呼吸道；误吞或吸入强酸、强碱或酚类等化学腐蚀剂；火灾时，吸入烟尘和氧化不全的刺激物；遭受战用芥子气、氯气等毒剂侵袭。单独喉烫伤及烧灼伤很少见，常为头面部烫伤及烧灼伤的合并损伤。伤后应迅速脱离致伤源，并进行必要的紧急救治。轻者采用雾化法，将抗炎、消肿药液吸入喉部与呼吸道，保持口腔清洁，及时吸出咽部分泌物，适当补液，加用抗生素，控制继发性感染。重者除冲洗咽喉，药物雾化吸入外，出现喉水肿时，及时行气管切开术，以解除呼吸困难，全身使用大剂量有效抗生素、解毒药，控制肺部感染、肺水肿，纠正脱水、休克，保护心脏功能等措施。

第二节　开放性喉外伤患者的护理

【概述】

开放性喉外伤（open injury of larynx）是指颈前皮肤破裂，软组织伤口与喉腔相通的喉外伤。可伤及喉软骨、软骨间筋膜，易累及颈动脉及颈内静脉，发生大出血，也可伤及食管及颈椎。

【病因】

（1）交通事故中破碎玻璃或铁器等物撞伤。

（2）自杀者或殴斗中刀器所致锐器伤。

（3）枪炮、弹片所致火器伤，子弹所致喉部贯通伤。

（4）工矿爆破事故中所致爆炸伤。

【病理】

开放性喉外伤除发生皮肤及软组织破裂外，同样可发生喉软骨骨折、移位或关节脱位等，以及气道内黏膜水肿或血肿的形成。

【诊断要点】

1. 临床表现

（1）出血：颈部血运丰富，出血较凶猛，易发生出血性休克。

（2）休克：如伤及颈动脉，颈内静脉等颈部大血管，常因极短时间内大量失血至失血性休克。

（3）呼吸困难：喉软骨骨折、移位或喉内黏膜肿胀致喉狭窄，气道内出血较多，血液流入下呼吸道，以及严重的皮下气肿或气胸均可导致呼吸困难。

出血、休克、呼吸困难是开放性喉外伤的三个危机现象，不可小视。

（4）声音嘶哑：声带受损、环杓关节脱位、喉返神经损伤均可致声音嘶哑甚至失声。

（5）吞咽困难：损伤所致疼痛，或伤及咽部、食管均可引起吞咽困难。

（6）皮下气肿：空气通过喉内或颈部伤口进入颈部软组织间隙，向周围扩展可至面颊、胸、腰部及纵隔。

2. 辅助检查

（1）颈部检查：注意伤口大小、形态、深浅、数目，以及有无唾液从伤口流出，观察有无皮下气肿或气胸等。

（2）影像学检查：X 线片可了解有无气胸、脊柱损伤及异物位置。喉部 CT 或 MRI 扫描可了解喉结构的损伤、异物的位置或血管损伤等。

【治疗】

1. 抢救措施　保持呼吸道通畅，止血、抗休克是急救的关键。

（1）呼吸困难的处理：解除呼吸困难或窒息极为重

要。建立稳固的通气，保持呼吸道通畅，必要时行气管插管、气管切开或环节膜切开。

（2）控制出血：积极止血，找到出血血管结扎，找不到可用纱布填塞止血。

（3）抗休克：尽快建立静脉通道，大剂量补液，应用止血药物，给予强心剂等。

2. 手术治疗　包括清洗伤口，清除血凝块，取出异物，并尽量保留喉软骨及黏膜，逐层对位缝合喉黏膜、软骨膜、肌肉、皮下组织和皮肤，并安置鼻饲管。

【主要护理问题】

1. 恐惧　与突发损伤、担心疾病预后有关。

2. 急性疼痛　与外伤有关。

3. 有窒息的危险　与气道损伤、异物阻塞有关。

4. 潜在并发症　休克、出血、感染、喉狭窄、咽瘘、吞咽困难等。

5. 知识缺乏　缺乏自我护理知识。

【护理目标】

（1）患者恐惧程度减轻，积极配合治疗及护理。

（2）患者自述疼痛减轻。

（3）患者呼吸状况得到改善。

（4）无相关并发症发生。

（5）患者掌握治疗后的自我护理知识。

【急救护理措施】

喉外伤的急救首先处理出血、休克及呼吸困难三大危急情况（表 30-2）。

表 30-2 急救护理内容

项目	护理措施
止血、抗休克和防止气栓形成	观察颈部伤口出血的部位，出血的性质及量，颈部制动 压迫止血或填塞止血：以大块无菌纱布压迫出血处，或用纱布填塞出血口 发现有较大血管损伤者，可钳夹止血或在其近心端予以结扎血管 立即建立静脉双通道，血管塌陷明显者，可行静脉切开或中心静脉置管 快速补液、扩容，液体输入速度为 40 ～ 50ml/ 分 做好交叉配血
保持呼吸道通畅，保证有效通气	保持呼吸道通畅，及时吸出气道内的凝血块和唾液，防止血液及口腔分泌物流入气道致吸入性肺炎，窒息而危及生命 密切观察患者的呼吸情况，注意有无呼吸困难及三凹征、缺氧等症状 备好负压装置、吸痰盘，配合医生行气管插管或气管切开术 正确选择气管套管，成人以 8 ～ 10mm 为宜，有气管和血管损伤者，选择带气囊的套管，以减少血液和分泌物流向下呼吸道 持续吸氧，吸氧方式及氧流量根据病情决定 持续心电监护，密切观察生命体征
及时清创缝合	积极行术前准备，急查血常规、出凝血时间、生化及血型、合血、备血，嘱患者禁食、禁饮 损伤较轻者，可在床旁行紧急清创缝合术 损伤较重者，立即与手术室联系，经初步处理后，将患者尽快送往手术室行清创缝合

【术后护理措施】

1. 心理护理

（1）详细了解患者受伤的原因，关注术后的情绪状态，多关心患者，及时满足患者的心理需求。

（2）耐心解答患者的问题，及时告知病情及有关信息，减轻患者的心理负担。

（3）做好家属的思想工作，保证24小时有人守候、陪伴，尽可能多给予情感、物质支持及社会支持。

（4）对于恐惧、焦虑、失眠、绝望不配合治疗的患者，应注意态度要温和、自然，避免精神刺激，配合适量的镇静、催眠、抗抑郁治疗，给予积极的心理康复治疗。

（5）喉外伤致发声功能受损的患者，不能通过语言进行交流，应及时为患者准备好纸笔，嘱患者通过手势或文字表达自己的意愿。

2. 病情观察

（1）生命体征的观察：监测T、P、R、Bp及血氧饱和度，观察有无呼吸困难、三凹征、咯血、颈胸皮下气肿及纵隔气肿等情况。

（2）及时了解患者颈部伤口、手术及术中情况，备好急救用品。

（3）观察伤口敷料渗血情况，气管套管和口腔分泌物的性质、颜色及量，减少颈部活动，预防伤口出血。

3. 管道护理　见表30-3。

表30-3　管道护理内容

项目	护理措施
气管套管护理	保持气管套管固定，注意观察气管套管系带的松紧是否合适、位置有无移动，对烦躁不安的患者，给予适当约束，防止抓脱气管套管
	保持气道通畅，定时清洗内套管，避免套管堵塞，适时吸痰，吸痰时动作轻柔，避免加重气道损伤
	术后第1日起即给予消炎，稀释分泌物的药物雾化吸入，以稀释分泌物及湿化气道
	定时翻身拍背，鼓励患者早日下床活动，以利于肺深部分泌物排出，减少肺部感染
	观察患者有无呼吸困难、气紧及皮下气肿，发现异常及时处理

续表

项目	护理措施
胃管护理	向患者及家属讲解安置胃管的目的及重要性，嘱患者切勿自行拔出胃管 保持胃管通畅，避免折叠、扭曲及压迫 妥善固定，防止脱出，避免反复插胃管损伤咽部及食管黏膜 保证营养供给，每日管饲量应根据患者个体情况而定，24 小时总量不低于 1500ml 嘱患者安置胃管期间切勿自行经口进食，以减少伤口感染及误咽
T 型管护理	告知患者放置 T 型管是支撑喉软骨防止喉狭窄的关键，以提高患者的自我保护意识 减少颈部活动，保持 T 型管位置固定，切勿拉动、移位 观察 T 型管内分泌物的性状、颜色、量，以及周围皮肤有无红肿、压痛等感染迹象

4. 药物护理

（1）开放性损伤的伤口是污染伤口，应及时、准确地使用抗菌素及破伤风抗毒素，预防伤口感染。

（2）严格掌握药物的使用方法、作用、不良反应及注意事项，药物间的相互作用等，保证药物的正确使用。

【并发症的处理及护理】

并发症的处理及护理见表 30-4。

表 30-4 并发症的处理及护理

常见并发症	临床表现	处理
伤口感染	伤口周围皮肤红肿或破溃，压痛明显 伤口分泌物异常，如呈脓性、有异味 体温持续升高或不降	每日检查伤口，根据需要清理伤口，及时换药 保持颈部敷料清洁、干燥，及时清除异味 给予红外线局部照射，促进伤口愈合 及时正确使用抗生素

续表

常见并发症	临床表现	处理
肺部感染	气管套管内的分泌物增多、呈脓性、有异味 咳嗽加重 体温升高 X 线片显示有肺部感染征象	严格无菌技术操作，正确吸痰 加强气道护理，保证吸痰充分、有效 充分气道湿化，稀释痰液，定时翻身拍背，保证排痰通畅 做好口腔护理，发热患者做好降温护理 保持室内空气流通，做好空气消毒 及时正确使用抗生素 保证营养供给，可给予静脉高营养
喉返神经损伤	术后发音困难，纤维喉镜检查发现声带固定不动	准备好纸笔，嘱患者通过手势或文字表达自己的意愿 观察患者的呼吸、吞咽情况，为制订下一步治疗方案提供准确信息 做好心理护理，告知发音困难的原因及治疗方法，取得患者配合 手术修复的患者做好围手术期护理 协助医生做好术后的复音训练

【特别关注】

（1）急救原则及重点。

（2）并发症的观察及护理。

【前沿进展】

开放性喉外伤常见的后遗症之一为喉气管狭窄。喉气管狭窄的分类按性质分为两种，一种为先天性或特发性狭窄；另一种为后天获得性狭窄，按发生的部位可分为声门上区、声门区、声门下区和跨声门区狭窄。目前治疗喉气管狭窄的方法为手术治疗，手术方式包括 CO_2 激光黏膜下声带切除术或杓状软骨切除术、声门重建术、喉气管成形术、颈前旋转型肌皮瓣喉气管重建术、喉气管切开加移植物重建术、气管楔形切除或狭窄段切除端端吻合术等方法。

【知识拓展】

枪伤、刺伤、切伤、爆炸伤和车祸，都可能造成颈动脉或合并颈静脉损伤。常见的损伤类型为侧壁伤、撕裂伤或断裂，亦可发生动静脉瘘。颈部动脉横断伤，且伴有严重神经障碍体征者，即使手术修复动脉裂口，终会因脑缺血时间过长而致神经功能不能恢复。因此，只有对未引起严重脑神经功能障碍的颈动脉损伤患者，做动脉修复术后才能取得效果。

第三节　喉异物患者的护理

【概述】

喉异物（foreign bodies in larynx）是一种非常危险的疾病，多发生于5岁以下的儿童，成人少有发生。声门裂为喉最狭窄处，一旦异物嵌顿，极易致喉阻塞。

【病因】

喉异物种类以植物性异物为多见，如花生、瓜子、豆类，其他有鱼刺、小玩具等。因幼儿在进食时突然大笑、哭闹、惊吓而将此类异物误吸，当大小适宜或形状特殊的异物嵌顿在声门附近时则导致喉异物。

【诊断要点】

（1）明确的异物吸入史。

（2）临床表现：较小异物常有声嘶、喉喘鸣、阵发性剧烈咳嗽；较大异物嵌顿在声门（图 30-1）或声门下可立即引起失声、剧烈咳嗽、呼吸困难、发绀，甚至窒息，严重者可于数分钟内窒息死亡。

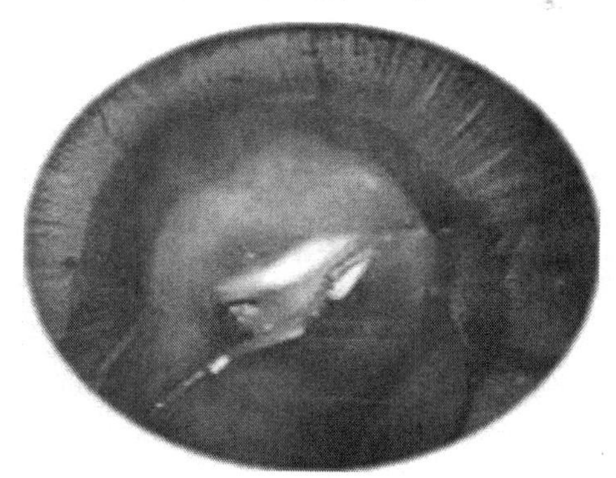

图 30-1　喉异物

（3）检查：喉镜检查可发现声门上异物，听诊可闻及吸气期喉部哮鸣音。

【治疗】

（1）间接喉镜或纤维喉镜下异物取出术。
（2）直接喉镜下异物取出术：最为安全有效。
（3）呼吸困难明显者需先行气管切开，再取异物。

【主要护理问题】

1. 潜在的窒息　与异物阻塞有关。
2. 气体交换障碍　与气道堵塞有关。
3. 知识缺乏　缺乏相关预防及急救知识。
4. 语言交流障碍　与异物堵塞不能发声有关。

【护理目标】

（1）取出异物，消除气道阻塞。

（2）呼吸平稳，无窒息发生。

（3）掌握预防喉异物发生的相关知识。

（4）语言交流恢复。

【术前护理措施】

1. 保持呼吸道通畅

（1）持续吸氧，严密观察患者的呼吸情况，注意呼吸频率、节律及深度的变化。

（2）观察咳嗽、喉喘鸣、声嘶、发绀、吸气性三凹征的变化情况，注意有无憋气、大汗淋漓等情况发生。

（3）嘱患者静卧休息，避免任何不良刺激，婴幼儿避免哭闹。

（4）床旁备好气管切开包、吸引器、抢救车等急救物品，做好气管切开准备。

2. 积极完善术前准备

（1）立即了解异物的种类、大小、发生时间、就医情况等。

（2）了解患者最近一次就餐、饮水时间，嘱患者立即禁食、禁饮。

（3）备好间接喉镜、异物钳、照明电源等急救手术物品。

（4）告知患者及家属病情的危机程度，使患者及家属积极配合诊疗活动，争取抢救时间。

（5）立即通知手术室做好急救手术的准备，尽快将患者送往手术室。

【术后护理措施】

1. 一般护理

（1）饮食：全身麻醉清醒后 4 ～ 6 小时进食少量温开水，如无呛咳，可进食流食或半流质，24 小时后可进食软食；如有呛咳，应暂禁食。

（2）卧位：全身麻醉清醒后可给予随意卧位，但手术当日尽量卧床休息，少说话，小儿患者应避免哭闹或大量活动。

（3）遵医嘱正确使用抗生素和激素等药物，观察用药后的反应及效果。

2. 呼吸观察

（1）持续低流量吸氧，监测 SPO_2，观察呼吸频率、节律有无变化。

（2）观察患者面色、口唇的颜色，注意喉鸣音、阵发性呛咳有无减轻或消退，有无咳痰等。

（3）观察体温的变化，注意有无肺部感染的征象。

（4）注意发音困难、声嘶有无改善，如术后呼吸困难缓解后再次出现吸气性三凹征应考虑喉水肿发生，需立即通知医生处理。

（5）气管切开的患者做好气管切开护理。

3. 健康教育

（1）婴幼儿牙齿发育不全，要避免进食带壳食物。

（2）进食时要保持安静，不要在进食时嬉戏、大声喊叫，小儿进食时应避免哭闹。

（3）避免儿童口含物品玩耍及用力吸食食物，如果冻。

【特别关注】

（1）准确评估是否有异物吸入史。

（2）采取正确方法及时取出异物是治疗的关键。

【前沿进展】

喉异物并发症如下：咽部异物如果长期滞留，可能引发扁桃体炎或者扁桃体周围炎；喉部异物可能会向下坠入食管或者气管内；异物留存于颈部组织内可以导致颈部感染，进而导致纵隔感染；部分质地较硬或者较为锐利的异物可能会发生移行，刺入喉室或者损伤喉返神经导致声音嘶哑；极特殊情况下可能会损伤到颈胸部大动脉，导致严重出血危及生命安全。

【知识拓展】

海姆立克急救法是应用于喉、气管异物的一种常见急救方法。

1. 应用于成人　抢救者站在患者背后，用两手臂环绕患者的腰部，一手握拳，将拳头的拇指一侧放在患者胸廓上和脐上的腹部，用另一手抓住拳头、快速向上重击压迫患者的腹部，重复以上手法直到异物排出。

2. 应用于婴幼儿　①使患儿平卧，面部向上，躺在坚硬的地面或床板上，抢救者跪下或立于其足侧。②取坐位，使患儿骑在抢救者的两大腿上，面部朝前。抢救者以两手的中指或示指，放在患儿胸廓下和脐上的腹部，快速向上重击压迫，使异物排出。

（余　蓉）

第三十一章　喉急性炎性疾病患者的护理

第一节　急性会厌炎患者的护理

【概述】

急性会厌炎（acute epiglottitic）是一种以会厌为主的声门上区喉黏膜急性非特异性炎症，又称“急性声门上喉炎”，病情发展快，是喉科急重症之一，严重时可引起喉梗阻而危及生命。儿童和成人均可发生，男性多于女性，以早春、秋末发病者较多。

【病因】

1. 感染　为本病最常见的原因，主要致病菌有 B 型流感嗜血杆菌、金黄色葡萄球菌、链球菌等。

2. 变态反应　全身性变态反应可能会引起会厌变态反应性炎症。

3. 外伤　异物、外伤、刺激性气体及放射线损伤均可引起会厌的急性炎症。

4. 其他　临近器官的急性感染，会厌囊肿继发感染等。

【病理】

急性会厌炎根据病理组织学的改变可分为以下 3 型。

1. 急性卡他型　会厌黏膜弥漫性充血、水肿，有单核及多形核细胞浸润。

2. 急性水肿型　会厌肿大如球状，间质水肿，局部可形成脓肿。

3. 急性溃疡性 病变常侵及黏膜下层及腺体组织，局部可发生化脓、溃疡。

【诊断要点】

1. 临床表现

（1）全身症状：可有畏寒、发热、食欲减退，精神萎靡，全身乏力等表现。

（2）局部症状：咽喉疼痛，吞咽时加重，说话时语音含糊不清，吞咽疼痛；会厌肿胀严重时可致吸气性呼吸困难，甚至窒息；颈淋巴结肿大；声带未受累者，一般无声音嘶哑。

2. 检查 患者呈急性病容，严重者有明显呼吸困难。间接喉镜、纤维或电子喉镜检查可见会厌充血肿胀，严重时会厌呈球形；会厌脓肿形成可见局部隆起，其上有黄色脓点。喉部X线片有助于了解有无会厌肿大。实验室检查白细胞总数增加。

【治疗】

（1）抗感染：全身使用足量强有力的抗生素及糖皮质激素。

（2）局部用药：雾化吸入抗生素、糖皮质激素。

（3）建立人工气道：患者呼吸困难明显，使用足量抗生素及糖皮质激素后，呼吸困难无缓解甚至加重者，应及时行气管切开术，保持呼吸道通畅。

（4）加强全身支持治疗，保持水、电解质、酸碱平衡。如有会厌脓肿形成，需切开引流。

【主要护理问题】

1. 疼痛　与炎症刺激有关。

2. 体温过高　与炎症反应有关。

3. 潜在的水、电解质失调　与吞咽困难有关。

4. 语言交流障碍　与会厌肿胀发声困难有关。

5. 有窒息的危险　与会厌肿胀阻塞呼吸道有关。

【护理目标】

（1）咽喉部疼痛减轻或消失。

（2）体温恢复到正常范围。

（3）能正常进食和语言交流。

（4）呼吸困难消失。

【护理措施】

1. 心理护理

（1）向患者解释该疾病的病因、疾病进展、治疗方法和预后，以及潜在的危险，积极配合治疗的重要性。

（2）嘱患者卧床休息，解释禁声的目的及重要性。

（3）向患者解释疼痛的原因及减轻疼痛的方法，使患者树立信心。

2. 饮食护理

（1）进食温凉的流质或半流质饮食，忌辛辣食物，减轻对会厌的刺激。进食困难的患者，可增加补液量或给予静脉高营养。

（2）保持口腔清洁，正确使用漱口液漱口，多喝水。

（3）尽量少讲话，轻咳嗽，避免烟酒刺激。

3. 病情观察及护理　见表 31-1。

表 31-1　病情观察及护理内容

项目	护理措施
呼吸观察	持续低流量吸氧，监测 SPO_2 密切观察患者的呼吸形态，注意有无呼吸困难、吸气性软组织凹陷、发绀及喉喘鸣等喉阻塞的症状，有呼吸困难的患者要做好气管切开准备 按医嘱及时、准确使用抗生素和激素类药物，协助患者做好雾化吸入治疗，观察用药后的反应及效果 气管切开的患者按气管切开术后护理 会厌脓肿行切开排脓的患者，嘱及时吐出口中分泌物，观察分泌物的性质及量
体温观察及护理	高热患者注意体温变化，给予物理降温或使用药物降温 注意保暖，及时更换被汗液浸湿的衣被，保持皮肤清洁 告知患者发热的原因及体温变化特点，以减轻恐惧心理

4. 疼痛护理

（1）嘱患者卧床休息，减少活动。

（2）尽量少做吞咽动作，可将口中分泌物轻轻吐出。

（3）可给予颈部冷敷、口含薄荷糖或药物含片。

（4）保持病房安静，减少噪声刺激，必要时给予消炎镇痛药物。

5. 健康指导

（1）向患者介绍该病的危害及预防措施，以加强自我保护。

（2）加强体育锻炼，增强体质，有过敏因素的应避免与变态原接触。

（3）积极治疗临近器官的疾病。

（4）养成良好的生活起居习惯，避免过度疲劳，最好戒除烟酒。

【特别关注】

（1）呼吸观察，保持呼吸道通畅。
（2）维持水、电解质平衡。

【前沿进展】

急性变态反应性会厌炎发病急，常在用药0.5小时或进食2～3小时内发病，进展快。主要症状是喉咽部堵塞感和说话含混不清，但声音无改变。无畏寒发热，无疼痛或压痛。首先进行抗过敏治疗，成人皮下注射0.1%肾上腺素0.1～0.2ml，同时肌内注射或静脉滴注氢化可的松100mg或地塞米松10mg，或地塞美松5mg。会厌及杓会厌襞水肿非常严重者，应立即在水肿明显处切开1～3刀，减轻水肿程度。治疗中及治疗后应密切观察，1小时后，若堵塞症状不减轻或水肿仍很明显，可考虑作预防性气管切开术。

【知识拓展】

急性会厌炎患者宜食鲫鱼汤、柠檬、冬瓜。鲫鱼汤富含有优质动物蛋白质，能促进肠道营养物质的吸收，增强人体免疫力，促进患者康复。柠檬是具有抗菌消炎作用的食物，对炎症感染性疾病具有一定的促进恢复的作用。冬瓜是属于膳食纤维类食物，容易被肠道黏膜吸收，促进患者恢复。

第二节　急性喉炎患者的护理

【概述】

急性喉炎（acute laryngitis）是发生于以声门区为主的喉黏膜的急性弥漫性卡他性炎症，是一种常见的急性呼吸道感染性疾病，好发于冬春季。

【病因】

1. 感染 常发生于感冒之后，先为病毒感染，后继发细菌感染。

2. 有害气体 吸入有害气体及过多的生产粉尘可引起喉黏膜的急性炎症。

3. 其他 多见于用声过度、烟酒过度、喉创伤等。

【诊断要点】

1. 临床表现

（1）声嘶：为急性喉炎主要症状，严重时可完全失声。

（2）喉痛：常有喉部不适感，严重时有喉痛。

（3）喉分泌物增多：咳嗽、咳痰。

2. 检查 喉镜检查可见声带运动正常，但声带充血、肿胀明显（图 31-1），严重时可有声带黏膜下出血。

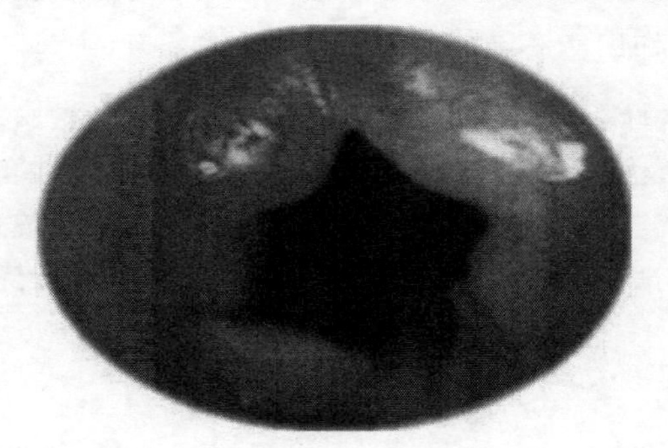

图 31-1 喉水肿

【治疗】

（1）声带休息，不发音或少发音。

（2）及早全身使用广谱足量抗生素及糖皮质激素治疗。

（3）给氧、解痉、化痰，保持呼吸道通畅。

【主要护理问题】

1. 疼痛　与炎症刺激有关。

2. 舒适改变　与声嘶、咳嗽有关。

3. 潜在并发症　呼吸困难、肺部感染、呼吸衰竭等。

【护理目标】

（1）疼痛减轻或消失。

（2）声嘶减轻，不适感逐渐消除。

（3）疾病恢复，无并发症发生。

【护理措施】

1. 一般护理

（1）饮食：进食温冷的流食或半流质，吞咽疼痛不明显者可进食软食，如有呛咳，应暂禁食。

（2）保持口腔清洁，多饮温热水，必要时用漱口液漱口。

（3）尽量卧床休息，少发音，小儿患者应避免哭闹或大量活动。

（4）将患者安置在温暖、相对湿润的环境中，保持室内空气流通。

2. 高热护理

（1）卧床休息，小儿患者尽量避免哭闹。

（2）鼓励患者多饮水，保证足量的水分摄入，重症患者准确记录出入量。

（3）物理降温：可选择前额冷敷、温水擦浴、乙醇擦浴等降温方式。

（4）药物降温：小儿患者最好局部使用或口服退热

药物，一般患者可以选择肌内注射。

（5）加强皮肤护理，及时更换内衣，保持皮肤清洁、干燥。

（6）密切观察体温的变化，重视患者主诉，观察用药后反应，做好预防高热抽搐的急救准备。

3. 药物的使用及护理

（1）全身用药：保证药物及时、正确使用。急性喉炎的患者，糖皮质激素的使用时机非常重要，必要时可执行口头医嘱，保证从正确的途径给药，争分夺秒抢救患者。静脉给药时应根据患者的年龄及身体状况调整滴速，避免滴速过快加重患者的心脏负担。用药前充分了解药物的性能，避免使用呼吸抑制剂及呼吸道黏膜干燥剂（如阿托品）等。

（2）雾化吸入：急性喉炎患者最好使用超声雾化，可以起到气道加温、加湿的作用。指导患者掌握正确雾化方法，以保证药物足量吸入。小儿患者选用面罩雾化，避免雾化器对口咽部的刺激造成合作不佳。

4. 密切观察病情变化及转归 见表31-2。

表31-2 密切观察病情变化及转归

项目	护理措施
呼吸的观察	严密监测呼吸情况，特别是呼吸的节律、速度和深浅的变化 根据小儿年龄正确判断呼吸次数，正常新生儿呼吸为40次/分，1～2岁为30次/分，6岁为25次/分，10岁为20次/分 观察喉阻塞的症状有无改善
吸氧的护理	根据病情需要及时调整氧流量及氧浓度 结合病情及患者的配合度选择鼻导管法或面罩法给氧 吸入氧气要进行充分的湿化和温化，吸入气体的温度以37℃左右为佳，相对湿度达80%以上最好 及时判断吸氧后患者缺氧症状有无改善

续表

项目	护理措施
观察用药后的反应及效果	保证及时、准确用药，判断患者症状有无改善 密切观察用药后的呼吸情况，如用药及吸氧后患者喉阻塞症状加剧，应及时通知医生 做好气管切开准备，如药物治疗无好转，喉阻塞达到Ⅲ度以上的患者，应及时行气管切开，以挽救患者的生命

【并发症的处理及护理】

并发症的处理及护理见表31-3。

表31-3　并发症的处理及护理

常见并发症	临床表现	处理
呼吸困难	出现喉阻塞症状	给予半坐或头高位静卧 立即肌内注射或静脉推注地塞米松5～10mg 给予地塞米松或其他激素药物雾化吸入 持续吸氧及心电监护，监测SPO_2 密切观察呼吸困难症状有无改善 做好床旁气管切开准备
肺部感染、	体温高，持续不退 咳嗽加重 咳痰，痰多	及时吸出口腔及喉腔中的分泌物，避免分泌物阻塞气道 肺部理疗，定时翻身、拍背 敏感抗生素雾化吸入 积极治疗原发病，正确使用抗生素 药物或物理降温

【特别关注】

（1）声嘶的护理：声带休息，不发音或少发音。

（2）保持室内空气流通。

【前沿进展】

由于中度低氧血症可无发绀，对呼吸窘迫的患儿开始就应该进行动脉血气分析。如果动脉血氧分压（PaO_2）＜8kPa（60mmHg）应给予湿化的氧气吸入，氧浓度保持在30%～40%；动脉血二氧化碳分压（$PaCO_2$）＞6kPa（45mmHg）说明有二氧化碳潴留，需密切监测，可考虑尽早给予气管插管。下列情况需要立即进行插管：①尽管给予足够的吸氧、雾化治疗和补液，CO_2潴留仍加重；②吸氧后低氧血症无改善；③分泌物难以咳出。

【知识拓展】

急性喉气管支气管炎(acute laryngotracheobronchitis）是指由病毒或细菌感染所致的喉、气管、支气管急性弥漫性炎症。以喉部及声带下水肿、气管支气管渗出物稠厚成痂及中毒症状为特征。多见于5岁以下婴幼儿，以2岁左右幼儿的发病率最高。积极救治，一般预后好，但如未及时治疗或抢救不及时延误病情，可致呼吸衰竭死亡。死亡原因是由于炎症及支气管阻塞使肺部微循环障碍导致肺泡，肺毛细血管上皮细胞受到损害，通透性弥漫性增加，血液外漏至组织间隙，引起肺组织间质、肺泡和细小气道内充液，致肺透明膜形成，引起明显的右到左的肺内分流，肺的弹性及顺应性下降，使肺的弥散功能障碍；同时肺表面活性物质消耗或破坏使肺泡萎缩而出现多发性小灶性肺不张，产生通常氧疗难以纠正的低氧血症及呼吸窘迫引起死亡。

（余　蓉）

第三十二章　喉慢性炎性疾病患者的护理

第一节　慢性喉炎患者的护理

【概述】

慢性喉炎（chronic laryngitis）是指喉部黏膜的非特异性病菌感染所引起的慢性炎症，可分为慢性单纯性喉炎、慢性肥厚性喉炎和慢性萎缩性喉炎。

【病因】

（1）急性喉炎反复发作或迁延不愈。

（2）用嗓过多或发音不当。

（3）有害或刺激性气体吸入损害。

（4）鼻腔、鼻窦或咽部的慢性炎症。

（5）胃食管咽反流及幽门螺旋菌感染。

（6）某些全身疾病使血管舒缩功能紊乱，喉部长期淤血，继发慢性喉炎。

【病理】

1. 慢性单纯性喉炎　喉部黏膜血管扩张，弥漫性充血，腺体分泌增多，黏膜肿胀，浸润可达喉内肌层。

2. 慢性肥厚性喉炎　黏膜上皮不同程度增生或鳞状化生、角化，出现纤维组织增生、黏膜肥厚。

3. 慢性萎缩性喉炎　喉黏膜柱状纤毛上皮变为鳞状上皮，腺体萎缩，分泌减少。

【诊断要点】

1. 临床表现

（1）声嘶：为主要症状，初为间歇性，逐渐加重为持续性。

（2）喉部不适感：包括喉部刺痛、烧灼感、紧缩感、异物感或干燥感等。

（3）喉部分泌物增多：常有黏痰附着感，需咳嗽以清除。

2. 检查

（1）慢性单纯性喉炎：喉部黏膜弥漫性充血，声带肿胀，变为粉红色，声带间可见黏液丝。

（2）慢性肥厚性喉炎：喉部黏膜肥厚，声带肥厚，致边缘变钝，向中线靠拢时有缝隙。

（3）慢性萎缩性喉炎：喉黏膜干燥、变薄，严重者其表面有痂皮形成，声门闭合时有梭形裂隙。

【治疗】

（1）病因治疗：包括避免用嗓过多，改善工作环境，戒除烟酒等不良习惯。积极治疗鼻腔、鼻窦及下呼吸道疾病。

（2）可用抗生素及糖皮质激素雾化吸入治疗。

（3）发声矫治：包括有声练习和发声练习。

（4）抗反流治疗：有胃食管咽反流者，需长期应用质子泵抑制剂。

【主要护理问题】

1. 舒适改变　与喉部不适、干燥感、喉痛有关。

2. 语言交流障碍　与声嘶、发声困难有关。

【护理目标】

（1）不适感减轻或消失。
（2）恢复正常的语言交流。

【护理措施】

1. 心理护理

（1）向患者说明疾病与职业、日常用声的关系，介绍疾病的治疗方法、预后、自我保护内容及注意事项等知识，使患者树立战胜疾病的信心。

（2）介绍正确用声与疾病愈后的关系，要求患者少说话，避免长时间或大声讲话，戒烟。

（3）介绍疾病与环境的关系，保持居住环境空气的清洁，温度和湿度应适宜，尽量避免长期受粉尘的刺激。

2. 治疗护理　慢性喉炎一般不需要住院治疗，因此，护士需加强用药指导，提高患者的遵医行为（表 32-1）。

表 32-1　慢性喉炎的治疗护理

项目	护理措施
积极治疗邻近部位的炎症	说明该病与邻近部位疾病的关系，治疗的目的、意义 根据不同部位的疾病指导用药，如教会患者使用滴鼻药、滴耳药、咽部喷药等
抗反流治疗	说明抗反流治疗的原理及作用 介绍抗反流药物治疗过程中的注意事项 指导患者掌握正确的服药抗反流治疗方法，保证治疗效果
用嗓护理	说明合理、正确用嗓对治疗该病的目的及意义 教会患者简单的发声练习方法 根据医嘱正确使用局部消炎药物，观察用药效果

3. 健康教育

（1）告诉患者保护嗓音，注意正确用声，避免长时间用嗓或高声喊叫。

（2）改变不良生活习惯，戒除烟酒，忌辛辣刺激性食物。

（3）加强劳动保护，避免职业性吸入有害气体及粉尘。

（4）提高身体抵抗力，预防感冒，感冒期间尽量少说话。

【特别关注】

（1）发声矫治的方法。

（2）抗胃食管咽反流的治疗。

【前沿进展】

嗓音疾病的发声矫治：①用于治疗不正确发声方法所导致的慢性良性声带黏膜病变（声带水肿、声带小结、声带息肉、慢性肥厚性声带炎）。②用于治疗功能性发声障碍（发声功能过强、男声女调和喉肌劳损等），包括针对音量、音调、音质及喉部痉挛等异常因素进行矫正的训练方法。

【知识拓展】

胃食管反流病（GERD）是指过多胃、十二指肠内容物反流入食管引起烧心等症状，并可导致食管炎和咽、喉、气道等食管以外的组织损害。胃食管反流病在西方国家十分常见，人群中 7% ～ 15% 有胃食管反流症状，发病随年龄增加而增加，40 ～ 60 岁为高峰发病年龄，男女发病无差异，但有反流性食管炎者，男性多于女性。

第二节　声带息肉患者的护理

【概述】

声带息肉（polyp of vocal cord）为好发于一侧声带前、中 1/3 交界处边缘的半透明光滑肿物，是声音嘶哑的常见病因之一，也可见于双侧。

【病因】

1. 用声不当与用声过度　是引起声带息肉的主要原因。

2. 局部长期慢性炎症　致黏膜充血、水肿而形成。

3. 其他因素　包括吸烟、变态反应以及内分泌紊乱等。

【病理】

主要病理改变为声带的任克间隙发声局限性水肿，血管扩张及出血，表面覆盖正常的鳞状上皮，病程长者息肉内可见明显的纤维组织增生或玻璃样变性。

【诊断要点】

1. 临床表现　主要症状为声嘶，因息肉大小、形态和部位的不同，音质的变化、声嘶程度也不同，可由间歇性声嘶至完全失声，甚至引起呼吸困难。

2. 检查　喉镜检查可见声带边缘前、中1/3交界处有表面光滑、半透明、白色或粉红色肿物（图32-1），表面光滑，可带蒂或为广基。

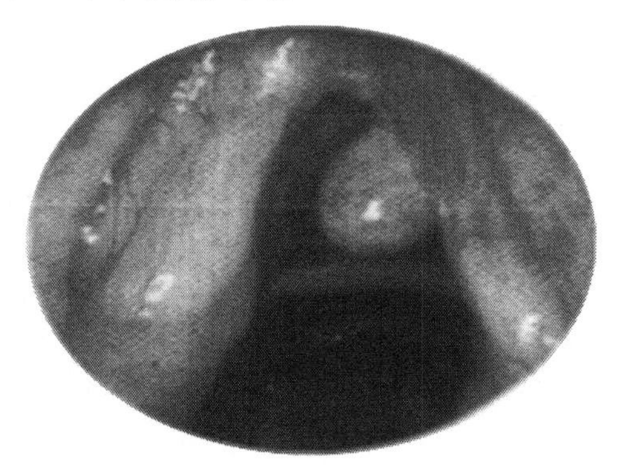

图32-1　声带息肉

【治疗】

以手术切除为主，辅以糖皮质激素、抗生素及雾化吸入等治疗。术后需要禁声休息，并纠正不恰当的发声习惯。

【主要护理问题】

1. 舒适改变　与说话用声时感声带疲劳有关。

2. 知识缺乏　缺乏自我保健知识和信息。

3. 潜在并发症　出血、窒息、舌体麻木、感染、软腭擦伤和黏膜下淤血。

【护理目标】

（1）说话时的不适感减轻或消失。

（2）掌握正确发声及保护声带的知识。

（3）无并发症发生，或发生并发症后能得到及时治疗与处理。

【术前护理措施】

1. 心理护理

（1）介绍疾病的性质、治疗最有效的方法、手术方式、手术过程等，让患者减少对手术的恐惧和焦虑，积极配合治疗。

（2）多与患者沟通，了解患者心态，针对患者心理特征给予及时心理疏导。

（3）介绍正确用声与疾病愈后的关系，告知患者避免长时间或大声讲话是预防息肉复发的关键。

2. 口腔护理　检查口腔有无病变、牙齿有无松动及义齿，有口腔疾患者术前给予漱口液漱口；禁食辛辣食物和抽烟、饮酒，保持口腔清洁。

3. 病情观察

（1）该病以声嘶为主，应告知患者不要大声讲话，以减轻声带水肿。

（2）注意患者有无气紧、胸闷、咳血痰及呼吸困难等症状，及时监测生命体征，出现异常应及时向医生汇报。

（3）了解患者有无其他疾病史，并协助诊治，确保手术及时、安全进行。

4. 术前准备

（1）协助完善相关术前检查：胸部 X 线片、心电图、B 超、出凝血试验等。

（2）术前一日沐浴、洗头，男性患者剃净胡须。

（3）术晨更换清洁病员服，取下所有饰物及活动性义齿，建立静脉通道。

（4）术晨与手术室人员进行患者身份核对后，送患者入手术室。

【术后护理措施】

1. 外科术后护理常规　见表 32-2。

表 32-2　常规护理内容

项目	护理措施
全身麻醉术后护理常规	了解手术范围、手术过程和术中情况，做好相应的急救准备 持续低流量吸氧 持续心电监护 床档保护防坠床 严密监测生命体征
饮食护理	全身麻醉清醒后可进食流质，如无特殊，可进食半流质或软食 进食时应观察有无呛咳或呼吸困难，对误咽者应酌情禁食或给予鼻饲及静脉高营养，以防吸入性肺炎的发生

续表

项目	护理措施
呼吸道护理	术后应防止患者剧烈咳嗽和用力咯痰，吸痰时动作轻柔，压力不要过大，以防引起创口出血 术后当天全身麻醉清醒后即给予消炎、稀化分泌物的药物雾化吸入，如普米克令舒 1～2mg，2 次 / 日，持续 3～5 日 嘱患者尽量禁声休息 2 周左右，以防声带水肿 加强巡视病房，观察患者有无气紧、咯血、喉鸣、喉痛、咳痰困难等情况，以及口中分泌物的颜色、性质和量，发现异常应及时报告医生并做好相应的处理。
口腔护理	术后及时检查患者口腔情况，注意有无口腔黏膜损伤、软腭撕裂伤、牙齿松脱、下颌关节脱位和舌体麻木等并发症 加强口腔护理，术后当日全身麻醉清醒后即给予漱口液含漱，随时保持口腔清洁，预防口腔感染
活动	全身麻醉清醒后 6 小时，如患者无头晕、呕吐、乏力等不适，即可下床活动，术后第 1 日可根据患者体力适当活动

2. 用声护理 术后禁声是护理的重要部分，术后过早发声会增加声带的互相摩擦而导致声带充血、水肿，从而影响创面愈合。

（1）术后 1 周需要严格禁声，避免剧烈咳嗽，禁烟酒。

（2）向患者及家属强调禁声的重要性，告知术后不注意禁声或发音方法不正确，可导致术后并发症及息肉复发，让患者提高自我保护意识。

（3）告知患者术后轻声说话、耳语是不正确的用声方法，应正常发音并避免长时间用嗓或高声喊叫。

3. 健康宣教 见表 32-3。

表 32-3　声带息肉患者的出院宣教

项目	护理措施
用声	2 周内尽量少说话，避免剧烈咳嗽，以防出血和声带水肿 多饮水，保持口腔卫生 注意正确的发音方法，避免长时间用嗓或高声喊叫 禁烟酒，忌辛辣刺激性食物 预防上呼吸道感染，感冒期间应减少说话，使声带充分休息
活动	近期不去人群密集、粉尘较重、空气污染明显的地方 注意劳逸结合，根据体力适当活动，避免过度疲劳或剧烈运动
复查	手术后 1 个月复查一次，以后根据声音恢复情况复查 积极治疗声带邻近器官的炎症，防止息肉的复发

【并发症的处理及护理】

并发症的处理及护理见表 32-4。

表 32-4　并发症的处理及护理

常见并发症	临床表现	处理
出血	患者口中持续咯出新鲜血液	安置患者半卧位安静休息，给予颈部冷敷 保持气道通畅，及时吸出口腔内的分泌物 保持静脉输液管道通畅，按医嘱使用止血药 严密监测患者的生命体征，记录口中分泌物的颜色及量 做好气管切开及紧急手术止血准备
呼吸道水肿	术后患者出现呼吸困难并逐渐加重	给予半坐卧位或头高位，畅通气道 立即肌内注射或静脉推注地塞米松 5 ～ 10mg 给予地塞米松或其他激素药物雾化吸入 持续吸氧，监测 SPO_2 持续心电监护 注意呼吸情况，观察呼吸困难症状有无改善 做好床旁气管切开准备

续表

常见并发症	临床表现	处理
舌体麻木	术后患者自述舌头的敏感度降低	重视患者主诉，告知患者引起舌体麻木的原因是由于术中喉镜压迫舌体、舌根时间长，引起舌肌供血不足造成 告知患者舌体麻木持续时间及治疗方法，让患者消除紧张的情绪 给予温冷的半流质或软食，减少咀嚼，观察患者的吞咽情况，吞咽困难者报告医生处理

【特别关注】

（1）正确的用嗓方法指导。

（2）并发症的观察及护理。

【前沿进展】

在进行发声矫治时应注意以下几点。①训练要有针对性。治疗方案的制订要围绕患者的具体障碍来进行，常见的发声障碍主要在呼吸、发声的音量、音质和音调及共鸣方面出现异常，因此只有从直接症状出发，才可以系统的纠正发声的异常。②训练量适度。正确的发声方法需要一定的重复锻炼才能够重新确立并在生活中得以应用，但运动量必须是适合的，过强的运动量会带来喉肌及声带的疲劳和劳损，反而会加重发声障碍。③补偿和接受。对于部分器质性病变如喉麻痹及慢性发声障碍的患者，经过专业的功能锻炼并不能完全恢复至病前的状态。因此，在训练中需要确立起能够充分发挥现有发声器官功能的方法，使患者接受现有的发声状态并应用于日常交流中。

【知识拓展】

喉关节固定可发生于喉部任何关节，但多发生于环杓关节。环甲关节或一侧环杓关节固定可出现声嘶，发声易感疲劳，或无症状。双侧环杓关节固定的症状与声带的位置有关，如声带固定于内收位，发声尚可，但有呼吸困难。如声带呈外展位，声音嘶哑明显，或呈耳语音，而无呼吸困难。环甲关节或一侧环杓关节固定多不需处理，双侧环杓关节固定发生呼吸困难者宜行气管切开术，以后再行杓状软骨切除术或声带外移术，以恢复正常呼吸通道。

（余　蓉）

第三十三章　喉部良性肿瘤患者的护理

【概述】

喉部良性肿瘤是指发生于喉部，在临床上及病理学上均具有良性特点的真性肿瘤。可分为上皮性和非上皮性肿瘤两大类，喉上皮良性肿瘤以乳头状瘤最常见，非上皮肿瘤发病率较低，包括血管瘤、纤维瘤及神经纤维瘤等。喉乳头状瘤可发生于任何年龄，但以 10 岁以下儿童多见，幼年型好发于 5 岁前，成年型多发于 20 ～ 40 岁。成年型有癌变的可能。

【病因】

喉乳头状瘤的病因目前认为与乳头状瘤病毒（HPV）感染有关，主要同 HPV-6、HPV-11 关系密切。此外，亦与喉的慢性炎症刺激及内分泌失常等因素有关。

【病理】

1. 喉乳头状瘤　由多层扁平上皮及其下的结缔组织向表面作乳头状突出生长而成，基膜完整。单发者多见于成人，多发者多见于儿童。

2. 喉血管瘤　分为毛细血管瘤和海绵状血管瘤 2 型。毛细血管瘤有成群的薄壁血管组成，间以少量结缔组织。海绵状血管瘤由窦状血管构成，色暗红，漫布于黏膜下。

3. 喉纤维瘤　来源于纤维结缔组织，由纤维细胞及纤维束组成。

4. 喉神经纤维瘤　起源于神经鞘，由受累的神经纤维、胶原纤维和神经膜细胞组成。

【诊断要点】

1. 喉乳头状瘤

（1）临床表现：主要为进行性声嘶，肿瘤大者可致失声，以及呼吸困难。

（2）检查：喉镜检查可见声带、室带或声门下淡红或暗红色，表面不平，呈乳头状肿瘤（图 33-1）。

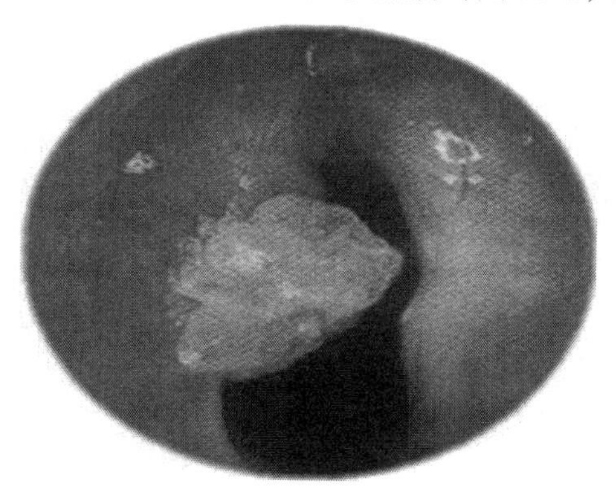

图 33-1　喉乳头状瘤

2. 喉血管瘤

（1）临床表现：症状多不明显，病变位于声带附近才有声嘶，如有损伤可致不同程度出血。

（2）检查：喉镜检查可见毛细血管瘤呈红色或紫色，表面光滑。海绵状血管瘤呈暗红色，表面高低不平。

3. 喉纤维瘤

（1）临床表现：症状视病变部位及肿瘤大小而定，主要症状为声嘶，大者可出现喉梗阻表现。

（2）检查：喉镜检查可见声带、室带或喉腔其他部位有蒂或无蒂肿物，质较硬、表面光滑，色灰白或淡红。

4. 喉神经纤维瘤

（1）临床表现：主要症状为声嘶，肿瘤大者可出现呼吸困难。

（2）检查：喉镜检查可见杓状会厌壁或室带等处圆形或椭圆形坚实肿物，表面光滑，有包膜。

【治疗】

喉部良性肿瘤均以手术切除为主。

（1）喉乳头状瘤易复发，常需反复多次手术。目前，支撑喉镜下 CO_2 激光手术是最常用的方法之一。有明显呼吸困难者，根据病情需要行气管切开术。此外可辅以干扰素等治疗。

（2）喉血管瘤可考虑冷冻、激光疗法，也可局部注射平阳霉素等药物。

（3）喉纤维瘤及喉神经纤维瘤，小者可在间接喉镜或支撑喉镜下切除，大者需行喉裂开手术。

【主要护理问题】

1. 焦虑 / 恐惧　与疾病反复发作、担心预后有关。

2. 有窒息的危险　与肿瘤阻塞气道有关。

3. 语言沟通障碍　与发声困难、声嘶有关。

4. 潜在并发症　感染、出血、呼吸道阻塞等。

5. 知识缺乏　缺乏自我护理知识和技能。

【护理目标】

（1）患者焦虑 / 恐惧程度减轻，能主动配合治疗及护理。

（2）呼吸道通畅，无窒息发生。

（3）能借助手势、纸笔等与他人有效交流。

（4）未发生相关并发症或并发症发生后能得到及时治疗与处理。

（5）患者及家属能够掌握自我护理的技能和知识。

【术前护理措施】

1. 心理护理

（1）介绍疾病的特点：成年型有恶变的可能，要及时治疗；幼年型易复发，需做多次手术，但到青春期后有自行消退的可能，鼓励患者树立治病信心。

（2）多与患者沟通，介绍主要的治疗方法、手术治疗的优势及先进性，减少对手术的恐惧和焦虑，积极配合治疗。

（3）告知患者加强自我保护意识，避免剧烈活动，预防上呼吸道感染，有特殊不适应及时告知医护人员。

2. 口腔护理　术前禁食辛辣食物及烟酒，保持口腔清洁；检查口腔有无病变或乳头状瘤生长，小儿患者检查牙齿有无松动，如松动明显应先拔除牙齿再手术。

3. 病情观察

（1）注意声音的质量，告知患者少讲话，避免小儿患者大声喊叫或哭闹，以避免声带水肿。

（2）观察患者呼吸频率，有无喘鸣、端坐呼吸，平静情况下的 SPO_2 等。

（3）有气紧、胸闷、发绀、三凹征的患者，应及时监测生命体征，做好气管切开和急救准备。

（4）尽快做好术前检查，病情较重的患者检查时需有医护人员陪同。

4. 术前准备

（1）尽快完善相关术前检查：胸部 X 线片、心电图、CT、钡餐、纤维喉镜、肝肾功能、血常规、出凝血试验等。

（2）术前1天沐浴、洗头，男性患者剃净胡须。

（3）术前8小时禁食，2小时禁饮。

（4）术晨更换清洁病员服，取下所有饰物及活动性义齿，建立静脉通道。

（5）术晨与手术室人员进行患者、药物核对后，送患者入手术室。小儿患者最好由家长护送进手术室，以避免哭闹引起或加重呼吸困难。

【术后护理措施】

1. 外科术后护理常规 见表33-1。

表33-1 常规护理内容

项目	护理措施
全身麻醉术后护理常规	了解手术范围、手术过程和术中情况 持续低流量吸氧6小时，小儿患者最好使用面罩给氧 持续心电监护6小时，严密监测生命体征 床档保护防坠床，小儿患者需专人看护
饮食护理	全身麻醉清醒后可进食流质饮食，并逐日过渡到半流质、软食 进食时观察有无呛咳或呼吸困难，对误咽者应酌情禁食或给予 鼻饲及静脉高营养，以防吸入性肺炎的发生
口腔护理	术后及时检查患者口腔情况，注意口腔黏膜有无损伤，有无软 腭撕裂伤、牙齿松脱、下颌关节脱位和舌体麻木等并发症 加强口腔护理，术后当日全身麻醉清醒后即给予漱口液含漱，随时保持口腔清洁，预防口腔感染
活动	全身麻醉清醒后6小时，如患者无头晕、呕吐、乏力等不适，即可鼓励下床轻微活动，术后第1日可根据患者体力适当活动

2. 呼吸道护理　见表 33-2。

表 33-2　呼吸道护理内容

项目	护理措施
观察与记录	观察患者有无气紧、咯血、喉鸣、喉痛、咳痰困难等情况，以及口中分泌物的颜色、性质和量，发现异常应及时报告医生并做好相应的处理 气管切开的患者参照相关章节的护理内容
休息及活动	术后应防止患者剧烈咳嗽和用力咯痰，吸痰时动作轻柔，压力不要过大，以防引起创口出血 嘱患者尽量禁声休息，小儿患者避免喊叫和哭闹，以防声带水肿
治疗护理	全身麻醉清醒后即给予稀化分泌物的药物雾化吸入 2 次 / 日，持续 1 周 观察用药后的效果及反应

3. 辅助治疗的护理　目前，喉乳头状瘤最常用的是干扰素治疗；血管瘤常用的是局部注射平阳霉素。其护理要点如下。

（1）介绍药物治疗的目的、意义及作用。

（2）了解药物的用法、用量及使用时间，根据治疗计划准确用药。

（3）加强与患者及家属的联系和沟通，督促坚持用药，适时提供医学支持。

（4）做好随访记录，观察用药后反应和治疗效果。

（5）用药过程中应每季度检查肝功能和白细胞数。

4. 健康宣教　见表 33-3。

表 33-3 喉良性肿瘤患者的出院宣教

项目	护理措施
相关知识介绍	告知疾病的特点是复发性，且有恶变的概率，成年患者应加强自我护理、自我保护意识，幼年患者应教会家属观察患者的呼吸情况，可根据有无喉鸣音、口唇青紫及烦躁等判断患者是否有呼吸困难，有复发迹象及时就医
	术后 2 周内尽量少说话，正确用嗓，避免剧烈咳嗽、长时间用嗓或高声喊叫，减少对声带的刺激，最大限度地保持音质
	多做深呼吸，防止声带粘连
	多饮水，保持口腔卫生，积极治疗临近器官疾病
	禁烟酒，忌辛辣刺激性食物
	增强体质，预防上呼吸道感染，减少复发的概率
	说明辅助治疗的必要性，鼓励患者坚持治疗
复查	术后第 1 年每月或在有任何病情变化时复查一次，病情平稳后可每 24 个月复查 1 次
	辅助药物治疗的患者应根据用药计划坚持治疗

【并发症的处理及护理】

目前，喉良性肿瘤的手术方式与声带息肉的手术方式大致相同，多采用显微喉镜下 CO_2 激光切除，术后并发症的处理及护理参照声带息肉的相关内容。

【特别关注】

（1）预防复发知识的宣传。

（2）呼吸道护理。

【前沿进展】

支撑喉镜手术在显微镜配合下，暴露清楚，视野清晰，双手操作，手术准确度、精度明显提高，使原来不能完成的手术变得能完成并容易完成。但显微镜的视窗是直线性的，如果暴露困难则手术很难进行。如患者颈项粗短、张口困难、喉高位、颈椎疾病等常使喉、会厌骨或舌根暴露困难，支撑喉镜下不能暴露病灶，或部分暴露病灶，显微镜的光束为线性，不能改变角度，使手术难以进行，如强行手术难以保证手术效果。

30° 内镜可以改变观察角度，使不能暴露在显微镜术野的病灶得以观察，同时，可以改变操作角度的上翘手术器械可以帮助完成手术，低温等离子 70 刀头及 70-70 喉用刀头头端带有角度，并且可以根据术中情况进一步弯曲头端以适应手术野，便于切除病灶，先进的手术器械有力配合了角度镜完成手术，使不能实现的手术得以完成。

【知识拓展】

自从 20 世纪 60 年代研制出了激光器，激光就很快应用于临床，70 年代国外开始把激光技术与手术显微镜结合起来用于治疗喉的良恶性病变，1972 年 Strong 和 Jako 首次将 CO_2 激光运用于喉显微激光手术。80 年代，随着激光在医学领域的研究与应用日益成熟，高功率短脉冲激光逐渐成为研究热点。90 年代以来，国际上最为先进的是超脉冲 CO_2 激光技术。随后各项激光技术特别是 CO_2 激光技术越来越多的用来治疗喉部疾病。

（纪小琴　余　蓉）

第三十四章　喉癌患者的护理

【概述】

喉癌（carcinoma of larynx）是喉部最常见的恶性肿瘤，其发病率呈逐年上涨趋势。发病率男性高于女性，城市高于农村，空气污染重的城市高于污染轻的城市。

【病因】

喉癌的发病原因并不完全明了，可能与以下因素有关。

1. 吸烟、饮酒　吸烟者喉癌发病率明显高于不吸烟者，声门上区癌可能与饮酒有关，当吸烟与饮酒同时存在时，可出现相叠加的致癌作用。

2. 空气污染　与长期吸入大量有害粉尘及气体有关。

3. 病毒感染　近来发现乳头状瘤病毒感染与喉癌的发生、发展有关。

4. 癌前病变　声带白斑、鳞状上皮重度不典型增生及成人喉乳头状瘤均可能演变为癌。

5. 性激素　喉是第二性征器官，有发现表明喉癌可能与性激素及其受体相关。

6. 其他　如营养因素缺乏、胃食管反流及遗传易患性等。

【病理】

喉癌中鳞状细胞癌占93%～99%，腺癌、未分化癌少见，在鳞状细胞癌中以分化较好者为主。喉癌的大体形态可分为溃疡浸润型、菜花型、结节型或包块型、混合型。

【诊断要点】

1. 临床表现　根据肿瘤发生部位不同，症状不一。

（1）声门上癌型：早期常无明显症状，可仅为喉部不适感。癌肿溃破后可出现咽喉疼痛、痰中带血等症状，严重时可出现呼吸困难。晚期可出现吞咽困难或进食呛咳。该部位淋巴管较丰富，易向颈深上或颈总动脉分叉处转移。

（2）声门癌：早期症状即为声嘶，随病变增大，声嘶加重，甚至出现呼吸困难。该区淋巴管较少，不易向颈部淋巴结转移。

（3）声门下癌：因位置隐蔽，早期症状不明显，不易在常规喉镜检查中发现。当肿瘤发展到相当程度时，可出现刺激性咳嗽、声嘶、咯血和呼吸困难等。

（4）跨声门癌：癌肿跨越两个解剖区域，在黏膜下扩展，早期可无症状，出现声嘶时，常已有声带固定。

2. 检查

（1）专科检查：喉镜检查是喉癌形态学诊断的重要方法，应观察癌肿发生的部位、大小、形态及声带的活动度。颈部触诊有无颈部淋巴结肿大、喉体活动度及有无增大、颈前软组织和甲状腺有无肿块等。

（2）影像学检查：喉部增强 CT 扫描可了解病变的范围及颈部淋巴结转移情况。

（3）病变组织活检：病变组织活检是喉癌确诊的金标准，活检可在直接喉镜、间接喉镜或纤维 / 电子喉镜下进行。

（4）其他检查：包括 X 线胸片、腹部 B 超等了解有无全身其他部位的转移。

【治疗】

1. 手术治疗　是喉癌治疗的主要手段，应在彻底切除肿瘤的前提下，尽可能保留和重建喉功能。手术方式包括喉部分切除术、喉全切除术及喉全切除术后喉功能重建。需要根据不同病情，行颈部淋巴结清扫术。

2. 放射治疗 适应早期声带癌，声带动度正常者；病变小于1cm的声门上癌；全身情况差，不宜手术者；病变范围广，可先行术前放疗。

3. 其他治疗 包括辅助化疗及生物治疗。

【主要护理问题】

1. 焦虑/恐惧 与患者对癌症的恐惧、担心预后有关。

2. 有窒息的危险 与肿瘤阻塞、气管套管堵塞有关。

3. 语言沟通障碍 与发声困难、喉切除有关。

4. 疼痛 与手术损伤有关。

5. 潜在并发症 感染、出血、呼吸道阻塞、咽瘘等。

6. 营养失调——低于机体需要量 与进食困难、不能经口进食有关。

7. 知识缺乏 缺乏与放疗相关的自我保健，出院后自我护理和语言康复知识及技能。

8. 生活自理能力下降 与术后疼痛、疲劳等有关。

【护理目标】

（1）患者焦虑/恐惧程度减轻，能积极配合治疗及护理。

（2）手术前后呼吸道保持通畅。

（3）能借助手势、纸笔、人工喉等与他人有效交流。

（4）患者主诉疼痛感减轻或消失。

（5）未发生相关并发症或并发症发生后能得到及时治疗与处理。

（6）患者营养状况得到改善或维持。

（7）患者及家属能够掌握放疗相关的自我保健，出院后自我护理和语言康复的技能及知识。

（8）病情好转，生活自理能力提高。

【术前护理措施】

1. 心理护理

（1）喉癌的确诊会给患者及家属带来极大的精神打击，喉癌患者术后又将暂时或永久失去发声能力及颈部遗留永久性造口。及时评估患者的心理状态，针对个体情况进行针对性的心理护理；向患者及家属讲解手术的必要性、手术方式、治疗效果、术后辅助发音的方法等。

（2）多关心患者，鼓励患者表达自身感受，注意倾听，并教会患者自我放松的方法。

（3）鼓励患者家属和朋友给予患者关心和支持。

（4）告知患者大致的手术时间及准备要求，以便其做好心理准备，积极配合治疗。

2. 术前辅助练习及准备

（1）协助患者及家属练习一些简单的沟通技巧，教给不会写字的患者一些简单的手势，如竖起拇指代表大便，小指代表要小便等；为会写字的患者准备笔纸或写字板。

（2）练习深呼吸方法，深呼吸有利于促进术后肺功能康复及雾化吸入时利于药液吸入到气道深部。

3. 密切观察病情

（1）注意观察患者呼吸情况，有呼吸困难的患者需卧床休息，限制活动范围，避免剧烈运动。

（2）嘱患者勿擅自离开病房，防止上呼吸道感染。

（3）有喉梗阻的患者需床旁备好气管切开包、负压装置等物品。

4. 皮肤准备

（1）术前 1 日沐浴、洗头，男性患者建议剃光头，若患者拒绝剃光头应尽量将头发剪短，剃尽双耳连线以下的头发；剃胡须。

（2）计划行皮瓣转移的患者，需刮净供皮区域的汗毛，告知患者备皮的目的及重要性。

（3）保持口腔清洁，术前1～2日开始用漱口液漱口；清淡饮食，禁烟酒；根据患者手术台次，嘱患者术前8小时禁食，术前2小时禁饮。

5. 术前常规准备

（1）协助完善相关术前检查：CT、胸部X线片、心电图、颈部彩超、出凝血试验等。

（2）术前1日行抗生素皮试，术晨遵医嘱带入术中用药。

（3）术晨更换清洁病员服，取下所有饰物及活动性义齿。

（4）术晨安置保留胃管，建立静脉通道。

（5）术晨与手术室人员进行患者、药物核对后，送患者入手术室。

【术后护理措施】

1. 外科术后护理常规 见表34-1。

表34-1 常规护理内容

项目	护理措施
全身麻醉术后护理常规	喉癌手术方式较多，不同的手术方式其护理内容有一定的区别，应及时了解手术方式，根据手术名称制订相应的护理措施 了解手术范围、术中情况和引流情况 持续气管套管内低流量吸氧及心电监护监测生命体征 床档保护防坠床

续表

项目	护理措施
伤口观察及护理	观察伤口有无渗血渗液，若有异常，及时通知医生并更换敷料 观察气管套管及口腔内分泌物的颜色、性质及量 观察颈胸部有无皮下气肿，切口周围有无淤血及紫斑等
各管道观察及护理	输液管保持通畅，留置针妥善固定，注意观察穿刺部位皮肤 尿管按照尿管护理常规进行，一般术后第 1 日可拔除尿管，拔管后注意关注患者自行排尿情况；注意老年患者或有前列腺增生的患者可适当延长保留尿管的时间，遵医嘱给予哈乐 0.2mg 口服，每日 1 次 颈部负压引流管参照负压引流管护理相关要求 气管套管及胃管护理见下面内容
疼痛护理	评估患者疼痛部位、性质及程度，告知疼痛的原因和可能持续的时间 遵医嘱给予镇痛药物，对使用镇痛泵的（PCA）患者，注意保持管道通畅，及时评价镇痛效果是否满意 提供安静舒适的环境，抬高床头 30° ～ 45°，以减轻颈部伤口张力，教会患者起床、活动时保护头部的方法 操作时动作轻柔，避免吸痰时过度刺激呼吸道引起咳嗽，防止剧烈咳嗽加剧切口疼痛
心理护理	术后患者会因手术创伤、颈部伤口敷料的加压包扎及各种管道的刺激引起不适，要主动关心患者，满足患者的合理要求 喉部分切除或全切除后，患者语言交流受阻，会出现悲观及忧郁状态，要协助家属及时寻找交流默契
皮肤护理	严密观察患者的皮肤情况，特别是骶尾部、肩胛部、足跟及枕部等受压部位保持皮肤的清洁、干燥 定时协助翻身 保持床单的整洁、平整、无渣屑
基础护理	做好口腔护理、尿管护理、定时翻身、雾化吸入、定时协助翻身拍背及患者清洁等工作

2. 胃管护理　见表34-2。

表34-2　胃管护理内容

项目	护理措施
通畅	手术后回病房时安置胃肠减压，固定通畅，观察引流出的胃内容物的性质、颜色及量。注意静脉补充营养。 术后第1日，胃肠减压引流出的胃内容物为清亮淡黄色液体时，可遵医嘱给予管喂，先管喂50ml温开水，如无特殊不适，半小时后可管喂流质 手术后安置胃管的时间为7～14日，告知患者应妥善保护，勿折叠、扭曲、压迫管道，避免管饲过稠、带颗粒的食物
固定	术后记录胃管安置的长度，每班检查，班班交接 选择适合患者的胃管固定方法，每日检查牢固度，并保持美观 根据患者的活动度，妥善固定胃管尾端，如夹于耳上、用松紧带固定在头部、放于上衣口袋中等，确保牢固，避免活动时脱出 告知患者安置胃管的重要性，加强自我保护意识，咳嗽或打喷嚏时用手扶住胃管，切勿自行拔出胃管 若胃管不慎脱出，切勿自行安置胃管，应立即通知主管医生，由医生决定是否重置胃管
观察	术后安置胃肠减压，观察胃内容物的性状、颜色、量；正常情况下手术后引流出的胃内容物可为咖啡色，以后逐渐减少并清亮，呈淡黄色，如引流出的液体呈血性，量逐渐增多，应警惕应激性胃溃疡或颈部伤口出血，应立即通知医生，并协助处理 观察安置胃管处鼻黏膜情况，调整胃管角度，避免鼻黏膜受压 观察患者有无胃肠道反应，如呃逆、腹胀、腹泻等，重视患者主诉，及时发现不良反应
拔管	部分喉切除术的患者术后7～10日，全喉切除术的患者术后10～14日，可根据伤口愈合情况、按医嘱拔管 拔管前需先经口进食，如无呛咳、误咽方可拔管

3. 饮食护理　见表 34-3。

表 34-3　饮食护理

时间	进食内容	进食量
手术当日	禁饮禁食，静脉补充营养	
术后第 1 日	胃肠减压引流出的胃内容物为清亮淡黄色液体时，可遵医嘱给予管喂温开水，如无特殊不适，半小时后可管喂流质	100～150ml/ 次，1 次 /(2～3）小时
术后第 2 日	流质	200 ml/ 次，1 次 /2 小时
术后第 3 日至拔管前 2 日	流质	200～300ml/ 次，8～12 次 / 日或根据患者需求增加量及次数
拔除胃管前 1～2 日	软食或柔软的固体食物，以黏稠度高的食物为宜，如汤圆、馒头	经口进食，正常进食量的 8 成，如呛咳、误咽明显应暂停进食，继续管饲
拔除胃管当日	半流质或软食，饮食宜清淡、易消化	少食多餐，每餐 8 成饱，避免哽噎
拔除胃管后 3～7 日	逐步过渡至正常饮食，注意营养丰富、易吞咽，忌辛辣、刺激、坚硬食物	正常进餐

注：拔除胃管后的进食过程中出现剧烈呛咳、误咽等系异常情况，应立即停止进食，查明原因，根据医嘱重新安置胃管或给予静脉高营养。

4. 气管套管护理　见表 34-4。

表 34-4　气管套管护理内容

项目	护理措施
保持套管通畅	告知患者及家属保持气管套管通畅目的、重要性、注意事项 适时吸痰，随时吸出气管内分泌物及痰液，避免痰液结痂 定时清洗、消毒内套管，每 4～6 小时一次，防止套管堵塞 内套管取出后要及时放回，内套管脱离外套管的时间最好不大于 30 分钟，以免外套管堵塞

续表

项目	护理措施
保持套管通畅	充分气道湿化，及时稀化痰液 鼓励患者有效咳痰、咳嗽，协助患者适当下床活动，定时拍背，利于痰液的排出 注意套管口的保护，避免水、异物等进入呼吸道 鼓励患者多饮水，补充体内水分 保持室内适宜的温度和湿度
防脱管	告知患者气管套管的作用以及气管套管脱出的危害性，要做好自我保护，避免自行拔出气管套管 选择长短适度的气管套管 套管系带应打死结，随时检查系带的松紧度并及时调整，避免系带过松 正确的取、放内套管 部分喉切除术后的患者应防止脱管 躁动及意识不清的患者要适当约束，防止患者抓扯气管套管 颈部粗肿、皮下气肿严重、咳嗽频繁的患者应加强保护措施
气管造瘘口保护	保持气管套管口的纱布垫清洁、干燥，每日更换，被分泌物浸湿或受污染后应及时更换 选择大小适宜的纱布垫，充分保护套管周围皮肤 全喉切除的患者，术后第 3 日开始即可每日 1 次取出气管套管进行伤口换药，以彻底清洁造瘘口周围的皮肤，避免血痂、痰痂对造瘘口的刺激，促进伤口愈合
观察	观察套管内分泌物的性状、颜色、量；正常情况下手术当日吸出的分泌物呈血性，每 30 ～ 60 分钟抽吸 1 次，每次吸出的量不超过 10ml，24 小时以后分泌物逐渐变为痰中带血或带血丝，但痰液量会逐渐增多。如吸出大量的血性痰，应及时报告医生处理 观察气管套管口分泌物的性质，正常情况下会有少量痰液从套管托盘下溢出，如溢出的分泌物过多、呈脓性或有异味，应警惕切口感染 观察气管套管口周围有无皮下气肿、血肿或淤紫 观察气管造瘘口有无红肿、压痛，避免过多取放气管套管，减少对瘘口的刺激

5. 体位与活动　见表 34-5。

表 34-5　患者体位与活动

时间	体位与活动
全身麻醉清醒前	去枕平卧位
全身麻醉清醒后手术当日	头高位或低半卧位，保持头稍前倾，避免颈部活动
术后第 1 日	半卧位为主，可在床上适当活动；每日 2 次扶患者取坐位，给予拍背，促进排痰
术后第 2 日	半卧位为主，可在搀扶下适当床旁活动，但需避免颈部活动
术后第 3 日	半卧位、坐位为主，在搀扶下适当屋内活动，避免颈部转动、过伸、过仰
术后第 4 日起	保持颈部不过度活动的情况下自动体位休息，适当增加活动度，避免到人群聚集的地方

注：活动能力应当根据患者个体化情况，循序渐进，对于年老或体弱的患者，应当相应推后活动进度。

6. 语言交流障碍的护理

（1）评估患者的读写能力，对不能读写的患者通过图片、简单的手势进行沟通，能读写的患者使用写字板、纸和笔进行沟通。

（2）鼓励患者充分使用术前约定的手语，或通过肢体语言表达自己的需要。

（3）主动关心患者，给予患者足够的交流时间，耐心体会患者所要表达的内容。

（4）告知患者语言康复的时间和方法，帮助患者树立战胜疾病的信心。

7. 健康宣教 见表34-6。

表34-6 喉癌术后患者的出院宣教

项目	护理措施
饮食	带胃管出院的患者，告知其保留胃管的重要性，保持胃管固定通畅，管喂流质饮食 饮食以清淡、易消化、营养丰富的软食为宜，避免进食辛辣、刺激、坚硬食物，禁烟酒 进食过程中出现轻微呛咳，可改变进食时的体位，如抬头进食、低头吞咽；如出现剧烈呛咳、明显误咽或食物从颈部瘘口溢出，应立即停止经口进食，及时到医院就诊
活动	注意劳逸结合，根据体力适当活动，不可剧烈运动及进行水上运动，不去人群密集、粉尘较重、空气污染明显的地方
气管套管的自护知识	教会患者正确取放内导管的方法，内套管清洗、消毒的方法 颈部伤口的消毒及套管垫的安置方法 告知部分喉切除术后患者防止脱管的重要性，如何处理套管阻塞或脱管 告知全喉切除术后患者保护造瘘口清洁的重要性 掌握避免异物、污水进入气管套管或瘘口的方法 掌握正确咳痰的方法 掌握气道湿化的方法
发音重建	告知发音重建的主要方法有食管发音法、人工喉和电子喉、食管气管造瘘术，以及这些方法的优、缺点 告知不同语言康复方法的最佳时间 提供患者之间的交流平台，通过成功案例的经验介绍让患者对发音重建产生感性认识，增强康复信心
复查	手术后1年内的复查时间一般为出院后第1个月、第3个月、第6个月和第12个月，1年以后每半年复查一次，至少复查5年 术后需放化疗的患者应及时到肿瘤科治疗 如出现出血、呼吸困难、造瘘口有新生物、颈部扪及包块等应及时就诊

【并发症的处理及护理】

并发症的处理及护理见表 34-7。

表 34-7　并发症的处理及护理

常见并发症	临床表现	处理
切口出血	气管套管内持续吸出新鲜血液，套管口周围有鲜血渗出 颈部敷料短时间内被血液浸湿 颈部负压引流管在短时间内引流出较多鲜红色液体或患者从口腔频繁吐出鲜红色液体	立即安置患者卧床休息，颈部制动 报告医生，做好紧急止血准备 更换敷料，给予颈部加压包扎 及时吸出套管、口腔内的分泌物，避免分泌物阻塞气道 更换金属套管为一次性带气囊套管并进行气囊打气以防止分泌物流入下呼吸道 严密监测患者的生命体征、伤口敷料的渗血情况、负压引流管引流出的液体的性质、颜色及量 按医嘱使用止血药物并观察药物的作用 保守治疗无效者应及时行手术止血
感染和咽瘘	局部伤口有红肿、疼痛明显 伤口愈合不良，有裂开 伤口敷料渗液过多，有唾液漏出，分泌物有臭味 血象增高 体温升高	严密观察患者的生命体征的变化，尤其是体温的变化 观察伤口的情况 加强局部换药，随时更换颈部敷料，保持其清洁、干燥 抗感染治疗 保护瘘口周围皮肤 加强营养支持，可给予静脉高营养
误咽	经口进食时发生剧烈呛咳，有食物从气管套管内咳出	停止经口进食，延迟拔鼻饲管时间 及时吸出呛入气管内的食物和分泌物，防止发生坠积性肺炎 指导患者进行吞咽功能训练

【特别关注】

（1）胃管护理：避免脱管的重要性。

（2）保持套管通畅的方法。

（3）出院时的健康指导。

【前沿进展】

食管发音是改善喉全切除术后患者的发音功能的一种重要方法，其机制是将空气吸入或注入食管内储存起来，接着将空气向上排出，冲击作为“假声带”的咽食管段时，使该处黏膜振动而发声，然后再经共鸣和构音器官协调加工，形成使人们能听清和听懂的食管语。同时由于食管发音空气在吸入或注入咽食管过程中经过鼻腔，使因全喉切除而丧失的嗅觉功能有不同程度的恢复。

【知识拓展】

动态喉镜，又称频闪喉镜，是利用 Talbot 原理生成声带振动减慢的假象，用以观察声带的运动。自 18 世纪由 Oertel 发明以来被广泛的应用在耳鼻咽喉领域的临床工作。声带的振动特性反映了喉的发声功能，是嗓音医学研究的重要课题，动态喉镜 / 频闪喉镜是目前研究喉发生功能的主要检查方法。动态喉镜检查主要用于观察发声时声带的振动特性，是惟一能看到声带黏膜波移动方式的检查。它可以观察到声带的振动规律，对声带疾病的诊断（如声带囊肿、早期声带癌）及声带手术前后的对比提供了客观依据。随着电子技术的进步，目前已实现了将动态喉镜的图像通过电子计算机分析，使动态喉镜检查更多地排除主观因素，并向定量化发展。因此动态喉镜检查在喉科学、嗓声医学和艺术噪声医学领域有重要的意义。

（纪小琴　余　蓉）

第三十五章　喉阻塞患者的护理

【概述】

喉阻塞（laryngeal obstruction）又称喉梗阻，是指因喉部或其临近组织的病变，使喉部通道发生阻塞，引起的呼吸困难，其不是一种独立的疾病，而是一症状，如处理不及时，可引起窒息死亡。是耳鼻咽喉头颈外科常见的急症之一。

【病因】

1. 炎症　如小儿急性喉炎、急性会厌炎、急性喉气管支气管炎、白喉、喉脓肿、咽后脓肿、口底蜂窝织炎等。

2. 外伤　喉部挫伤、切割伤、烧灼伤及喉部吸入性损伤等。

3. 水肿　喉部的血管神经性水肿，全身过敏性反应或其他疾病引起的喉部水肿等。

4. 异物　喉部异物，气管异物及因此而引起的喉痉挛。

5. 肿瘤　喉癌、喉咽癌、甲状腺肿瘤及喉部乳头状瘤等。

6. 畸形　先天性喉喘鸣、喉蹼、喉软骨畸形、喉瘢痕狭窄等。

7. 声带瘫痪　各种原因所致双侧声带麻痹。

【诊断要点】

1. 临床表现

（1）吸气性呼吸困难：是喉阻塞患者的主要症状。

当声门狭窄时，吸气期气流将声带斜面向下、向内推压，使已经狭窄的声门更窄，以致造成吸气性呼吸困难。表现为吸气运动加强，时间延长，吸气深而慢。

（2）吸气性喉喘鸣：吸气时气流通过狭窄的声门时，形成气流漩涡冲击声带发出的声音。喉喘鸣声的大小与阻塞程度呈正相关。

（3）吸气性软组织凹陷：吸气时出现胸骨上窝，锁骨上、下窝，剑突下及肋间隙向内凹陷（图 35-1）。其程度随呼吸困难的程度而异。

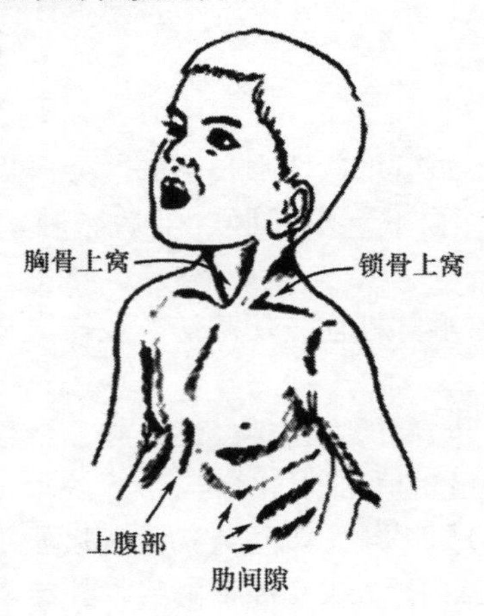

图 35-1　吸气性软组织凹陷

（4）声嘶：病变累及声带可致声嘶，甚至失声。

（5）发绀：患者因缺氧可出现面色发绀、烦躁、心率加快，甚至昏迷死亡等。

2. 检查

首先应判断呼吸困难程度，解除呼吸困难后，再行检查明确病因。喉阻塞根据病情可分为以下 4 度。

一度：安静时无呼吸困难，活动或哭闹时有轻度吸气期喉喘鸣及软组织塌陷。

二度：安静时也有轻度吸气期呼吸困难，吸气期喉喘鸣及软组织塌陷，活动时加重，但不影响睡眠和进食，无烦躁不安等缺氧表现，脉搏正常。

三度：吸气期喉喘鸣较响，吸气期呼吸困难及软组织塌陷明显，出现烦躁不安、不易入睡、脉搏加快等缺氧表现。

四度：呼吸极度困难，患者坐卧不安，出冷汗，面色苍白或发绀，定向力丧失，脉搏细速、昏迷及大小便失禁。

【治疗】

喉梗阻患者首先应积极解除呼吸困难，根据喉阻塞程度，处理原则如下。

一度：明确病因，积极行病因治疗。

二度：因炎症引起者，使用足量有效抗生素和糖皮质激素，多数可缓解呼吸困难，避免气管切开。若为异物，应迅速取出。若为肿瘤、外伤或双声带麻痹一时不能去除病因者，应考虑行气管切开术。

三度：炎症引起者，且喉阻塞时间较短，在密切观察下可先积极行药物治疗，但需做好气管切开的准备。若药物治疗不好转，患者全身情况较差，应及早行气管切开术。若为肿瘤，应立即行气管切开术。

四度：病情紧急，应立即行气管切开术，甚至可先行环甲膜切开术或气管插管术后，再行气管切开术。

病因治疗在一定情况下可先采用，如喉异物取出，咽后脓肿切开等，而病情危重者应先行气管切开术，再根据病因进行治疗。

【主要护理问题】

1. 恐惧 与呼吸困难、害怕窒息有关。

2. 潜在的窒息 与喉阻塞或手术后套管阻塞或脱管有关。

3. 舒适的改变 与气紧、缺氧、吸痰有关。

4. 呼吸形态改变 与喉阻塞、吸气性呼吸困难、气管切开有关。

5. 语言沟通障碍 与声音嘶哑、发音困难、气管切开有关。

6. 生活自理能力下降 与活动后缺氧有关。

7. 潜在并发症 低氧血症、术后出血、皮下气肿、气胸等。

8. 知识缺乏 缺乏气管切开术后自我护理和喉阻塞预防知识。

【护理目标】

（1）患者及家属情绪稳定，积极配合治疗、护理。

（2）呼吸道阻塞解除，呼吸道保持通畅，患者未发生窒息。

（3）呼吸通畅，缺氧改善，自述不适感减轻或消除。

（4）能通过其他方式进行有效沟通。

（5）病情减轻，自护能力提高。

（6）未发生相关并发症或并发症发生后能得到及时治疗与处理。

（7）患者及家属掌握气管切开术后自我护理知识和技能。

【护理措施】

1. 急救护理 喉阻塞是耳鼻喉科常见急诊，急救原则是分秒必争解除阻塞（表 35-1）。

表 35-1　急救护理内容

项目	护理措施
心理护理	向患者解释呼吸困难产生的原因、治疗方法和疗效，使患者尽量放松，减轻恐惧心理，帮助患者树立信心，避免不良刺激，以免进一步加重呼吸困难和缺氧症状。
保持呼吸道通畅	对一度和二度喉阻塞患者应密切观察病情变化和喉阻塞程度，如病情加重及时通知医生；对三度和四度喉阻塞患者应密切观察呼吸、脉搏、SPO_2、血压、神志、面色、口唇颜色等变化，并立即报告医生 给予氧气吸入，监测 SPO_2 及时根据医嘱用药，并注意观察患者用药后的效果 给患者创造安静的休息环境，采取半卧位，卧床休息 小儿患者尽量减少各种刺激，避免哭闹而加重呼吸困难 备好气管切开包、适宜型号的气管套管、床旁插灯和吸引器等，以备急救
明确病因	反复、仔细询问病史，了解发病过程、近期健康情况、既往史等，询问并评估患者呼吸困难发生的时间、程度、进展、有无诱因，协助医生查找病因 按医嘱及时、正确用药，评估用药后的反应及效果，及时向医生汇报观察结果，以助诊断和治疗
病因的处理	由炎症引起者，及时、足量使用有效抗生素和糖皮质激素，严密观察呼吸情况，随时判断喉阻塞的临床分度，如用药后效果不佳或喉阻塞程度加重，应做好气管切开准备 由异物引起者，积极术前准备，尽快取出异物，如喉阻塞达到四度，应立即行气管插管或气管切开 由喉肿瘤、外伤、声带麻痹引起者，因不能较快去除病因，应积极做好气管切开准备。喉阻塞达到二度，应考虑气管切开；喉阻塞达到三度或以上，应立即气管切开
气管切开术的配合及护理	积极行术前准备，急查血常规、出凝血时间、血液生化、动脉血气分析，建立静脉通道，嘱患者禁食禁饮 2 小时以上 床旁备好气管切开包、适宜型号的气管套管、头灯、吸引器、局部麻醉药物、手套、注射器等，随时做好配合准备 做好患者及家属的心理护理，减轻焦虑情绪 做好床旁护理、基础护理，保持环境安静，减少刺激 行气管切开术的患者，护理内容参照相关章节

2. 健康宣教 见表35-2。

表35-2 喉阻塞患者的健康教育内容

项目	护理措施
饮食	饮食宜清淡、易消化、营养丰富的软食，避免进食辛辣、刺激、坚硬食物 急性炎症患者应多喝水，禁烟酒 气管异物的患者在6岁前避免进食花生、瓜子、豆类等坚果，进食时避免嬉闹，改变不良进食习惯 气管切开的患者进食速度不宜过快，宜细嚼慢咽，避免进食方式不当引起呛咳
活动	注意劳逸结合，根据体力适当活动，避免过度劳累，增强抵抗力，防止上呼吸道感染 气管切开术后患者不宜去人群密集、粉尘较重、空气污染明显的地方
疾病治疗的相关知识	喉部急性炎症的患者，应及时、彻底治疗原发病，防止反复发作 正确用声，避免用声过度，小儿应避免大声喊叫和哭闹 培养小儿良好的生活、进食习惯，避免引起气管异物的各种因素 积极治疗原发病，及时清除喉部、口腔内的分泌物
复查	根据原发病要求进行复查

【特别关注】

（1）喉阻塞的分度处理。

（2）急救原则。

【前沿进展】

目前，已经有许多种内镜技术用于取出成人或者儿童的气管异物。其中，标准的治疗方法是通过支气管镜进行异物取出，但是这种方法在取出深部异物的时候有一定的困难。用传统的检测手段不容易发现停留在三、四级气道的异物，进而造成诊断的困难。近来成人患者中已经开始应用心脏介入中血管异物取出设备进行气管异物取出。密歇根儿童医院的 Thatte 医学学士及其同事首次对在心导管室联合应用儿童心脏介入技术和肺部介入技术对支气管异物取出进行了尝试。

【知识拓展】

呼吸道硬结病（scleroma of respiratory tract）是一种慢性进行性肉芽肿性炎症，进展缓慢，常侵及呼吸道，以鼻腔最为常见，此外尚可侵及咽、喉、气管、软腭及鼻窦等部位。呼吸道硬结病的发病与个体免疫功能状况密切相关。其治疗方法主要有抗感染治疗，放射治疗及手术治疗等。

（纪小琴　余　蓉）

第三十六章　气管切开患者的护理

【概述】

气管切开术（tracheotomy）是一种急救手术，主要通过切开颈段气管前壁并插入气管套管，使患者直接经套管呼吸和排痰。一般在第 3 ～ 4 气管环处切开气管，避免切开第 1 环，以免损伤环状软骨而导致喉狭窄，亦不能低于第 5 环，防止发生大出血。

【适应证】

1. 喉阻塞　任何原因引起的三、四度喉阻塞，尤其是引起喉阻塞的病因不能快速解除者。

2. 下呼吸道分泌物潴留、阻塞　如昏迷、胸部外伤、颅脑病变、多发性神经炎、呼吸道烧伤等。

3. 某些手术的前置手术　如颌面部、口腔及咽、喉部手术时，为防止血液流入下呼吸道或术后局部肿胀引起呼吸困难，行预防性气管切开术。

4. 其他　长时间需使用呼吸机辅助呼吸者。

【主要护理问题】

1. 潜在的窒息　与气管套管堵塞或脱管有关。

2. 语言沟通障碍　与气管切开后发音困难有关。

3. 舒适的改变　与伤口疼痛、吸痰刺激有关。

4. 呼吸形态改变　与气管切开有关。

5. 潜在并发症　感染、出血、皮下气肿、纵隔气肿、气胸、误吸等。

【护理目标】

（1）呼吸道保持通畅，未发生气管套管堵塞或脱管。

（2）能够用其他交流方式进行有效沟通。

（3）自诉疼痛减轻或消失，能耐受吸痰。

（4）缺氧症状改善，能进行日常活动。

（5）术后无相关并发症发生。

【术前护理措施】

1. 病情观察

（1）严密观察患者呼吸困难及喉阻塞的程度。

（2）半坐卧位，持续吸氧和心电监护，密切监测 SPO_2 的变化。

（3）床旁备好气管切开包、吸引器、床头灯等气管切开用物。

（4）详细检查颈部，了解气管位置及颈部情况，准确提供观察数据，以便判定病变部位及了解下呼吸道情况。

2. 做好心理护理

（1）向患者及家属说明手术的目的和必要性、术后注意事项等，解除患者及家属的紧张、恐惧心理。

（2）与家属充分沟通，为患者提供心理支持。

（3）准备好写字板、纸和笔，做好术后交流准备，减轻患者顾虑。

3. 积极完善术前准备

（1）患者准备

1）告知患者禁食、禁水。

2）备皮，从下颌、颈两侧中线至胸骨柄，男性患者需剔胡须。

3）血液检查，如血常规、出凝血时间、输血前全套等，心电图、胸片、CT 等。

（2）物品准备

1）备好床旁气管切开所需用物：包括氧气、负压吸引装置、生理盐水、吸痰管、床头灯、气管切开包、适当型号的气管套管、抢救用物及抢救车等，必要时准备气管内插管及支气管镜。

2）急救药物的准备：包括呼吸中枢兴奋药、麻醉药和消毒药品。

【术后护理措施】

1. 术后常规护理 见表36-1。

表36-1 常规护理内容

项目	护理措施
术后护理常规	了解术中情况，检查气管套管是否通畅，气囊是否完好 持续低流量吸氧及心电监护，严密监测 SPO_2 专人守护，床档保护防坠床
伤口观察及护理	观察伤口渗血情况。气管切开术后颈部皮肤创口一般无须缝合，有少许浸血属于正常，若有明显渗血，应及时通知医生并协助行止血处理 观察气管套管及口腔内分泌物的颜色、性质及量 观察颈胸部有无皮下气肿，切口周围有无淤血或血肿等
卧位	取半卧位，使颈部舒展，以免套管远端压迫或刺激气管局部黏膜引起咳嗽或不适
环境	室内保持安静、清洁，定时开窗通风，控制人流量，动态监测室内细菌的变化 调节温度在22℃左右 保持相对湿度在60%～90%
疼痛护理	评估患者疼痛的程度，告知疼痛的原因和可能持续的时间，提供安静舒适的环境，取适当的卧位，减轻颈部伤口张力

续表

项目	护理措施
疼痛护理	教给患者起床、活动时防止头部运动的方法 操作时动作轻柔，避免吸痰时过度刺激呼吸道引起咳嗽而加剧切口疼痛
疼痛护理	采用一些分散注意力的方法，如听音乐、看电视等，缓解患者疼痛 必要时按医嘱使用镇痛药并观察药物的作用及不良反应
基础护理	做好口腔护理，定时翻身、拍背、雾化吸入，保持床单位及患者清洁 床旁备好氧气、负压吸引器、气切护理盘及急救药品，另备一副同号气管套管

2. 气管套管护理　见表 36-2。

表 36-2　气管套管护理内容

项目	护理措施
防止套管堵塞	适时吸痰，随时吸出气管内分泌物及痰液，避免痰液结痂 定时清洗、消毒内套管，每 4 ～ 6 小时一次，防止套管堵塞内套管取出后要及时放回，内套管脱离外套管的时间最好 不大于 30 分钟，以免外套管堵塞 注意套管口的保护，避免水、异物等进入呼吸道
防脱管	告知患者气管套管的作用及气管套管脱出的危害性，要做好自我保护，避免自行拔出气管套管 选择长短适度的气管套管 套管系带应打死结，随时检查系带的松紧度并及时调整，避免系带过松 正确的取、放内套管 躁动及意识不清的患者要适当约束，防止患者抓扯气管套管 颈部粗肿、皮下气肿严重、咳嗽频繁的患者应加强保护措施

续表

项目	护理措施
正确吸痰	正确掌握吸痰指征，以下情况应立即吸痰：于病床旁听到呼吸道痰鸣音；患者出现咳嗽或呼吸窘迫征；氧分压或 SPO_2 突然降低；血压 / 心率改变 选择适宜的吸痰管：软质、圆头、外径不超过气管套管内径 1/2 的硅胶管
正确吸痰	吸痰时吸痰管插入深度为 7 ～ 10cm 吸痰时间：成人不超过 15 秒，儿童不超过 10 秒 吸痰时的负压：成人 4053.3kPa；小儿＜ 40kPa 吸痰方法正确，吸痰动作轻柔
良好的气道湿化	根据痰液性质选择湿化液，一般患者使用 0.9% 氯化钠溶液 5ml 加沐舒坦 15mg，干痂或血痂较多的患者可选用 2.5% 碳酸氢钠溶液 根据患者个体情况使用气道湿化的方法，最常用的是雾化湿化法加滴注式湿化法、人工鼻湿化法 根据患者病情调整雾化吸入的频次
保持下呼吸道通畅	及时吸出气管内的分泌物 鼓励患者有效咳痰、咳嗽 鼓励并协助患者下床活动，定时拍背，利于痰液的排出 鼓励患者多饮水，补充体内水分 保持室内适宜的温度和湿度
伤口的观察及护理	根据伤口情况每日换药 3 ～ 4 次，严格无菌技术操作 保持套管垫干燥、平整、无污染，浸湿后及时更换 观察套管托盘下的伤口有无渗血、渗液、红肿、压痛，局部皮温是否正常 观察气管套管口分泌物的性质，正常情况下会有少量痰液从套管托盘下溢出，如溢出的分泌物过多、呈脓性或有异味，应警惕切口感染 进营养丰富半流质饮食，增加蛋白质、维生素的摄入，增加机体抵抗力

3. 心理护理

（1）告知患者气管切开后不能说话的原因，持续时间及预后，减轻患者的焦虑程度，积极配合治疗。

（2）主动关心患者，给予足够的交流时间，耐心体会患者所要表达的内容。

（3）评估患者的读写能力，能读写的患者通过写字板、纸和笔进行沟通，不能读写的患者通过图片、简单的手势进行沟通。

（4）鼓励患者充分使用术前约定的手语或通过肢体语言表达自己的需要。

4. 拔管的护理　病情好转后应尽早拔管（表 36-3）。

表 36-3　拔管护理内容

项目	护理措施
堵管	患者病情好转后，根据医嘱堵塞气管套管口（图 36-1） 备好堵管塞，试行堵管，堵管塞的大小要与内套管相吻合，上大下小，易于取放 堵管后应密切观察呼吸变化，严格交接班，如发现患者有呼吸困难、发绀、烦躁等应拔除堵管塞，暂停堵管
拔管	持续堵管 24 ～ 48 小时后无呼吸困难方可拔管 协助医生备好拔管用物，拔管时在旁监护，做好急救准备 拔管后继续观察呼吸 24 小时，床旁备好气管切开包和气管套管，如患者出现呼吸困难应再次安置气管套管
伤口护理	拔除气管套管后的颈部瘘口一般情况下不需缝合，只需用蝶形胶布将两侧的皮肤对合拉紧，再用无菌纱布覆盖即可 伤口每日换药 1 次 换药时观察伤口有无红肿，有无异常分泌物，皮肤对合有无错位，以及伤口愈合情况等 告知患者少讲话，讲话时需用手轻压伤口，以减少气流对瘘口的冲击，利于伤口愈合 如颈部瘘口愈合不良，需手术缝合，应做好术前准备

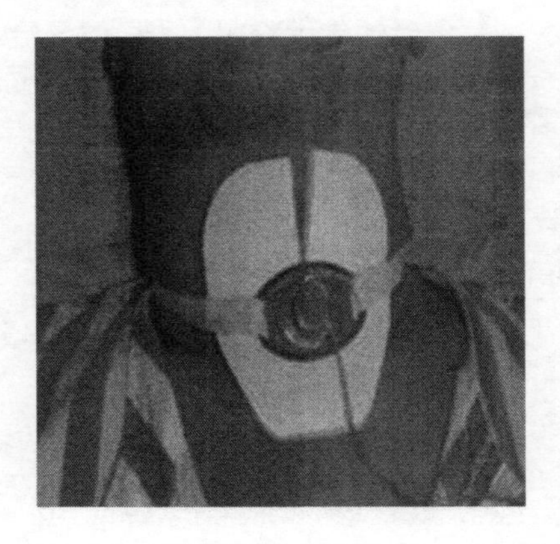

图 36-1　堵管

5. 健康宣教　见表 36-4。

表 36-4　气管切开术后患者的出院宣教

项目	护理措施
饮食	饮食以清淡、易消化、营养丰富的软食为宜，避免进食辛辣、刺激、坚硬食物，忌烟酒 进食速度不宜过快，宜细嚼慢咽，如出现轻微进食呛咳，可稍事休息后再进食，也可在吞咽的同时低头
活动	颈部伤口未完全愈合前尽量不去人群密集的地方，防止上呼吸道感染 根据体力适当活动
带管出院的自护知识	告知防止脱管的重要性，学会正确取放内导管的方法（图 36-2） 告知预防套管堵塞的重要性，掌握内套管的清洗、消毒方法 学会颈部伤口的消毒及套管垫的安置方法 掌握避免异物、污水进入瘘口的方法 掌握正确吸痰及咳痰的方法 掌握气管湿化的方法
复查	拔管出院的患者 1 个月后复查 1 次，以后按原发病复诊要求复诊 带管出院的患者需每月复查 1 次，至拔出套管为止

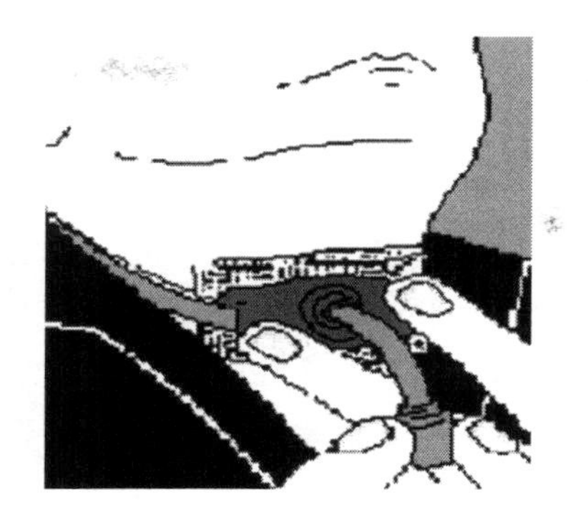

图 36-2　取放内套管的方法

【并发症的处理及护理】

并发症的处理及护理见表 36-5。

表 36-5　并发症的处理及护理

常见并发症	原因	临床表现	处理
出血	原发性出血多见于术中止血不彻底或血管结扎头脱落 继发性出血多见于气管套管与周围血管摩擦破裂所致	气管套管内持续吸出新鲜血液，套管口周围有鲜血渗出	头高位卧床休息，颈部制动 及时吸出套管内的分泌物，避免血阻塞气道 报告医生，积极配合止血。少量出血可用凡士林油纱条或碘仿纱条填塞气管套管周围止血；出血量较多者，可颈部加压包扎压迫止血，并积极做好手术止血准备 建立静脉双通道，交叉配血、备血严密监测患者的生命体征

续表

常见并发症	原因	临床表现	处理
皮下气肿	气管前软组织分离过多 气管切口过长及皮肤切口缝合过紧 切开气管或插入套管时发生剧烈咳嗽	以气管套管为中心，出现颈、胸部皮肤肿胀，按压有捻发感	观察并记录皮下气肿的范围、程度，班班交接 观察患者有无呼吸困难 根据肿胀情况及时调整气管套管系带，避免损伤皮肤 做好气道护理，避免剧烈咳嗽
纵隔气肿	分离气管前筋膜过多，气体沿气管前筋膜向下发展进入纵隔致纵隔气肿	手术后出现呼吸困难逐渐加重 患者自述心前区或胸骨下疼痛	密切观察生命体征的变化，特别是呼吸的次数、节律；持续吸氧及心电监护，监测 SPO_2、心率、心律 给予半坐卧位安静休息 配合胸外科医生会诊，做好相关检查及排气处理
气胸	暴露气管时过于向下分离，易伤及胸膜顶引起气胸	呼吸困难减轻后再加重 患者自诉心累、气紧 SPO_2 降低	持续吸氧及心电监护，监测 SPO_2 和生命体征的变化 密切观察患者呼吸困难情况 给予半卧位卧床休息，减少活动 做好气道护理，避免频繁咳嗽 做好安置胸腔闭式引流的准备

续表

常见并发症	原因	临床表现	处理
套管脱出	套管长度不合适 系带过松 患者自行拔除	患者突然出现严重呼吸困难或有呼喊啼泣声	迅速取出气管套管，安上同号管芯，重新插入气管内 重新插管失败，应迅速用止血钳直接插入气管并撑开，再重新插入气管套管 迅速通知医生，备好气管切开包 如上述插管方法失败，需重新打开切口，寻找气管切开口，然后插入气管套管 妥善固定气管套管
气管食管瘘	感染或损伤导致	进食呛咳，食物从气管套管内咳出 食管碘油造影，见碘油从食管瘘口处流入气管内	禁止经口进食 安置胃管管饲 做好心理护理，稳定患者情绪 给予营养支持，维持水、电解质平衡 必要时手术修补
喉、气管狭窄	多因环状软骨受损，气管腔内肉芽形成或原发疾病未彻底治愈等引起	术后堵管、拔管困难 纤维喉镜或支气管镜检查示喉、气管狭窄	观察堵管后患者的呼吸情况，为医生诊断提供准确数据 协助患者做好相关检查 如需手术，做好术前准备 做好心理护理，减轻患者焦虑情绪

【特别关注】

（1）保持呼吸道通畅，预防脱管。

（2）术后并发症的观察及护理重点。

（3）伤口护理。

（4）吸痰护理。

【前沿进展】

经皮扩张气管切开术（percutaneous dilatational tracheotomy，PDT）是一种微创的气管切开技术，自1985年GIALIA等提出后，逐渐被临床工作者所接受，并在实践中不断完善。PDT与传统的气管切开术相比具有操作简单、手术时间短、出血少、方便实施、手术相关并发症少等优点。用纤维支气管镜辅助行PDT，可监视穿刺位置和深度，保证导丝和扩张器处于气管内的中线位置，避免扩张器损伤气管后壁黏膜，防止扩张气管前间隙、气管套管插入气管旁。

【知识拓展】

最早关于类似气管切开术的治疗方法的记载见于公元前2000年～公元前1000年中的一本印度宗教经典“Riveda”（Goodall，1934），公元2世纪时Galen和Aretaeus的著作中也提到过这种治疗方法。但是，由于解剖知识和手术经验的匮乏，其疗效很差，以至气管切开术一度被称作“外科丑闻”（Goodall，1934）。

1546年一位意大利医师，Antonio MusaBrasavola为一位“气管脓肿”患者施行了有记载的第一例成功的气管切开术（Frost，1976）。据Goodall（1934）统计，到1825年为止，医学文献中共记载了大约30例气管切开术。适应证包括从上呼吸道中取出金币和血凝块，还有为逃避绞刑而建立秘密的第二条气管的失败尝试。

19世纪中叶Trouseau（1833）报告对大约200例频临

死亡的白喉患者行气管切开术，拯救了其中 1/4 的生命。尽管手术技术不断进步，但直到20世纪20年代，Chevalier Jackson 明确规定了气管切开的适应症并使手术步骤标准化以后，气管切开术才被人们广泛接受（Jackson，1937）。

（纪小琴　余　蓉）

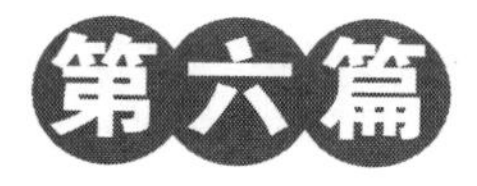

第六篇 气管、食管疾病护理

第三十七章 气管、支气管异物患者的护理

【概述】

气管、支气管异物是耳鼻咽喉头颈外科危重急症之一，常因异物窒息及心肺并发症危及生命。多发生于儿童，特别是婴幼儿。

【病因】

儿童磨牙未长成，不能将食物嚼碎或口中含物，哭闹嬉笑、绊倒后均易造成误吸。成人处于全身麻醉、昏迷、酒醉等状态时，也可因吞咽功能不全造成误吸。

异物可分为植物性、动物性、矿物性与化学合成品，临床上以花生、瓜子最为常见。

【病理】

植物性异物，富含游离脂肪酸，可导致气管黏膜弥漫性炎症反应，黏膜充血、肿胀、分泌物增多。其他种类异物对组织刺激性较小，炎症相对轻微。此外，炎症还与异物的大小形态，存留时间密切相关。

如异物存留于支气管内造成不全阻塞，可引起远端阻塞性肺气肿，严重者发生气胸、纵隔气肿和皮下气肿；如造成完全性阻塞，可引起远端阻塞性肺不张，严重者发生支气管肺炎或肺脓肿。

【诊断要点】

（1）异物吸入史或可疑异物吸入史。

（2）憋气、呛咳、气喘、呼吸困难。异物较大时可发生窒息，异物较小时，常出现持续性或阵发性呛咳。

（3）大于支气管开口的异物，在气管内随呼吸气流上下活动，用听诊器于颈部气管听诊，可闻及异物撞击声门所发出的拍击声。支气管异物查体可有肺炎，肺气肿或肺不张体征（图 37-1）。

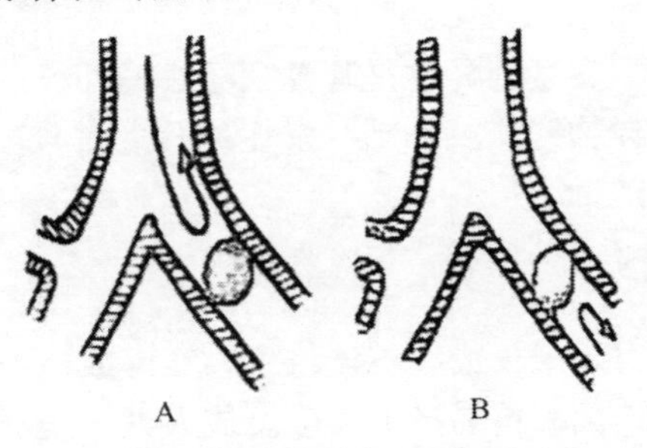

图 37-1　完全性阻塞引起肺不张

A. 吸入 ;B. 呼出

（4）辅助检查：X 线、CT、气管镜检查。

【治疗】

直接喉镜或硬性支气管镜取出异物（图 37-2），若经以上方法无法取出时，应开胸取出。

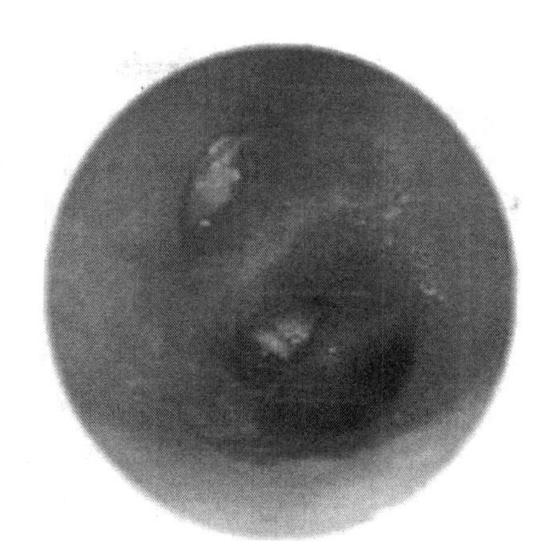

图 37-2 气管异物

【主要护理问题】

1. 有窒息的危险 与较大异物阻塞气道有关。

2. 低效型呼吸形态 与气管、支气管内存在异物，阻碍正常呼吸有关。

3. 有感染的危险 与异物损伤、刺激气管及支气管黏膜，或阻碍其远端肺叶的正常引流而继发感染有关。

4. 知识缺乏 缺乏气管、支气管异物的预防及治疗的相关知识。

【护理目标】

（1）患者保持正常呼吸形态，无窒息发生。

（2）患者呼吸道通畅，呼吸困难及缺氧症状减轻或消失。

（3）患者无感染症状或感染得到控制。

（4）患者或家属能够理解并叙述气道异物的相关知识。

【术前护理措施】

1. 病情观察及护理

（1）严密观察呼吸：观察患者呼吸、呛咳、喉鸣，面色有无发绀等，如突然出现呼吸困难或呼吸困难加重，给予吸氧（必要时正压吸氧），安置心电监护监测 SPO_2，并立即报告医生处理。

（2）了解病史：了解异物的种类、大小、形状及存留时间，有无呛咳、呼吸困难、咯血等情况发生。

（3）保持患者处于安静状态，减少活动，尤其是儿童，避免哭闹、跑跳、拍背等，一是防止异物活动刺激喉引起喉痉挛或阻塞声门、气管而造成呼吸困难加重或窒息；二是避免增加耗氧量。但忌用吗啡、盐酸哌替啶等抑制呼吸的药物。

（4）观察呼吸道感染情况：如有发热、咳嗽、咳痰等情况，及时报告医生给予处理。

（5）备急救物品：如氧气、简易呼吸器、负压吸引器、气管插管、气管切开包、呼吸兴奋剂等。

2. 术前准备

（1）辅助检查：如心电图、X 线或 CT 检查、血常规等（紧急情况下可不做辅助检查，立即手术）。

（2）术前 6 小时禁饮禁食。

（3）与患者或患儿家属沟通，签署手术同意书。

（4）通知手术室做好紧急手术准备。

【术后护理措施】

1. 保持呼吸道通畅 全身麻醉术后，麻醉未清醒前，平卧头偏向一侧，防止误吸分泌物。

2. 了解手术情况 了解异物是否完全取出，麻醉是否顺利、有无并发症等。

3. 严密观察呼吸 术后可能发生喉水肿，引起呼吸困难及声嘶，因此，术后应密切观察呼吸型态，遵医嘱给予吸氧、使用抗生素及激素治疗，预防感染及窒息的发生。如患者有呼吸困难，应及时告知医生，行心电监护及 SPO_2 监测，经药物治疗及吸氧等处理后无缓解，必要时协助医生行气管插管或气管切开。

4. 健康宣教

（1）5 岁前的小儿勿食用瓜子、花生、豆类、果冻等食物。

（2）如小儿口内有异物，不能强行从口内挖出，应诱导其自行吐出。

（3）小儿进食时应注意力集中，避免在嬉笑、哭闹、追逐等情况下进食。

（4）教育幼儿不要养成口中含物的习惯。

（5）加强对昏迷及全身麻醉患者的护理，防止呕吐物吸入下呼吸道。

（6）帮助患者及家属正确认识气道异物的危险性。

【并发症的处理及护理】

并发症的处理及护理见表 37-1。

表 37-1 并发症的处理及护理

常见并发症	临床表现	处理
气管、支气管炎 / 肺炎	发热 咳嗽、咳痰 呼吸困难	及时取出异物 积极抗感染治疗 持续吸氧，监测 SPO_2 的变化
肺气肿 / 肺不张	呼吸困难 听诊：患侧呼吸音减低或消失	吸氧，密切观察呼吸情况 尽早行异物取出术

续表

常见并发症	临床表现	处理
心力衰竭	呼吸困难加重 心率加快 烦躁不安 面色苍白或发绀	持续低流量吸氧 保持患者安静，避免活动 进食易消化饮食 必要时在心电监护下及时取出异物

【特别关注】

（1）术前术后呼吸型态的观察。

（2）尽快完善术前准备，及时手术取出异物。

（3）患者或家属对气道异物相关知识的掌握。

【前沿进展】

特种异物因取出困难，术前最好能取得相同的物体，以研究其特性和取出过程中可能出现的问题，并用各种异物钳进行实验，取得经验。针对异物可能出现的不同先露部位，制定夹取方法，提高取出成功率。

【知识拓展】

海姆立克急救法。由海姆立克教授发明的对于食管异物或气道异物引起的窒息的一种现场急救方法。其原理为：急救者环抱患者，突然向其上腹部施压，迫使其上腹部下陷，造成膈肌突然上升，这样就会使患者的胸腔压力骤然增加，由于胸腔是密闭的，只有气管一个开口，故胸腔（气管和肺）内的气体就会在压力的作用下自然地涌向气管，每次冲击将产生450～500ml的气体，从而就有可能将异物排出，恢复气道的通畅。

（赵会玲　吕　丹）

第三十八章　食管异物患者的护理

【概述】

食管异物多见于成年人，可引起严重并发症，甚至威胁生命。是耳鼻咽喉头颈外科常见急症之一。

【病因】

误吞异物所致。常见于进食匆忙大意；咀嚼功能不良；或食管本身存在导致狭窄的器质性疾病，如食管癌切除后吻合口狭窄等。

【病理】

异物嵌顿可导致食管局部黏膜的炎症反应，严重者可发生溃疡或食管穿孔，进而形成食管周围炎、纵隔炎或脓肿等严重并发症。如发生气管食管瘘、大血管破溃可危及生命。

【诊断要点】

（1）异物史。

（2）吞咽困难，疼痛。食管上段异物，患者颈部常有压痛。间接喉镜检查，梨状窝有唾液潴留。

（3）辅助检查：X 线、CT、食管镜检查。疑有食管穿孔，采用碘油食管造影，禁用钡剂食管造影。

【治疗】

食管镜检查取出异物。视异物的性质、形状、大小、嵌顿部位，有无并发症也可采用 Foley 管取异物、胃镜下取出异物、颈侧切开取异物、开胸手术取异物等方法。

【主要护理问题】

1. 疼痛 与异物嵌顿或尖锐异物损伤食管有关。

2. 吞咽困难 与吞咽疼痛、异物的阻塞有关。

3. 有感染的危险 与尖锐异物损伤食管而继发感染有关。

4. 有窒息的危险 与较大异物压迫气管后壁或异物位置较高压迫喉部有关。

5. 营养失调——低于机体需要量 与异物存留，进食困难有关。

6. 有大出血的危险 与异物损伤大血管或感染侵袭大血管导致其破裂有关。

7. 知识缺乏 与缺乏食管异物的预防知识有关。

【护理目标】

（1）患者自述疼痛减轻或消失。

（2）患者能正常进食。

（3）患者无感染的症状或感染得到有效控制。

（4）患者能保持正常呼吸形态，无窒息发生。

（5）患者的营养改善，水、电解质维持平衡。

（6）患者未发生大出血或及早发现大出血征象。

（7）患者及家属能够理解并叙述有关食管异物的知识。

【术前护理措施】

1. 心理护理 患者及家属常表现出焦虑，希望立即手术，但又担心手术的风险，因此，医护人员应注意安慰、讲解手术及治疗过程，消除紧张及焦虑心理，积极配合治疗。

2. 病情观察及护理

（1）观察呼吸型态，防止窒息发生。一旦发现呼吸困难，及时报告医生处理。

（2）警惕各种并发症的发生：如患者出现高热、呼吸困难、全身中毒症状明显、局部疼痛加重、便血或呕血等症状，提示有并发症的发生，应立即报告医生，给予处理。

3. 告知患者禁饮禁食

（1）在异物未取出前，应禁饮禁食，防止吞咽时异物损伤食管或食物存留在异物的上方食管内，引起感染或感染加重。

（2）合并有并发症需禁食并安置胃管者，按鼻饲管的护理常规进行护理。

4. 建立静脉通道补充营养，维持水、电解质平衡。

5. 术前常规准备

（1）协助完成术前检查：如心电图、X 线或 CT 检查，血常规、出凝血试验等。

（2）与患者及家属沟通，签署手术同意书。

（3）通知手术室做好手术准备。

（4）遵医嘱使用术前药物。

【术后护理措施】

1. 保持呼吸道通畅

（1）全身麻醉术后，麻醉未清醒前，专人守护，平卧头偏向一侧，防止误吸分泌物。

（2）全身麻醉插管术后可能发生喉水肿，引起呼吸困难，因此，术后应密切观察呼吸型态，遵医嘱吸氧，必要时使用糖皮质激素治疗，防止窒息的发生。

2. 了解手术情况　了解异物是否取出，有无损伤、有无并发症、麻醉是否顺利等。

3. 营养供给

（1）异物取出后，无食管黏膜损伤，可恢复进食，以保证营养供给。

（2）术中发现有食管黏膜损伤，应禁食 1 ～ 2 日，给予静脉补液及全身支持治疗。

（3）疑有食管穿孔的患者，应安置胃管，进行鼻饲。

4. 健康宣教

（1）进食宜细嚼慢咽，注意力集中，特别是进食骨刺类食物时，避免与饭菜混吃，以防误咽。

（2）误咽异物后，切忌强行吞咽食物，如饭菜、馒头等，以免加重损伤，出现并发症，增加手术难度。

（3）老人或安装有义齿者，避免进食黏性强的食物，及时修复松动或损坏的义齿，睡前取下义齿清洗备用；有义齿的全身麻醉或昏迷患者，应及时取出。

（4）教育幼儿不要养成口中含物玩耍的习惯。

【并发症的处理及护理】

并发症的处理及护理见表 38-1。

表 38-1　并发症的处理及护理

常见并发症	临床表现	处理
食管炎 / 食管周围炎或食管周围脓肿	发热 进食困难 颈部活动受限 局部疼痛加重 咽后脓肿压迫喉头及气管时可出现呼吸困难 脓肿穿刺可抽出脓液	全身支持治疗 积极抗感染治疗 脓肿者行脓肿切开引流并安置胃管鼻饲 呼吸困难者吸氧，必要时行气管切开

续表

常见并发症	临床表现	处理
食管穿孔	发热 进食困难及疼痛 颈段穿孔：颈活动时疼痛，且常伴有胸锁乳突肌的压痛、痉挛、颈皮下气肿 胸段穿孔：胸前区、肩胛区及剑突下疼痛，吞咽及深呼吸时加重。胸部听诊可闻及捻发音即 Hamman 征 腹段穿孔：剑突下疼痛、肌紧张、痉挛及反跳痛	禁食 全身支持治疗 积极抗感染治疗 安置胃管鼻饲 保守治疗无效行手术治疗
纵隔炎或脓肿	高热 胸骨后剧烈疼痛 全身中毒症状重，甚至出现中毒性休克 纵隔穿刺：可抽出脓液	积极抗感染治疗 及时脓肿切开引流
颈部皮下气肿/纵隔气肿	X 线提示：纵隔增宽、胸腔积液或积气 颈部皮下气肿可致颈部变粗，触摸皮肤有捻发感 积气较多时可出现胸闷不适、呼吸困难、胸骨后疼痛并向两肩和上肢放射	症状不明显时可不必治疗，1～2 周自行吸收 积气较多可穿刺排气或胸骨上切口排气减压 吸氧 抗感染 食管穿孔者可行食管修补术
大血管破溃	X 线提示：纵隔两旁呈条索状阴影为界的透亮带 出血先兆：吐出的分泌物中带有鲜红色血丝或少量鲜红色血液 便血或呕血	有大出血先兆者，绝对卧床休息，颈部制动 建立多路静脉通道 合血、输血 保持呼吸道通畅 开胸止血 抗感染

【特别关注】

食管中段异物可直接刺破食管壁及主动脉弓或锁骨下动脉等大血管，引起致死性大出血，感染也可累及血管致其破裂出血，因此术前术后均应密切观察，一旦发现患者呕血或便血（特别是患者吐出的分泌物中带有鲜红色血丝或少量鲜红色血液时，即应高度警惕，提示可能发生大出血），应立即报告医生并迅速处理。

【前沿进展】

研究表明，年龄大于 50 岁、异物刺入食管壁、有明显症状、强烈吞咽病史、异物嵌顿时间＞ 24 小时为发生并发症的危险因素。关注危险因素，尽早诊治，可以减少并发症的发生。

【知识拓展】

男子用小剪刀边剔牙边聊天，聊得正欢仰天大笑时，剪刀滑落，直插食管；72 岁的赵大爷特别喜欢吃年糕，一不小心将一个枣核滑到了食管里; 医院收治一名近 8 旬老者，自述无明原因出现咽下食物有梗阻感，先是难咽干的食物，继而是半流质，最后是水和唾液也不能咽下，怀疑食道癌晚期，后经医生取出瘦肉一块; 2 岁男童误吞 6cm 生锈铁钉，以上事例说明啥：小心我们的食管，它不是来者不拒。

（李　燕　赵会玲　吕　丹）

第三十九章　食管腐蚀伤患者的护理

【概述】

误吞或吞服强酸、强碱等腐蚀剂后引起的口、咽与食管的化学性灼伤，如处理不当，可引起食管穿孔、食管瘢痕狭窄或食管闭锁，导致营养不良，影响患者生活质量，甚至威胁生命。

【病因】

危险物品管理不善，儿童误服；或见于有意自杀自残，吞食腐蚀剂。腐蚀剂常见强碱、强酸、农药、过氧乙酸及其他化学制品或药物。

【病理】

食管损伤程度与腐蚀剂种类、浓度、剂量及接触时间长短，伴随呕吐情况相关。消化道腐蚀伤，一般口腔和咽部损伤程度较轻，食管损伤较重。食管的三个生理狭窄处的灼伤尤为严重。食管腐蚀伤的病理变化类似皮肤烧伤，吞服腐蚀剂后 24 小时内食管黏膜高度水肿，糜烂，组织坏死出血。2 ～ 3 日后水肿开始消退，腐蚀坏死组织脱落，形成溃疡。10 日后开始形成肉芽组织，3 ～ 4 周中，组织纤维性改变，肉芽创面愈合，食管瘢痕挛缩狭窄。强碱产生溶解性坏死，引起蛋白溶解，脂肪皂化，损伤全长食管，穿透力较深，甚至破坏食管全层。强酸引起组织凝固坏死，穿透力稍差，但不能被胃酸中和，可引起胃，甚至十二指肠严重损伤。

【诊断要点】

（1）吞服强酸或强碱等腐蚀性化学药物病史。

（2）体检发现口唇、舌、口腔及咽部有灼伤的痕迹，且可累及喉部，间接喉镜下可见会厌、杓状软骨等处黏膜肿胀。

（3）有食管腐蚀伤的相应临床表现：疼痛、呕吐；“马鞍形”吞咽困难；声嘶、呼吸困难、食管穿孔、纵隔炎、发热、休克等其他并发症状。

【治疗】

1. 急性期 中和剂；抗生素；糖皮质激素；喉阻塞症状明显者应做气管切开术；全身支持疗法；急性症状缓解后，做食管镜检查。

2. 瘢痕期 食管镜下扩张法；食管逆行扩张法；安置记忆型钛网合金支架；外科手术治疗。

【主要护理问题】

1. 疼痛 与腐蚀剂腐蚀食管组织有关。

2. 营养失调——低于机体需要量 与急性期因食管炎性水肿，狭窄期因瘢痕收缩致食管变窄或闭锁影响进食有关。

3. 体液不足 与吞咽困难、水分摄入不足有关。

4. 有窒息的危险 与腐蚀剂侵及喉部，出现喉水肿有关。

【护理目标】

（1）患者自述疼痛减轻或消失。

（2）患者营养状况改善。

（3）患者水、电解质维持平衡。

（4）患者能保持正常呼吸型态，无窒息发生。

【护理措施】

1. 急救处理

（1）详细了解腐蚀剂的性质、浓度、吞服时间及量。

（2）观察患者有无中毒、休克、呼吸困难等情况，如有异常，应及时报告并协助医生做好处理。

（3）针对腐蚀剂性质给予中和处理

1）碱性腐蚀剂：可用食醋、2%乙酸、橘汁或柠檬汁漱口或分次少量服用。

2）酸性腐蚀剂：可口服氢氧化铝凝胶、氧化镁乳剂或淡肥皂水，禁用苏打水中和，以免在胃内产生大量二氧化碳而致胃穿孔。

3）经上述中和处理后，再服用牛奶、蛋清、液状石蜡或植物油等，使之覆盖于食管创面防止粘连。

4）中和剂应在误吞腐蚀剂后立即服用，超过几小时后服用，中和剂已无作用。

2. 留置胃管　在急救处理后，病情稍稳定，可小心插入胃管鼻饲，既可供给营养，又可起到维持管腔的作用。但不能强行插入，以免引起食管穿孔。

3. 口腔护理　根据患者情况，选择适宜的口腔护理液，保持口腔清洁，可有效地控制感染的发生。

4. 病情观察

（1）密切观察生命体征：如出现高热、声嘶、呼吸困难、脱水、昏睡或休克、疼痛加重、中毒症状等情况，及时报告医生进行处理。

（2）观察口中分泌物是否带有血性，如有无呕血、便血，应警惕胃穿孔的发生。

5. 食管扩张术的护理

（1）术前协助患者做食管X线钡餐检查，明确狭窄的部位、范围、程度等，以便选择扩张方法和手术器械。

（2）术前4～6小时禁饮食。

（3）直接扩张顺利者，术后4～6小时可进流质饮食。若有食管损伤应禁食。

（4）逆行循环扩张法者，应每周更换丝线，以免断线后，重新放置时困难。

（5）注意观察有无食管穿孔征象。如有食管损伤或穿孔应禁止经口进食，并安置胃管。必要时遵医嘱使用抗生素或激素。

6. 健康宣教

（1）存放强酸或强碱等腐蚀剂的容器要有醒目的标记，专人专柜上锁存放。

（2）家庭使用的强酸或强碱等腐蚀剂，最好不要用饮料瓶存放，如果使用饮料瓶存放，应贴上醒目的标签，并放在儿童接触不到的地方。

（3）加强教育，防止青少年或成年人因有自杀意图而食入强酸强碱等腐蚀剂。

【并发症的处理及护理】

并发症的处理及护理见表39-1。

表39-1 并发症的处理及护理

常见并发症	临床表现	处理
食管穿孔	颈段穿孔：颈活动时疼痛，且常伴有胸锁乳突肌的压痛、痉挛、颈皮下气肿 胸段穿孔：胸前区、肩胛区及剑突下疼痛，吞咽及深	禁食，安置胃管 全身支持治疗 抗感染

续表

常见并发症	临床表现	处理
食管穿孔	呼吸时加重。胸部听诊可闻及捻发音，即 Hamman 征 腹段穿孔：剑突下疼痛、肌紧张、痉挛及反跳痛	保守治疗无效行手术治疗
喉水肿	吸气性呼吸困难 吸气性喉喘鸣 吸气性软组织凹陷 声嘶	使用糖皮质激素 持续吸氧 必要时行气管切开
食管狭窄或闭锁	进食困难或不能进食	急性期及时中和治疗、预防感染及应用糖皮质激素治疗，以减少瘢痕的形成 安置胃管维持管腔 食管扩张治疗 扩张治疗无效，可行狭窄段切除食管端端吻合术、结肠代食管、胃食管吻合术、游离空肠段移植代食管术等

【特别关注】

（1）及时进行中和治疗。

（2）病情稍稳定后即小心安置胃管，勿强行插入，以免引起食管穿孔。

（3）并发症的早期观察及处理。

【前沿进展】

肾上腺皮质激素除可预防和减轻喉水肿，尚能抑制肉芽组织形成，防止或减少后遗的瘢痕狭窄。其用药原则为排除禁忌，早期给药，足量给药。除结核、胃溃疡等疾患外，有纵隔、肺、胃肠并发症的重度食管灼伤亦是用药禁忌。

【知识拓展】

食管及胃腐蚀性灼伤的程度可以分为3度。

一度仅累及食管黏膜和黏膜下层，表现为黏膜充血水肿和上皮脱落。因为不累及肌层，很少造成瘢痕性食管狭窄，经脱屑期以后7～8日痊愈。

二度烧伤穿透黏膜层和黏膜下层累及肌层，未累及食管周围或胃组织。表现为黏膜充血，出现水泡，深度溃疡，可有假膜形成，后期有肉芽。

三度病变累及食管全层和食管周围或胃周围组织，甚至食管穿孔，炎症可延及纵隔或腹内脏器，表现为食管呈广泛水肿，管腔堵塞，可炭化及焦痂，全层坏死，并穿孔引起纵隔炎，可因大出血败血症、休克而死亡，幸存者可产生重度狭窄。

（赵会玲　吕　丹）

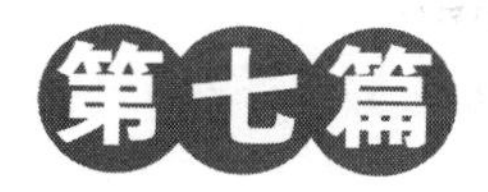

颈部疾病护理

第四十章　颈部先天性疾病患者的护理

第一节　甲状舌骨囊肿及瘘管患者的护理

【概述】

甲状舌管囊肿和瘘管是颈部中线部位最常见的先天性畸形，多在青少年期即有发病。位于舌盲孔至颈静脉切迹之间的颈部中线上，囊肿比瘘管多见。

【病因】

胚胎发育过程中，甲状腺始基向心端下移所形成的甲舌管，未能完全退化，从而形成囊肿或瘘管。

【病理】

甲状舌骨囊肿和瘘管的内壁覆有柱状上皮或复层扁平上皮，外附结缔组织。有时可有甲状腺组织。

【诊断要点】

1. 临床表现　如无感染常无明显不适症状。

（1）囊肿可位于舌盲孔至颈静脉切迹之间颈部中线的任何部位，呈圆形或椭圆形肿块，表面光滑，边界清楚，随吞咽或伸舌上下移动。但推动时活动受限。如伴发感染可有红肿疼痛。

（2）甲状舌管瘘的瘘口位于舌骨与颈静脉切迹之间的颈中线。瘘口常有黏液或黏脓性分泌物排出，在其上方可触及一与舌骨相连的条索结构。

2. 辅助检查　造影、X 线片、CT 扫描、MRI。

【治疗】

手术切除。如有感染应待炎症消退后 2 ～ 3 周再行手术。

【主要护理问题】

1. 焦虑 / 恐惧　与患者年龄小，恐惧手术有关。

2. 潜在并发症　出血、感染。

【护理目标】

（1）手术前患者焦虑 / 恐惧程度减轻，对医护人员充满信任。

（2）术后未发生相关并发症或并发症发生后能得到及时处理。

【术前护理措施】

1. 心理护理

（1）向患者及家长介绍术前应注意的事项、手术方式和预后。

（2）多和患者交流，建立信任。

（3）鼓励患者表达自身感受，耐心解释，安慰患者。

（4）鼓励患者家属给予患者关心和支持。

2. 术前常规准备

（1）协助完善相关术前检查：心电图、胸片、血常规、出凝血试验、输血前全套、B 超等。

（2）术前 1 日做抗生素皮试，遵医嘱准备术中用药。

（3）术晨协助患者更换清洁病员服、建立静脉通道。

（4）术晨与手术室人员进行患者、药物核对后，送患者入手术室。

【术后护理措施】

1. 外科术后护理常规　见表 40-1。

表 40-1　常规护理内容

项目	护理措施
全身麻醉术后护理常规	了解麻醉和手术方式、术中情况、切口情况 持续低流量吸氧 床档保护防坠床
体位与活动	全身麻醉清醒前取去枕平卧位，头偏向一侧 全身麻醉清醒后取半卧位或头高位，避免颈部过度活动或牵扯 术后第 1 日可逐步下床活动
伤口观察及护理	观察伤口有无渗血，若渗血较多，应及时通知医生并更换敷料 防止小儿用手抓扯伤口 避免伤口敷料被水浸湿，以防感染
饮食护理	一般患者全身麻醉清醒 6 小时后可进温凉的流质饮食，后逐步过渡到正常饮食 手术创面较大的患者，遵医嘱安置胃管 吞咽困难的患者，应避免哽噎，暂禁食可增加输液量或给予静脉高营养

2. 健康宣教 见表40-2。

表40-2 甲舌囊肿及瘘管患者的出院宣教

项目	护理措施
饮食	进高热量、高蛋白、高维生素的饮食，如奶类、肉类、蛋类、蔬菜、水果等以利于伤口的恢复，增强患者的体质
休息与活动	术后1个月内应注意休息，适当活动，避免劳累
伤口的观察	保持伤口清洁干燥，避免感染； 观察伤口的情况，如有红肿热痛或流脓应及时到医院就诊

【并发症的处理及护理】

并发症的处理及护理见表40-3。

表40-3 并发症的处理及护理

常见并发症	临床表现	处理
出血	伤口敷料持续有新鲜血液渗出	通知医生更换敷料，给予颈部加压包扎 嘱患者安静卧床休息，减少颈部活动 密切观察生命体征的变化，以及伤口浸血情况 遵医嘱及时使用止血药物
感染	伤口红、肿、热、痛，或有脓液流出	及时取脓性分泌物做细菌培养，根据培养结果遵医嘱正确使用抗生素 密切观察伤口分泌物的性质及量 及时、规范换药，保持伤口敷料清洁、干燥
复发	伤口长期不愈合，有黏液性分泌物外溢	术前或术中可由瘘管注入亚甲蓝等追踪剂，将瘘管或囊肿彻底切除，以减少复发 复发后应再次手术

【特别关注】

（1）术后并发症的早期观察及处理。

（2）根据手术范围决定进食时间。

【前沿进展】

手术中可由瘘管注入亚甲蓝，以利于手术将囊肿连同瘘管彻底切除，减少术后复发。

【知识拓展】

甲状腺舌骨囊肿是胚胎期的甲状舌管退化不全而形成的先天囊肿，通常位于颈部中线、舌骨下，呈园形，直径为 2 ～ 3cm，表面光滑无压痛。其特征为：囊肿固定，不能向上及左右推移，但吞咽或伸舌时肿块向上移动。在青春期，由于囊内分泌物潴留或并发感染，囊肿可破溃形成瘘管，瘘管可向上延伸，紧贴舌骨前后或穿过舌骨直达盲孔，由瘘口经常排出半透明黏液，经过一段时间后，瘘管可暂时愈合而结痂，不久又因分泌物潴留而破溃，这样时发时愈，在瘘口上方可扪及一条向舌骨方向潜行的索带组织。

第二节　鳃裂囊肿及瘘管患者的护理

【概述】

鳃裂囊肿及瘘管起源于各鳃裂，绝大多数位于颈侧。在咽腔和颈部皮肤均有开口并相通的称为完全型鳃裂瘘管。只有颈部皮肤瘘口或只有咽腔内孔的为不完全型鳃裂瘘管。两端均无开口为中间型，常形成囊肿。

【病因】

为胚胎发育过程中鳃器的残留，来源于第二鳃裂的占绝大多数。

【病理】

囊肿壁及瘘管壁覆有复层扁平上皮或假复层纤毛柱状上皮。上皮下富含淋巴组织。如瘘管伴有炎症，上皮层可被破坏，管壁常与周围组织粘连。

【诊断要点】

囊肿常位于颈侧胸锁乳突肌前缘深面，表现为局部肿胀。发病前多有感冒病史，患者可有局部疼痛，压迫感等不适。颈部肿块逐渐长大。瘘管、瘘道常有分泌物溢出。如为完全型瘘管，饮水时可从瘘管外口流出。鳃裂囊肿及瘘管常有反复感染的表现。

【治疗】

手术切除，要求切除所有病变组织避免复发。

【主要护理问题】

1. 焦虑/恐惧 与患者惧怕手术过程、担心手术效果有关。

2. 潜在并发症 出血、感染、神经损伤。

3. 相关知识缺乏 缺乏与疾病、术后饮食有关的知识。

【护理目标】

（1）手术前患者焦虑/恐惧程度减轻，对医护人员充满信任。

（2）术后未发生相关并发症或并发症发生后能得到及时治疗。

（3）患者了解疾病相关知识。

【术前护理措施】

1. 心理护理

（1）鼓励患者说出恐惧的原因及心理感受，评估患者恐惧/焦虑的程度。

（2）鼓励患者提出有关疾病和治疗效果方面的问题，并给予满意的解释和答复，以消除患者及家属的顾虑。

（3）向患者介绍术前应注意的事项、手术方式和预后。

（4）鼓励其多和病友交流，解除恐惧心理。

2. 术前常规准备

（1）协助完善相关术前检查：心电图、胸片、血常规、输血前全套、出凝血试验、CT 等。

（2）术前 1 日做抗生素皮试，术晨遵医嘱带抗生素、亚甲蓝等术中用药。

（3）术晨更换清洁病员服、建立静脉通道。

（4）术晨与手术室人员进行患者、药物核对交接后，送患者入手术室。

【术后护理措施】

1. 外科术后护理常规　见表 40-4。

表 40-4　常规护理内容

项目	护理措施
全身麻醉术后护理常规	了解麻醉和手术方式、术中情况、切口情况
	给予持续低流量吸氧必要时安置床旁心电监护
	床档保护防坠床
伤口观察及护理	观察伤口敷料有无松脱
	观察伤口渗血的情况，若渗血较多，应及时通知医生并更换敷料
	嘱患者勿用手抓伤口
	洗脸时应避免伤口敷料被水浸湿，以防感染

续表

项目	护理措施
体位	全身麻醉清醒前取去枕平卧位，头偏向一侧，防止患者呕吐后引起误吸，床边备好抢救药品及器械 全身麻醉清醒后取半卧位，以后可逐步下床活动
饮食护理	全身麻醉清醒后 6 小时，应指导患者进温凉的流质饮食，如牛奶、稀饭、蒸蛋等，后逐步过渡到正常饮食 注意饮食温度不能过高，避免坚硬及刺激性食物

2. 健康宣教 见表 40-5。

表 40-5 鳃裂囊肿及瘘管患者的出院宣教

项目	护理措施
饮食	进高热量、高蛋白、高维生素的饮食，如奶类、肉类、蛋类、蔬菜水果等有利于伤口的恢复，增强患者的抵抗力
活动	术后 1 个月内应注意休息，避免劳累

【并发症的处理及护理】

并发症的处理及护理见表 40-6。

表 40-6 并发症的处理及护理

常见并发症	临床表现	处理
出血	伤口敷料持续有新鲜血液渗出	通知医生更换敷料，给予加压包扎 嘱患者安静卧床休息，减少活动 密切观察生命体征的变化及伤口浸血情况 遵医嘱及时使用止血药物
感染	体温升高 伤口红肿热痛或有脓液流出	术后伤口换药过程严格无菌操作 保持伤口清洁干燥，预防感染 感染后取脓性分泌物做细菌培养，根据细菌培养结果选用抗生素

续表

常见并发症	临床表现	处理
神经损伤	面神经损伤导致面瘫 喉返神经损伤导致声音嘶哑	用营养神经药物 告知损伤的原因、治疗方法
复发	伤口长期不愈 有黏液性分泌物外溢	术中注入亚甲蓝于囊腔或瘘管内，易于辨别囊肿范围和瘘管情况，以利于完全切除病灶，减少复发 复发后应再次手术

【特别关注】

术后并发症的早期观察及处理。

【前沿进展】

瘘管较细或有分支者，应警惕瘘管残留及术后复发。继发感染者，先控制炎症后再手术。术前或术中注入亚甲蓝于囊腔中，易于辨别囊肿范围和瘘管情况，以利完全切除病灶，减少复发。

【知识拓展】

甲状舌管囊肿与鳃裂囊肿皆为出现在颈部或侧面部的隆起性软性肿块，前者多见于儿童，易感染而有疼痛感，较小（约蚕豆大小），发生在舌骨水平的颈中线，能随吞咽上下活动；后者常多见于青少年，由于上呼吸道感染可突然肿大疼痛，可因来源于第一～第四不同的鳃裂而有肿块位置的上下改变，较大（约鸡蛋大小）多见于颈侧部的动脉三角区，常有波动感。

第四十一章　颈部炎性疾病患者的护理

【概述】

颈部炎性疾病包括特异性和非特异性炎症。常见的有颈部急、慢性淋巴结炎、颈部间隙感染（如咽后、咽旁、气管前间隙、下颌下间隙感染等）。

【病因】

常源于颈部皮肤和软组织感染蔓延，也可源于口腔、咽喉、耳、鼻等处的感染灶直接扩散，或经淋巴、血液系统播散所致。感染沿淋巴管蔓延至相应区域的淋巴结可引起颈部急、慢性淋巴结炎。颈部各层筋膜在颈部形成多个潜在的蜂窝组织间隙，主要包括气管前间隙、咽后间隙、咽旁间隙及椎前间隙等。筋膜间隙对炎症扩散有一定限制作用，但筋膜间隙相互连通，颈部间隙感染常可由一个筋膜间隙蔓延到相邻的筋膜间隙。急性化脓性炎症局限后，组织和细胞坏死、溶解，形成脓肿。

【病理】

受累组织器官呈炎症性病理改变，脓肿形成。

【诊断要点】

早期颈部局部皮肤有红、肿、热、痛，或触及痛性包块。浅表脓肿有波动感。一般无全身症状。深部脓肿红、肿、波动感均不明显，但有疼痛及压痛，且常伴有全身发热、头痛、食欲不振等全身症状。

实验室检查可见血白细胞总数增高。深部脓肿可借助B超、增强CT检查或诊断性穿刺来确定诊断。结核性脓肿局部无明显红、肿、热、痛等急性炎症表现，也称冷脓肿。

（1）急性化脓性淋巴结炎初期淋巴结肿大变硬，活动，自觉疼痛或压痛，全身反应小或有低热；化脓后局部疼痛加重，出现炎性粘连硬块，浅表皮肤充血、肿胀，此时淋巴结与周围组织粘连，不能移动。如不及时治疗，可能出现毒血症、败血症，甚至中毒性休克等严重并发症。

（2）气管前间隙感染首发症状常为声嘶，后期可出现严重的呼吸困难，吞咽困难及进流质饮食呛咳。感染可进一步蔓延致纵隔炎。颈部检查可见患侧颈上部舌骨水平肿胀压痛，局部略显饱满；喉镜检查见下咽及喉部明显充血肿胀。

（3）下颌下间隙感染多由牙、口腔及颌骨的感染引起。全身一般情况差，有畏寒、高热等表现；炎症可向口底扩散，可出现进行性张口困难；炎症若未能控制，可由舌下间隙穿透蔓延至口底，形成颌下间隙蜂窝织炎，甚至并发喉水肿而出现呼吸困难，导致窒息死亡；炎症也可蔓延至咽旁间隙，导致颈动脉鞘感染；向下蔓延至纵隔，导致纵隔炎。

（4）颈动脉鞘感染有寒战、高热、关节痛等脓毒血症症状，热型呈弛张热。患者患侧乳突肌前缘深部有触痛和包块，颈偏向健侧。颈动脉鞘感染多继发于咽旁、咽后间隙或下颌下间隙的感染。动脉壁炎症腐蚀可导致致命性大出血，是颈部炎性疾病最为严重的并发症。

【治疗】

（1）急性淋巴结炎初期，需患者安静休息，全身应用抗生素，局部采用物理疗法等方式；若脓肿已形成者，需及时切开引流，控制感染，同时给予全身支持疗法。

（2）对有Ⅲ度呼吸困难的气管前间隙感染患者，应及时行气管切开术；已形成脓肿者处理方式同急性化脓性淋巴结炎。

（3）注意对下颌下间隙感染患者的支持疗法，应用广谱有效抗生素；有呼吸困难者根据病情评估及时行气管切开术；有脓肿形成者行切开引流术。

（4）在积极治疗原发颈动脉鞘原发脓肿的同时，需广泛暴露颈动脉鞘。

【主要护理问题】

1. 营养失调——低于机体需要量 与患者张口受限，不能经口进食有关。

2. 舒适的改变 与颈部肿胀、疼痛、高热有关。

3. 沟通交流障碍 与张口受限、气管切开术后有关。

4. 焦虑 与担心治疗效果有关。

5. 有口腔黏膜完整性受损的危险 与吞咽困难，经口进食少有关。

6. 体温过高 与炎症刺激有关。

【护理目标】

（1）患者营养状况得到改善或维持。

（2）患者主诉不适感减轻或消失。

（3）患者与医护人员之间建立有效的沟通方法。

（4）患者焦虑程度减轻，对医护人员充满信任。

（5）患者口腔黏膜完整。

（6）体温维持在正常范围内。

【护理措施】

1. 密切观察病情，监测生命体征　见表 41-1。

表 41-1　病情观察内容

项目	护理措施
体温监测	每 2 小时测量记录体温一次 对高热者实施物理降温 物理降温效果不佳者配合药物降温
呼吸监测	观察面色、口唇、指端有无发绀 观察呼吸的频率及深度 病情危重者安置床旁心电监护监测 SPO_2 有呼吸困难者给予吸氧 2 ～ 3L/ 分，做好气管插管或气管切开的准备 颈部肿胀对呼吸道造成压迫者，给予侧卧位或半坐卧位，限制颈部活动
意识观察	随时巡视病房，多与患者交谈，以了解神志和语言表达是否清楚，发现异常及时处理

2. 饮食护理　见表 41-2。

表 41-2　饮食护理内容

项目	护理措施
留置胃管患者	制定合理的管饲计划 选择高蛋白、高热量、高维生素的流质饮食 管喂时取半卧位 鼻饲液温度及管喂的速度适宜 鼻饲结束后应用 20ml 温开水冲洗胃管
一般患者	鼓励患者进食，根据病情给予高热量、高蛋白、高维生素的流质饮食 鼓励患者多饮温开水

3. 伤口的护理 见表41-3。

表 41-3 伤口护理内容

项目	护理措施
经口腔切开排脓者	指导患者用盐水或漱口液漱口，每日3次 做好口腔护理 观察患者有无口腔溃疡等 观察患者口中分泌物的颜色、性质和量，如有异常及时通知医生
经颈侧切开引流者	观察伤口敷料渗血、渗液情况，如渗血较多，应通知医生处理 安置引流管者做好引流管护理，妥善固定引流管于患者床旁，防止牵拉引起不适或脱落 观察引流液的颜色、性质及量，如有异常，及时通知医生

4. 心理护理

（1）鼓励患者说出恐惧的原因及心理感受，评估患者恐惧/焦虑的程度。

（2）多与患者沟通交流，了解其思想动态，建立良好的护患关系。

（3）给患者讲解本病的病程、治疗原则和相关注意事项。

（4）将检查结果及时告诉患者，增强其战胜疾病的信心，消除不良情绪。

5. 用药护理

（1）颈部感染性疾病常需有效的抗感染治疗。使用过程中要了解用药的目的，药物的用法、用量、不良反应和注意事项。

（2）熟悉各种药物的配伍禁忌，保证药物及时、准确、有效地供给。

（3）随时观察用药后的反应，防止长期、大量使用抗生素后出现的菌群失调，如观察有无便秘或腹泻等。

6. 健康宣教　见表41-4。

表41-4　出院宣教内容

项目	护理措施
饮食	进食高蛋白、高热量、高维生素的饮食，多吃牛奶、鸡蛋、鱼、肉、蔬菜、水果等 避免油炸、辛辣、刺激性食物，忌烟酒 保持口腔卫生，减少感染机会
活动与休息	加强锻炼，增强机体抵抗力，预防感冒 适当休息，避免过重体力劳动 适时增减衣服，避免到人群集中的公共场所，避免寒冷刺激

【并发症的处理及护理】

并发症的处理及护理见表41-5。

表41-5　并发症的处理及护理

常见并发症	临床表现	处理
出血	引流管持续有新鲜血液流出，2小时内引出鲜红色血液＞100ml或24小时＞500ml 伤口敷料持续有新鲜血液渗出	安慰患者，减轻其紧张情绪 颈部制动 通知医生，更换伤口敷料 观察生命体征及引流液的颜色、性质及量 遵医嘱应用止血药 止血药物无效者再次手术
感染性休克	寒战、体温骤升或骤降、血压正常或稍偏低、脉压小，面色苍白，唇轻度发绀、呼吸深而快、尿量减少	系统性应用抗生素治疗 全身支持疗法 密切观察病情变化，积极对症处理

【特别关注】

（1）生命体征的监测。
（2）伤口的护理。
（3）术后并发症的早期观察及处理。

【前沿进展】

术后处理：脓液应常规作细菌培养和药物敏感试验。抬高床头，以利引流。用吸引器吸出口腔、咽腔分泌物。口咽部切开者，隔1日分离1次，以排除残留脓液，直至脓腔清洁为止。经颈外侧切开者，应每日更换引流条，并注入稀释的敏感抗生素。

【知识拓展】

感染性休克又称中毒性休克、败血症性休克及脓毒性休克，是由病原微生物（细菌、病毒、立克次体、原虫与真菌等）及其代谢产物（内毒素、外毒素、抗原抗体复合物）在机体内引起微循环障碍和细胞与器官代谢、功能损害的全身反应性综合征。感染性休克多发于老年人、婴幼儿、慢性疾病、长期营养不良、免疫功能缺陷患者；恶性肿瘤或手术后体力恢复较差者。常见于革兰阴性杆菌感染（如肠杆菌科细菌、不发酵杆菌、脑膜炎球菌及类杆菌等）、中毒性菌痢、中毒性肺炎、暴发型流行性脑脊髓膜炎、革兰阳性球菌败血症、暴发型肝炎、流行性出血热、厌氧菌败血症、感染性流产、化脓性胆管炎、腹腔感染等。休克晚期病死率较高。

（赵会玲　吕　丹）

第四十二章　颈动脉体瘤患者的护理

【概述】

颈动脉体瘤发生在颈总动脉分叉处的化学感受器肿瘤，临床上较少见可发生于任何年龄，多见于 30 ～ 50 岁中青年。该肿瘤生长缓慢，属良性，但有少数患者可发生恶变。

【病因病理】

颈动脉体位于颈动脉三角区内，大多位于颈总动脉分叉处，大小不一，内含副神经节细胞，是人体重要的化学感受器，参与机体呼吸循环的调节。颈动脉体瘤为颈动脉体瘤变的结果，肿瘤呈棕红色外观，圆形、椭圆形或分叶状，有完整包膜。主要由排列成巢状、索状或片块状上皮样细胞核多血管基质所组成，肿瘤细胞呈多边形，核较小。

【诊断要点】

（1）最常见的临床表现为颈动脉三角区的无痛性肿块，生长缓慢，病史可长达数年或数十年。

（2）肿块较小时，可无症状，随着肿瘤的增大可出现局部压迫症状、咽异物感、呛咳、声嘶、舌肌萎缩、伸舌偏斜、吞咽困难、呼吸困难及 Horner 综合征等。迷走神经严重受压者，还可伴有眩晕及亚当斯 – 斯妥克综合征（Adams-Stokes syndrome）。

（3）肿块边界清楚，质地较硬，由于肿瘤与颈动脉相连，触诊可左右推动但上下活动受限，触诊常有血管搏动感，听诊可有血管流动音。

（4）颈部B超检查可发现颈动脉被瘤体包裹，肿块内血运丰富，有供血小动脉分支进入肿块则可提示本病。但颈动脉造影对该病的诊断更有意义，特别是数字减影血管造影术（DSA）检查，可显示颈总动脉分叉增宽，肿瘤富含血管，颈内与颈外动脉移位呈“高脚杯”样改变。

【治疗】

包括外科手术、放射治疗及栓塞治疗，但手术切除是主要治疗方法。

【主要护理问题】

1. 焦虑 / 恐惧 与患者恐惧手术、担心预后有关。

2. 舒适的改变 与手术创伤及活动受限有关。

3. 语言沟通障碍 与神经损伤致声音嘶哑、语词欠清有关。

4. 有窒息的危险 与伤口出血，压迫气管有关。

5. 自理能力下降 与手术创伤、安置引流管、颅神经损伤有关。

6. 潜在并发症 颅神经损伤、脑梗塞、颈动脉栓塞等。

【护理目标】

（1）术前患者焦虑程度减轻，对医护人员充满信任。

（2）患者主诉不适感减轻或消失。

（3）患者和医护人员之间建立有效的沟通方法。

（4）患者术后未发生窒息。

（5）患者生活能基本自理。

（6）术后未发生相关并发症或并发症发生后能得到

及时治疗与处理。

【术前护理措施】

1. 心理护理

（1）积极主动与患者接触，建立良好的信任感，认真倾听患者的倾诉。

（2）耐心解释患者提出的问题，以消除患者的紧张和顾虑。

（3）做好家属的工作，共同配合做好患者的心理支持。

（4）讲解本病的临床表现、治疗、护理要点、手术方式、麻醉方式及疾病的预后，使患者消除对手术的恐惧，正确认识疾病并积极配合手术。

2. Matas 压迫训练

（1）目的：促使大脑 Willis 环前后交通动脉开放，促进代偿性的脑供血。

（2）方法：一手的示指和中指扪到病变同侧的颞浅动脉搏动，另一手扪到颈总动脉搏动，以水平方向将颈总动脉压向第 6 颈椎，力度以扪不到颞浅动脉搏动为限，压迫训练可 2 ～ 3 次 / 日，一般从 3 ～ 5 分钟开始，逐渐延长 30 分钟，一般需 15 日左右。持续压迫 30 分钟，每日 3 次，患者无自觉症状时，可再行脑血管造影以证实颅 Willis 环的通畅。此法虽不一定能避免切断颈动脉后产生的脑并发症，但至少可使患者逐步适应因阻断颈总动脉而产生的不良反应，便于术中阻断血运，进行动脉修复手术。

3. 特殊检查护理——数字减影血管造影（DSA）

（1）安置床旁心电监护，监测患者血压、心率等生命体征的变化。

（2）术后患者取平卧位，穿刺部位必须加压包扎，患肢制动 12 小时，卧床休息 24 小时，患者咳嗽、大小便时应用手压迫穿刺点以防出血。

（3）告知患者卧床休息、肢体制动的重要性，使其积极配合指导，并帮助按摩患者腰背部肌肉，减轻卧床引起的不适。

（4）注意观察穿刺部位是否有出血、血肿、肢体远端的皮温及足背动脉搏动，如有异常及时报告医生。

（5）观察造影剂对脑组织的损害，如有无血压下降、抽搐、昏迷等。

4. 术前常规准备

（1）对体弱、营养较差者补充足够营养，增强患者体质。

（2）协助完善相关术前检查：心电图、出凝血试验、血常规、DSA 等。

（3）术前 1 日做抗生素皮试、交叉配血。

（4）术前 1 日备皮，范围为患侧耳后发际三指。

（5）术晨更换病员服、建立静脉通道。

（6）术晨遵医嘱带入术中用药。

（7）术晨与手术室人员进行患者、药物核对后，送患者入手术室。

【术后护理措施】

1. 外科术后护理常规 见表 42-1。

表 42-1 常规护理内容

项目	护理措施
全身麻醉术后护理常规	了解麻醉和手术方式、术中情况、切口和引流情况 持续低流量吸氧 持续心电监护，严密监测生命体征

续表

项目	护理措施
伤口观察及护理	保持伤口敷料的清洁，干燥，敷料被浸湿时应及时更换观察伤口敷料有无松脱及有无渗血渗液，若有松脱及渗血较多，应及时更换 更换伤口敷料的过程中应严格无菌操作
各管道观察及护理	根据引流管的不同类型妥善固定引流管及引流袋，位置不可过高或过低，避免引流管移位、脱出、防止逆行感染 定时挤压，避免引流管折叠、扭曲、受压，保持引流通畅，如引流不畅应查明原因并给予相应处理 观察并记录引流液的颜色、性质及量，发现与病情不符，及时通知医生
疼痛护理	评估患者疼痛程度 提供安静舒适的环境 对有镇痛泵（PCA）患者，教会患者镇痛泵的使用方法，注意检查管道是否通畅，评价镇痛效果 遵医嘱给予镇痛药
基础护理	做好口腔护理、尿管护理、引流管护理、定时翻身等工作

2. 体位与活动　见表 42-2。

表 42-2　患者的体位与活动

时间	体位
术后 7 日内	去枕平卧，取头低足高位，以利于增加脑部血流 卧床期间要鼓励患者做双足踝的曲伸活动，防止下肢深静脉血栓形成
术后 7 ～ 10 日	取半坐卧位或在床上坐起
10 日后	逐渐起床，下床活动，避免剧烈活动，以利于血管内膜生长

3. 健康宣教 见表 42-3。

表 42-3 颈动脉体瘤患者的出院宣教

项目	护理措施
饮食	忌烟酒及油炸、坚硬及辛辣食物 进高热量、高蛋白、高维生素饮食 多吃牛奶、鸡蛋、鱼类及水果、新鲜蔬菜等
活动	注意休息，避免劳累及颈部剧烈活动 适当的体育锻炼
复查	出院后 3 个月内每个月来医院复诊一次，连续 3 次；3 个月后到 1 年内每 3 个月来医院复诊一次，连续 3 次；1 年后根据情况每隔半年或一年来医院复诊一次，防止肿瘤复发或转移

【并发症的处理及护理】

并发症的处理及护理见表 42-4。

表 42-4 并发症的处理及护理

常见并发症	临床表现	处理
颅神经损伤	出现声嘶、进食呛咳、吞咽困难、说话费力、音调降低、鼻唇沟变浅、鼓鳃漏气、Horner 综合征（患侧眼球内陷、瞳孔缩小、眼裂变小、半面无汗等）	安置胃管，管饲饮食 保持口腔清洁，及时吸出口腔、鼻腔内的分泌物 应用营养神经药物 必要时，行气管切开术
脑梗塞	呼吸浅慢、情绪烦躁、失语、对侧肢体张力减弱、嗜睡，随后逐渐出现脑神经损伤症状（声带固定、呛咳、伸舌偏斜、咽反射迟钝等）	心电监护，持续吸氧 遵医嘱使用抗凝等药物 保持静脉通路通畅，维持正常血压 鼻饲流质饮食 做好基础护理，预防并发症的发生

【特别关注】

（1）数字减影血管造影术后患者的护理。
（2）颈动脉体瘤术后体位与活动的指导。
（3）术后并发症的早期观察及处理。

【前沿进展】

DSA、超声、CT 和 MRI 目前在颈动脉体瘤诊断过程中得到广泛应用。颈动脉体瘤治疗方法首选手术切除。术前予动脉压迫训练（Matas）有助于大脑动脉和 Willis 环的侧支循环建立。Ⅲ型患者当瘤体将颈动脉分叉紧密包绕、不能剥离时，可行颈动脉分叉切除＋颈内动脉重建手术。动脉转流技术的应用，可减少脑缺血症状和并发症的发生。

【知识拓展】

（1）颈动脉体瘤 Shamblin 分型在临床工作中被广泛使用。Ⅰ型：肿瘤较小，仅局限于颈动脉分叉处，与颈内、外动脉壁无粘连，易于血管分离，不损伤血管。Ⅱ型：肿瘤稍大，瘤体延伸至颈动脉分叉下方，部分包裹血管，与颈内、外动脉壁粘连。大部分患者经小心剥离，可完整切除肿瘤，保留血管。少部分患者需建旁路，血管重建。Ⅲ型：肿瘤很大，完整包裹颈动脉及分叉，与颈动脉紧密粘连，有明显的症状和体征，手术时常需同时切除血管。Shamblin 分型是颈动脉体瘤的一个重要的综合判断指标，不同的分级决定了其手术方式的选择。Shamblin Ⅱ型或Ⅲ型患者，肿瘤毗邻重要结构，血供丰富，术中控制出血难度大，并可能对脑组织供血造成影响，术中术后并发症多见。

（2）Horner 综合征：其特点为病侧眼球轻微下陷、瞳孔缩小，但对光反应正常、上睑下垂、同侧面部少汗等。

（3）亚当斯-斯妥克综合征（Adams-Stokes syndrome）：因心排血量突然减少导致急性脑缺血所引起的昏厥等表现。其前驱症状不明显或短暂，轻者觉头晕、黑矇，重者意识丧失，常伴抽搐，面色苍白，脉搏心音消失，呼吸变浅。发作时间短者自然恢复，不留后遗症；发作时间长者，持续昏迷，超过3～5分钟者可造成死亡。

（吕　丹　赵会玲）

第四十三章　颈静脉球体瘤患者的护理

【概述】

颈静脉球体瘤是一种起源于化学感受器的血管瘤样肿瘤，也称为非嗜铬性副神经瘤或化学感受器瘤、鼓室体瘤等。其原发于胚胎性神经嵴细胞，高发年龄为40岁左右，女性多见，多为单发，生长缓慢，病程可长达15c20年。该病属良性肿瘤，但由于其位置特殊、血供丰富，瘤体较大时可侵犯周围结构，可表现出恶性潜能。

【病因】

颈静脉球体瘤是富血管性肿瘤，呈球形或结节性生长，供血动脉来自咽升动脉的鼓室下支，并有茎突支后听动脉、枕动脉、颌内动脉、椎动脉、内听动脉的分支。

【病理】

颈静脉球体瘤肉眼观呈紫红色，血液循环丰富，有完整包膜，肿瘤边界清楚。肿瘤细胞多呈多形性内皮样细胞，胞质散布嗜酸性细颗粒，细胞核居于中央深染，纤维组织把细胞分割成巢状，其间穿行薄壁小动脉和毛细血管，肿瘤浸润性生长，转移少见。免疫组织化学S-100蛋白（S-100），嗜铬素（CgA），神经原特异性烯醇化酶（NSE）阳性。

【诊断要点】

（1）早期症状往往不典型，初期可能仅表现为搏动性耳鸣，随着肿瘤缓慢生长压迫周围结构可出现渐进性听力下降、眩晕、耳痛、耳流脓血性分泌物等症状。

（2）随病变的进展肿瘤可突破鼓膜形成外耳道肉芽样肿物，有接触性出血。病变较广时可出现颅神经受累的症状体征，穿刺肿瘤为实质性时可能性更大。

（3）颞骨高分辨率 CT 示颈静脉球体瘤早期颈静脉孔扩大，边缘呈现不规则蚕蚀样改变，肿瘤容易侵犯鼓室、鼓窦，破坏听骨链；根据病变程度不同，向下侵犯颈内静脉和颞下窝，向内破坏面神经骨管，向后侵入后颅窝、内听道，向前侵犯颈内动脉并可能跨颅内外生长。MRI 表现为 T_2WI 肿瘤实质高信号，T_1 增强扫描病变明显强化，肿瘤内散在点、条状低信号流空血管影与瘤实质高信号形成明显对比，称为“盐胡椒”征。MRA 显示病灶区显示异常密集的血管影。

【治疗】

颈静脉球体瘤的治疗包括放疗、栓塞治疗和手术切除，三种治疗方法可单独应用，也可结合治疗。

【主要护理问题】

1. 焦虑 / 恐惧　与患者恐惧手术、担心预后有关。

2. 舒适的改变　与术前波动性耳鸣、术后眩晕有关。

3. 有出血加重的危险

4. 自理能力下降　与手术创伤、安置引流管、颅神经损伤有关。

5. 潜在并发症　面瘫、传导性耳聋、颅神经损伤、脑梗塞等。

【护理目标】

（1）术前患者焦虑程度减轻，对医护人员充满信任。

（2）患者主诉不适感减轻或消失。

（3）患者和医护人员之间建立有效的沟通方法。

（4）患者生活能基本自理。

（5）术后未发生相关并发症或并发症发生后能得到及时治疗与处理。

【术前护理措施】

1. 心理护理

（1）向患者讲解疾病的相关知识及预后，安慰患者，鼓励其积极配合治疗及护理。

（2）耐心倾听患者的主诉，讲解引起波动性耳鸣的原因，指导患者采用松弛疗法。

（3）做好家属的工作，共同配合做好患者的心理支持。

2. 特殊检查护理——数字减影血管造影（DSA） 数字减影血管造影（DSA）护理内容见第四十二章颈动脉体瘤术前护理。

3. 术前常规准备

（1）协助完善相关术前检查：心电图、出凝血试验、血常规、DSA 等。

（2）术前 1 日做抗生素皮试、交叉配血。

（3）术前 1 日备皮。

（4）术晨更换病员服、建立静脉通道，遵医嘱带入术中用药。

（5）术晨与手术室人员进行患者、药物核对后，送患者入手术室。

【术后护理措施】

1. 外科术后护理常规 见表 43-1。

表 43-1 常规护理内容

项目	护理措施
全身麻醉术后护理常规	了解麻醉和手术方式、术中情况、切口和引流情况 持续心电监护及低流量吸氧 严密患者监测生命体征
伤口观察及护理	保持伤口敷料的清洁、干燥，敷料被浸湿时应及时更换 观察伤口敷料有无松脱及有无渗血渗液，若有松脱及渗血较多，应及时更换 更换伤口敷料的过程中应严格无菌操作
疼痛护理	评估患者疼痛程度 讲解伤口疼痛不适的原因 提供安静舒适的环境 遵医嘱给予镇痛药 对有镇痛泵（PCA）患者，教会患者镇痛泵的使用方法，注意检查管道是否通畅，评价镇痛效果
基础护理	做好口腔护理、尿管护理、引流管护理、定时翻身等工作

2. 健康宣教 见表 43-2。

表 43-2 颈静脉球体瘤患者的出院宣教

项目	护理措施
饮食	忌烟酒及油炸、坚硬及辛辣食物 进高热量、高蛋白、高维生素饮食，多吃牛奶、鸡蛋、鱼类及水果、新鲜蔬菜等
活动	注意休息，避免劳累及颈部剧烈活动 适当的体育锻炼
复查	出院后 3 个月内每个月来医院复诊一次，连续 3 次；3 个月后到 1 年内每 3 个月来医院复诊一次，连续 3 次；1 年后根据情况每隔半年或一年来医院复诊一次，防止肿瘤复发或转移

【并发症的处理及护理】

并发症的处理及护理见表 43-3。

表 43-3　并发症的处理及护理

常见并发症	临床表现	处理
周围性面瘫	前额皱纹消失、眼裂扩大、鼻唇沟平坦、口角下垂，露齿时口角向健侧偏歪。鼓腮和吹口哨时，因患侧口唇不能闭合而漏气。进食时，食物残渣常滞留于病侧的齿颊间隙内，并常有口水自该侧淌下。	了解神经受损的程度 遵医嘱静脉输入营养神经药物 面神经修复术 针灸治疗
颅神经损伤、脑梗塞的处理及护理参照第四十二章“颈动脉体瘤患者术后并发症的处理及护理”。		

【特别关注】

（1）数字减影血管造影术后患者的护理。

（2）术后并发症的早期观察及处理。

【前沿进展】

介入性血管栓塞术，又称超选择性动脉内栓塞术，是介入性血管内治疗技术的一种。栓塞目的在于术前栓塞减少肿瘤术中出血，以及对不能耐受手术患者通过栓塞肿瘤血管，延缓肿瘤生长。栓塞方法为颈动脉插管到肿瘤供血动脉，注入栓塞剂。常用的栓塞材料有肌肉组织凝血块聚乙烯醇颗粒、吸收性明胶海绵和氰基丙烯异丁酯等。

【知识拓展】

Fisch 根据肿瘤的大小和侵犯的范围分为 4 型：A 型

肿瘤局限于耳内；B 型肿瘤局限于鼓室乳突区域，无迷路下骨破坏；C 型肿瘤侵犯下迷路到岩尖，并破坏该处骨质；D 型肿瘤侵犯硬膜进入颅内，其中将直径小于 2cm 者称 D_1 型，直径大于 2cm 者称 D_2 型。

（吕　丹　赵会玲）

第四十四章　颈部转移性癌患者的护理

【概述】

颈部转移癌包括颈部器官转移癌和颈部淋巴结的转移癌。颈部器官的转移癌临床罕见。因头颈部各个器官的淋巴都引流到颈部，加之咀嚼、吞咽、说话运动等因素的影响，因此颈部淋巴结转移癌的发生率高，可分为原发灶明确的颈淋巴结转移癌和原发灶不明的转移癌。颈部转移癌中常见的疾病包括：鼻咽癌、甲状腺癌、扁桃体恶性肿瘤、下咽癌、喉癌、鼻腔鼻窦恶性肿瘤及颌面及口腔恶性肿瘤等。

【病因】

颈部器官的转移癌因恶性肿瘤晚期的血行转移所致，颈部淋巴结转移癌的发生以肿瘤细胞从淋巴管途径转移最为常见，也可循血行途径转移至淋巴结的被膜和小梁的血管中，或因恶性肿瘤直接侵犯邻近淋巴结所致。

【病理】

（1）原发于头颈部的转移癌大多为鳞状细胞癌，腺癌少见。

（2）原发于胸、腹以及盆腔等处的转移癌以腺癌居多。

（3）原发部位不明的转移癌，多数为鳞状细胞癌，少数为腺癌、恶性黑色素瘤及其他类型癌。

（4）来自韦氏环的转移癌常为低分化或未分化癌，其他头颈转移癌分化程度一般较好。

【诊断要点】

颈部淋巴结转移性癌多表现为颈部包块，当原发肿瘤症状明显时，诊断较容易，但若原发肿瘤隐匿，则应综合分析病史、症状、临床体征，进行有序的诊断，以免误诊。

（1）诊断的关键问题是确定肿块性质。对于 40 岁以上患者，颈部近期进行性长大包块，经验性抗生素治疗 2 周无效，需排除转移癌并查找原发灶。

（2）细针抽吸细胞学检查是有效的诊断工具，尤其是在无法判断原发肿瘤位置的情况，可由其结果判断肿大的淋巴结内是否含鳞癌细胞。除此之外 CT、MRI、B 超、放射性核素扫描、淋巴结手术切除病检、EB 病毒（EBV）抗体检测、正电子发射断层摄影（PET）等辅助检查也可协助诊断。

【治疗】

原则上应先寻找原发灶，在原发灶部位取活检明确肿瘤类型；只有在反复找不到原发灶的情况下，才考虑行颈部肿块细针抽吸细胞学检查或切开活检术；明确诊断后根据原发癌的病理类型选择治疗方式，如手术、放疗或化疗。

【主要护理问题】

1. 焦虑 / 恐惧　与患者对癌症的恐惧、担心预后有关。

2. 营养失调——低于机体需要量　与恶性肿瘤所致的消耗增加有关。

3. 疼痛　与手术创伤有关。

4. 活动无耐力　与患者术后伤口疼痛有关。

5. 自能能力下降　与患者术后伤口疼痛、身体虚弱有关。

6. 潜在并发症　出血、感染。

【护理目标】

（1）患者焦虑/恐惧程度减轻，配合治疗及护理。

（2）患者营养状况得到改善或维持。

（3）患者主诉疼痛感减轻或消失。

（4）患者能在病房内活动。

（5）患者生活能基本自理。

（6）术后未发生相关并发症或并发症发生后能得到及时治疗与处理。

【术前护理措施】

1. 心理护理

（1）向患者解释手术的必要性、手术方式、注意事项。

（2）耐心解释患者提出的问题，以消除患者的紧张和顾虑。

（3）鼓励患者表达自身感受。

（4）教会患者自我放松的方法。

（5）针对个体情况进行针对性的心理护理。

（6）鼓励患者家属和朋友给予患者关心和支持。

2. 营养　根据情况给予高蛋白、高热量、高维生素、易消化清淡饮食，必要时行肠外营养支持。

3. 术前常规准备

（1）协助完善相关术前检查：心电图、血常规、出凝血试验等。

（2）术前1日做抗生素皮试、备皮、交叉配血。

（3）术晨更换病员服、建立静脉通道。

（4）术晨遵医嘱带入术中用药。

（5）术晨与手术室人员进行患者、药物核对后，送患者入手术室。

【术后护理措施】

1. 外科术后护理常规 见表44-1。

表44-1 常规护理内容

项目	护理措施
全身麻醉术后护理常规	了解麻醉和手术方式、术中情况、切口和引流情况 持续低流量吸氧 持续心电监护，严密监测生命体征 床档保护防坠床
伤口观察及护理	保持伤口敷料的清洁、干燥，敷料被浸湿时应及时更换 观察伤口敷料有无松脱及有无渗血渗液，若有松脱及渗血较多，应及时更换 更换伤口敷料的过程中应严格无菌操作，预防伤口感染
各管道观察及护理	根据引流管的不同类型妥善固定引流管及引流袋，位置不可过高或过低，避免引流管移位、脱出、防止逆行感染 定时挤压，避免引流管折叠、扭曲、受压，保持引流通畅，如引流不畅应查明原因并给予相应处理 观察并记录引流液的颜色、性质及量，发现与病情不符，及时通知医生
疼痛	护理评估患者疼痛程度 提供安静舒适的环境 遵医嘱给予镇痛药物 对使用镇痛泵的患者，教会其镇痛泵的使用方法，注意检查管道是否通畅，评价镇痛效果
基础护理	做好口腔护理、尿管护理、定时翻身等工作

2. 健康宣教 见表44-2。

表 44-2　颈部转移性癌的出院宣教

项目	护理措施
饮食	进食高热量、高蛋白、高维生素的饮食，增加食物种类，保持营养均衡，促进伤口愈合 忌烟酒，禁食辛辣刺激性食物 保持心情舒畅，避免情绪激动或大怒
活动与休息	适度活动，注意休息，避免劳累及颈部剧烈活动 术后 1 个月内禁止游泳，沐浴后及时擦干颈部皮肤 伤口要避免抓挠和日光直射
预防感冒	适时增减衣服，避免寒冷刺激 避免到人群集中的公共场所
复查	术后 1 个月、3 个月、6 个月各复查 1 次，以后根据医嘱复查 如出现局部包块、伤口周围红、肿、疼痛等异常情况，应及时就医 积极治疗原发灶，根据病情进行放疗、化疗

【并发症的处理及护理】

并发症的处理及护理见表 44-3。

表 44-3　并发症的处理及护理

常见并发症	临床表现	处理
出血	颈部伤口敷料有较多渗血或负压引流 24 小时引流量＞500ml 或 1 小时内＞100ml	更换颈部敷料，给予加压包扎，颈部制动 及时、正确使用止血药 保持静脉通道通畅，补液、交叉配血、备血 密切观察生命体征 无效者应手术止血
感染	颈部伤口出现异常分泌物 伤口周围红、肿、疼痛明显，局部皮温高	严格无菌技术操作，加强局部换药 根据分泌物细菌培养结果，使用敏感抗生素 保持敷料清洁、干燥，浸湿或污染后及时更换 局部使用六合丹等中药外敷

【特别关注】

（1）确诊前后的心理护理。
（2）术后并发症的早期观察及处理。

【前沿进展】

前哨淋巴结是原发肿瘤引流区域淋巴结中的特殊淋巴结，是原发肿瘤发生淋巴结转移所必经的第一个或第一组淋巴结。前哨淋巴结作为阻止肿瘤细胞从淋巴道扩散的屏障，其临床意义已受到人们的重视。前哨淋巴结活检技术可有效减少过度手术治疗，降低并发症的发生，提高患者术后生活质量，符合现代外科的微创的治疗原则。目前有以下3种方法来探测前哨淋巴结：①蓝色染料法，使用亚甲蓝等蓝色染剂对其进行染色，此方法较为传统，效果不好；②核素探测法，因涉及到放射性元素，对人体有一定的辐射作用，同时会对环境造成污染，使用也较麻烦，未推广使用，且设备昂贵；③荧光探测法，为最新的一种快速、安全的检测方法，使用Photodynamic Eye（PDE）观看ICG示踪剂，可快速找到前哨淋巴结，并可成像在显示器上，但设备较昂贵。

【知识拓展】

细针抽吸细胞学检查：即利用细针穿刺吸取病灶部位中的细胞等成分作涂片，观察其肿瘤与非肿瘤细胞形态改变和间质变化的一种细胞诊断学，对判断颈部肿块的组织来源和性质十分有帮助。目前将细针抽吸细胞学检查的细针定义为外径小于0.9mm，其较以往的粗针穿刺所发生的针道种植性转移的机会更少，且具有简便、安全、阳性检出率和诊断正确率较高的优点，尤其是在B超或CT、MRI引导下的细针穿刺，对临床难以触及的肿块和颈深部肿块有安全、准确的意义。但需注意的是，阳性诊断有临床意义，阴性诊断不能否定恶性病变。

（吕　丹　赵会玲）

参考文献

卜行宽 . 2004. 我国的防聋工作如何与 WHO 接轨 . 中国听力语言康复科学 , 1:4, 5

曹伟新 . 2002. 外科护理学 . 第 5 版 . 北京 : 人民卫生出版社

邓蔚 , 李皓谆 .2007. 先天性耳前瘘管的显微手术治疗 . 临床耳鼻咽喉头颈外科杂志 , 21(4):165, 166

黄选兆 , 汪吉宝 , 孔维佳 . 2008. 实用耳鼻咽喉头颈外科学 . 第 2 版 . 北京 : 人民卫生出版社

韩德民 . 2005. 耳鼻咽喉头颈科学 . 北京 : 高等教育出版社

韩德民 . 2007. 变应性鼻炎临床诊疗手册 . 北京 : 人名卫生出版社

韩杰 , 杜晓霞 .2014. 耳鼻咽喉头颈外科护理工作指南 . 北京 : 人民卫生出版社

Katz J. 2006. 临床听力学 . 韩德民等译 . 北京 : 人民卫生出版社

孔维佳 . 2008. 耳鼻咽喉头颈外科学 . 北京 : 人民卫生出版社

孔维佳 . 2008. 耳鼻咽喉头颈外科学 (回顾·现状·展望). 北京 : 人民卫生出版社

梁传余 . 1999. 耳鼻咽喉科理论与实践 . 成都 : 四川科学技术出版社

李伟 , 张婷 , 戴春富 .2012. Ⅲ 、Ⅳ级外耳道胆脂瘤的手术治疗 . 中华耳科学杂志 , 10(4):462

娄麟 , 李秋林 , 邹剑 , 等 . 经耳内镜治疗外耳道胆脂瘤 30 例分析 . 实用医院临床杂志 , 2011.8(2): 123

吕政纲 .2011. 带蒂复合组织瓣鼻腔黏骨膜下植入术治疗萎缩性鼻炎 . 中国医师进修杂志 , 34(6):28, 29

罗伟国 , 韩丽 , 李琴 , 等 .2014. 鼻内镜下射频明胶海绵微填塞治疗难治性鼻出血临床分析 . 临床医学工程 , 21(8):987, 988

李添应 . 2007. 耳鼻咽喉头颈肿瘤学 . 北京 : 人民军医出版社

马爽直 .2015. 雾化吸入治疗急慢性咽炎的护理体会 . 临床医药文献杂志 , 2(2):360, 361

任重 . 2002. 眼耳鼻咽喉口腔科护理学 . 北京 : 人名卫生出版社

田勇泉 . 2004. 耳鼻咽喉科学 . 北京 : 人民卫生出版社
田勇泉 , 韩德民 , 孙爱华 .2008. 耳鼻咽喉头颈外科学 . 北京 : 人民卫生出版社
唐志英 .2012. 慢性咽炎患者心理状况分析及护理干预 . 吉林医学 , 33(19):4212, 4213
王荣光 . 2006. 喉癌手术史略 . 国际耳鼻咽喉头颈外科杂志 , 30: 75, 76
王艺贝 , 陈晓巍 , 樊悦 , 等 . 2015. 双侧先天性小耳畸形并外耳道闭锁婴幼儿软带 Ponto 疗效初步分析 . 临床耳鼻咽喉头颈外科杂志 , 29(4):291 ～ 294
吴瑕 , 王彦君 , 乐建新 , 等 .2014. 脑脊液鼻漏修补术成败的关键因素研究 . 临床耳鼻咽喉头颈外科杂志 , 28(9): 618 ～ 620
席淑新 . 2006. 眼耳鼻咽喉口腔科护理学 . 第 2 版 . 北京 : 人民卫生出版社
席淑新 . 2009. 耳鼻咽喉科护士手册 . 北京 : 人民卫生出版社
杨辉 . 2007. 全国规范性护理常规 . 北京 : 中华人民共和国卫生部医政司
姚红兵 , 2013. 先天性脑膜脑膨出 . 中国医学文摘耳鼻咽喉科学 , 28(1): 33, 34
杨邦坤 , 赵洪洋 .2011. 脑脊液鼻漏的诊断治疗进展 . 国际神经病学神经外科学杂志 , 38(6): 576 ～ 579
于晓伟 , 邹佳霖 , 王其友 .2006. 彩色多普勒超声扫描对鼻前庭囊肿的诊断价值 . 中国医师进修杂志 , 29(9):22, 23
中华医学会耳鼻咽喉科分会 , 中华耳鼻咽喉头颈外科杂志编委会 , 中耳炎的分类和分型 (2004 年西安). 2005. 中华耳鼻咽喉头颈外科杂志 , 40: 5
朱云 , 张秀丽 . 2003. 颈动脉体瘤病员手术前后的护理 . 中华护理杂志 , 38(5):335
赵岩 , 张罗 , 王成硕 . 2008. 变应性鼻炎特异性免疫治疗护理 . 中国耳鼻咽喉头颈外科 , 15(5): 311
张虹婷 , 余蓉 .2012. 癔症性失声病人的治疗及护理 . 护理研究杂志 , 6(397): 1583
张罗 , 王成硕 , 2008. 变应性鼻炎集群免疫治疗的疗效和安全性

临床分析．中华耳鼻咽喉头颈外科杂志，3:187
张继屏，徐世翔，郑建，等.2014. 封闭式负压引流治疗 3 例耳郭化脓性软骨膜炎的体会．南京医科大学学报，34(7): 1001, 1002
张小春．2013. 外耳道－鼓室铁粉沉积异物 1 例．中国眼耳鼻喉科杂志，13(6): 390, 391
张顺旺．2013. 大疱性鼓膜炎愈后蓝鼓膜的临床报告．医学理论与实践，26(18): 2449, 2450
张亚梅，张天宇．2011. 实用小儿耳鼻咽喉科学．北京：人民卫生出版社
周梁，董频.2008. 临床耳鼻咽喉头颈肿瘤学．上海：复旦大学出版社
Gates G A, et al. 2002. Recent advances in otitis media. 1. Definitions, ternunology, and classification of otitis media. Ann Otol Rhinol Laryngo(Suppl), 188: 8-18
Genden E M, Ferlito A, Silver CE, et al. 2007. Evolution of the management of laryngeal cancer. Oral Oncol, 43: 431 ～ 439
Iguchi F, Nakagawa T, Tateya I, et al. 2003. Trophic support of mouse inner ear by neural stem cell transplantation. Neuroreport, 14: 77 ～ 80
Ishimoto S, Kawamoto K, Kanzaki S, et al. 2002. Gene transfer into supporting cells of the organ of Corti. Hear Res, 173: 187 ～ 197
Hochedlinger K, Jaenisch R. 2003. Nuclear transplantation, embryonic stem cells, and the potential for cell therapy. N Engl J Med, 349: 275 ～ 286